YOGA
Camino de sanación

NISCHALA JOY DEVI

YOGA
Camino de sanación

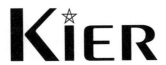

Joy Devi, Nischala
   Yoga, camino de sanación - 1a ed. - Buenos Aires : Kier, 2006.
   304 p. ; 20x14 cm.

   ISBN 950-17-0228-6

   1. Yoga. I. Título
   CDD 181.45

Título original en inglés:
The healing path of yoga
© *2000, Nischala Joy Devi*
Copyright del prólogo © 2000, Dean Ornish
Publicado por:
Three Rivers Press
201 East 50th Street, New York, New York 10022, EE.UU.
Traducción:
Leandro Wolfson
Diseño de tapa:
Graciela Goldsmidt
Diagramación:
Cálamus
Corrección de pruebas:
Argelia Perazzo Olmos
LIBRO DE EDICION ARGENTINA
ISBN 10: 950-17-0228-6
ISBN 13: 978-950-17-0228-6
Queda hecho el depósito que marca la ley 11.723
© 2006 by Editorial Kier S.A., Buenos Aires
Av. Santa Fe 1260 (C 1059 ABT), Buenos Aires, Argentina.
Tel: (54-11) 4811-0507   Fax: (54-11) 4811-3395
http://www.kier.com.ar - E-mail: info@kier.com.ar
Impreso en la Argentina
Printed in Argentina

Dedicatoria

A mi madre, Belle, mi primera maestra,
quien al partir de esta Tierra
me dejó la experiencia y el saber de que
el amor incondicional es posible.

Reconocimientos

Yoga, el camino de la sanación, es un viaje sin final definido, que comenzó mucho antes de que yo supiera que escribiría este libro. El coraje para recorrer este glorioso camino me fue dado, al principio, por mis dos notables padres, quienes creían de todo corazón que yo era la mayor bendición que habían tenido en su vida. Si pude llegar a ser la persona que ahora soy, se lo debo a su guía y a su amor. Estoy segura de que ahora ellos son dos ángeles siempre presentes que me orientan en la vida.

Estoy agradecida a mi ángel terrestre, el amor de mi vida, mi mejor amigo y compañero de juegos, Bhaskar Deva, quien hizo de todos los aspectos de mi vida algo más gozoso y placentero. Aun durante mi décima revisión de algún capítulo, su amor hacia mí me hacía sonreír.

He sido bendecida con la cariñosa guía de muchas personas. Sé que ellas están tan contentas como yo de que este libro se halle al alcance de todos.

Estoy por siempre agradecida a mi gurú, Sri Swami Satchidananda, quien a lo largo de los años me comunicó sus ideas y me orientó en la práctica y la enseñanza del yoga.

Al Dr. Dean Ornish le agradezco que confiara en que un programa basado en el yoga podría revertir las cardiopatías, y que se haya hecho un tiempo en su ajetreada vida para escribir el prólogo.

Gracias al Dr. Michael Lerner y al equipo de Ayuda contra el Cáncer para el Bien Común por los conocimientos y la experiencia que me permitieron recoger al ponerme al servicio de ese magnífico programa.

Aprendí mucho de mi equipo clínico del Instituto de Investigaciones sobre Medicina Preventiva, cuyos integrantes escucharon pacientemente mis inquietudes respecto del cuerpo físico y del cuerpo sutil, sobre los cuales su vasta formación médica nada les había dicho.

Los problemas resueltos con los profesores de yoga que tenían entre sus alumnos a personas afectadas de enfermedades mortales nutrieron mi mente, estimulándome a ser muy creativa en mis consejos.

Estoy agradecida a mis queridos amigos y simpatizantes Gwynn Sullivan, Swamis Vidyananda, Ramananda y Vajra Matasow; Kevin Lakshmi Fjord, Janet Whitman y Bill Bilawa, entre los muchos que me dijeron "Debes escribir un libro". Y en especial a Julie Lusk, quien no sólo me lo dijo a mí sino también a su agente literaria, la cual exclamó: "¡Me encanta! ¡Publiquémoslo!". Fue el comienzo del equipo de mis sueños. Combinar la habilidad, el cariño, el aliento y la guía de mi agente, Loretta Barrett, y del editor Shaye Areheart fue como juntar el corazón con su latido. Gracias a ambos y a sus geniales equipos, que en más de una ocasión disiparon con tacto mis temores de que sería incapaz de producir un libro bello e inspirador.

Agradezco a Kacie Woodard sus dibujos preliminares y a Casi Stish la gracia y la destreza con la que llevó a cabo sus "dibujos de personas reales". A Sabina Vogt, sus fotos y su flexibilidad.

A mis queridos correctores y amigos, Radihka Miller y Prakash Shakti Capen, cuyos dedos sabios transformaron oraciones truncas en pensamientos legibles.

A mi dulce y paciente amiga Robin Gueth, por sus ideas y textos publicitarios; a Debra Kesten, que respondió mis preguntas elementales acerca de las técnicas publicitarias; a Jeffrey Kroeber y Richard Fairbanks, por su infinita paciencia, misericordia y apoyo para con los que tenemos dificultades con la técnica.

A mis parientes políticos Ronald y Bevery Gross, Dayle, Ken, Emily y Jordan Myers y Mark Gross, cuyo cariño y apoyo ejemplifican los beneficios del yoga, que es capaz de convertir a un pariente político en un pariente amoroso.

Mi más profunda y sentida reverencia a todos los que, padeciendo enfermedades cardíacas y otras dolencias graves, me enseñaron el poder sanador del amor y la compasión. A quienes me susurraron que contara sus historias, les agradezco la inspiración.

Me inclino, asimismo, ante todos los valientes que probaron casi cualquier cosa que los ayudase a sanar. Merced a su coraje, aprendí todo lo que ahora puede beneficiar no sólo a unos pocos sino a muchos. Les agradezco en mi nombre y en el de éstos.

Pido perdón si me he olvidado de mencionar a algunos de los que me alentaron y creyeron en mí; todos ellos están siempre presentes en mi corazón.

Prólogo

En los últimos veintitrés años, mis colegas y yo hemos realizado una serie de estudios cardiovasculares que demostraron por primera vez que el avance de las cardiopatías coronarias, incluso graves, podía a menudo lentificarse, detenerse o hasta revertirse mediante un programa que introdujera cambios profundos en su estilo de vida, sin necesidad de recurrir a un *bypass*, una angioplastia o una medicación contra el colesterol de por vida. Estos cambios en el estilo de vida comprenden una dieta vegetariana de alimentos integrales con muy bajo contenido en grasas, técnicas para el manejo del estrés, una dosis moderada de ejercicios físicos, la interrupción del hábito de fumar y apoyo psicosocial. Cuando inicié mi primer estudio, se la consideraba una idea demasiado avanzada; hoy se ha vuelto parte del saber convencional y goza de la aceptación general de la mayoría de los cardiólogos y hombres de ciencia.

Yo había estudiado yoga desde 1972 con Sri Swami Satchidananda, un eminente maestro y un espíritu ecuménico. De hecho, las "técnicas para el manejo del estrés", parte importante del programa, derivan en gran medida de las prácticas de yoga y meditación que hice con él.

Una de mis colegas médicas era Nischala Devi. Comencé a trabajar con ella en 1986, al lanzarse el llamado "Ensayo del Estilo de Vida para el Corazón" [*Lifestyle Heart Trial*]. A la sazón, ella estaba encargada de la formación de profesores en el monasterio de Satchidananda. Junto con la Dra. Sandra Mclanahan, estuvieron entre los primeros instructores de los participantes en nuestra investigación y en los retiros de una semana de duración.

Una de las más importantes lecciones que aprendí de Swami Satchidananda es que siempre debemos preguntarnos: *¿Cuál es la causa?* Y una vez respondido esto, volver a preguntar: *¿Y cuál es la causa de ello?* Y así sucesivamente. La esencia de nuestra labor es simple: consideramos que, si no se tratan las causas subyacentes de un problema, éste volverá a presentarse, o surgirán otros nuevos, o tal vez debamos enfrentar opciones dolorosas. Es como si la canilla de un lavatorio permaneciera siempre abierta y lo hiciera desbordar, y nosotros pretendiéramos secar el piso que lo rodea sin cerrar la canilla.

A las pocas semanas de haber introducido cambios profundos en el estilo de vida de los pacientes de nuestra investigación, dieron cuenta de una reducción del 91% en la frecuencia de las anginas de pecho. La mayoría dejó de sufrir dolores de pecho, entre ellos algunos que, debido a la intensidad de esos dolores, habían debido dejar de trabajar o de participar en sus actividades habituales. Al mes, medimos un mayor aflujo sanguíneo al corazón y mejoría en la irrigación. Al año, en el 82% de los pacientes habían comenzado a mejorar las arterias coronarias, que hasta entonces habían estado seriamente bloqueadas.

Estos hallazgos fueron publicados en las más respetables revistas médicas, como *Journal of the American Medical Association, The Lancet, Circulation, The New England Journal of Medicine, The American Journal of Cardiology* y otras.

En nuestro último informe, publicado el 16 de diciembre de 1998 en *Journal of the American Medical Association*, decíamos que la mayoría de los participantes en el estudio habían podido mantener durante cinco años los cambios considerables introducidos en su estilo de vida. En promedio, la reversión de su cardiopatía era incluso mayor después de cinco años que después de uno. En contraste con ello, los pacientes del grupo de control, que sólo hicieron los cambios moderados recomendados por la mayoría de los médicos (una dieta en la que sólo el 30% de las calorías proviniera de las grasas) empeoraron al año, y a los cinco años sus arterias coronarias estaban más obstruidas que antes. También comprobamos que en el grupo que había introducido cambios considerables era 2,5 veces menor la proporción de afecciones u operaciones cardíacas (infartos, accidentes cerebrovasculares, operaciones de *bypass* y angioplastias).

La siguiente pregunta que abordamos en nuestro estudio fue: *¿Qué grado de practicidad y qué eficacia en materia de costos tiene este programa de cambios en el estilo de vida?*

Los dos partidos mayoritarios de Estados Unidos tienen un común interés por encontrar la forma de controlar los gastos en atención de la salud sin comprometer al mismo tiempo la calidad de esa atención. A mucha gente le preocupa que los planes de los sistemas de salud, tendientes a acortar la estadía de los pacientes en los hospitales, a que los pacientes sometidos a operaciones quirúrgicas sean atendidos en forma ambulatoria en lugar de ser internados, y a obligar a los médicos a ver cada vez más pacientes en cada vez menos tiempo, puedan poner en peligro la calidad de la atención médica, pues no abordan las causas subyacentes que suelen producir una enfermedad como la cardiopatía coronaria –causas que con frecuencia se relacionan con el estilo de vida–.

Hace cinco años, mis colegas y yo creamos el Proyecto de Demostración del Estilo de Vida en Varios Centros de Salud [*Multicenter Lifestyle Demonstration Project*], destinado a determinar: *a*) si podríamos formar otros equipos de profesionales de la salud en diversas regiones del país a fin de motivar a sus pacientes para que adoptaran este programa de cambios en el estilo de vida; *b*) si en determinados pacientes, afectados de cardiopatías coronarias graves pero estables, este programa podría ser una alternativa segura y eficaz frente a la cirugía de *bypass* y la angioplastia; y *c*) los ahorros resultantes en materia de costos. Dicho de otro modo: ¿pueden ciertos pacientes evitar la cirugía de *bypass* y la angioplastia si introducen cambios profundos en su estilo de vida, con un menor costo y sin que aumenten la morbilidad y la mortalidad cardíacas?

En el pasado, los cambios en el estilo de vida eran considerados *medidas preventivas*, que aumentaban los costos en el corto plazo a fin de obtener, años más tarde, un presunto ahorro. Ahora, este programa puede ofrecerse como un *tratamiento* alternativo científicamente demostrado, a muchos pacientes que, de otro modo, terminarían en cirugía de *bypass* y angioplastia, con lo cual se produce un ahorro sustancial e inmediato de dinero.

En efecto: por cada paciente que elige este programa en lugar de someterse a una cirugía de *bypass* o a una angioplastia, se ahorran de inmediato miles de dólares –y muchos más si sobrevienen complicaciones–. Por supuesto, al paciente se le evita, además, el trauma de la operación cardíaca. Por otra parte, con estos cambios en el estilo de vida, el ahorro también puede ser significativo *a largo plazo*. A pesar del gasto que implican esas operaciones, casi la mitad de los injertos con *bypass* reocluyen sólo de cinco a siete años después, y del 30 al

50% de las arterias a las que se les practicó la angioplastia reestenosan tan sólo de cuatro a seis meses más tarde. Cuando ello sucede, por lo común se repite la operación, incurriéndose así en nuevos gastos.

A través de nuestro Instituto de Investigaciones para la Medicina Preventiva [*Preventive Medicine Research Institute, PMRI*], capacitamos a una amplia selección de hospitales y otros centros de salud del país. Dicho brevemente, comprobamos que el 77% de los pacientes a quienes se les recomendó el *bypass* o la angioplastia pudieron evitar la operación con un amplio margen de seguridad gracias a los cambios profundos en su estilo de vida que se les inculcaron en los establecimientos capacitados por nosotros. Una mutual de Omaha calculó un ahorro inmediato de 29.529 dólares por paciente. Estos pacientes comunicaron mejorías en sus anginas de pecho comparables a las que podrían lograrse con *bypass* o angioplastia, pero sin incurrir en los costos o en los riesgos de la operación. Estos hallazgos se publicaron en *American Journal of Cardiology* en noviembre de 1998. Pudimos verificar, además, que los pacientes sometidos a *bypass* o angioplastia y que introducían cambios considerables en su estilo de vida luego de la cirugía reducían la probabilidad de una segunda intervención.

Las técnicas aquí descriptas por Nischala Devi son mucho más que estrategias para ayudarnos a abordar, o afrontar, o manejar el estrés. El yoga es un sistema de herramientas dinámicas para alcanzar la sanación merced a la unión con ciertas partes de nosotros mismos, con los demás y con una fuerza superior. Esta sabia receta es poderosa para "abrir el corazón", en el sentido más profundo de la frase.

Dr. Dean Ornish

Fundador y presidente del Instituto de Investigaciones para la Medicina Preventiva. Profesor de Clínica Médica, Facultad de Medicina, Universidad de California, San Francisco, EE. UU.
Autor de *Dr. Dean Ornish's Program for Reversing Heart Disease* y de *Love & Survival* • www.ornish.com

Introducción

Cómo surgió todo

En la actualidad se considera que el elemento que más contribuye a las dolencias crónicas de la vida moderna es el estrés. Investigaciones médicas realizadas en los últimos tiempos por clínicos bien conocidos mostraron que es el principal factor causante de las cardiopatías, el cáncer y otras mil enfermedades crónicas y agudas del mundo actual.

El estrés, tanto físico como psíquico, se va acumulando a lo largo del tiempo y puede provocar fatiga, merma del rendimiento y una sensación de angustia. En caso de no ser controlado, causa problemas y trastornos aún más graves.

Por lo tanto, el malestar y el bienestar físicos y psíquicos pueden mejorarse en un grado fundamental aprendiendo unas pocas y simples técnicas para la reducción de la tensión. Otros estudios han comunicado que la práctica de técnicas de manejo del estrés basadas en el yoga puede ser determinante en lo que respecta a detener el avance de esas enfermedades o incluso revertirlas.

Este libro enseñará algunas técnicas prácticas y placenteras, y dará algunos consejos, para transformar el estrés de la vida diaria en goce. Cierto es que no podemos modificar muchos de los sucesos estresantes que ocurren a nuestro alrededor, pero sí podemos

"Sólo una mente muy poco común emprende el análisis de lo obvio."
Alfred
North
Whitehead

aprender a reaccionar con tino ante las dificultades que nos impone la vida, a mantener el equilibrio y a conservar una sensación general de bienestar.

A sabiendas de esto, ofrezco mi experiencia vivencial y práctica en la aplicación del arte y la ciencia del yoga para la sanación total de cuerpo, mente y espíritu. Crecí rodeada de la medicina occidental y me formé originalmente en ella, pero tengo el espíritu muy vivo aún; por eso, la unión o fusión del mundo del saber teórico con el mundo del saber práctico fue menos difícil para mí que para la mayoría. Fue un proceso gradual, pero hubo un episodio que tengo muy presente en mi mente y en mi corazón.

En 1968 trabajaba como asistente de un cardiólogo y en tal carácter realizaba todas las tareas periféricas de la práctica médica tradicional: recibía a los pacientes, les preguntaba qué problema tenían y anotaba todo en una ficha. Luego se les hacían los exámenes de rutina, se controlaba el peso y la presión arterial, se les indicaba un electrocardiograma u otras pruebas.

Con el tiempo los pacientes trababan amistad conmigo: charlábamos y nos contábamos mutuamente episodios y aventuras. Un hombre que venía al consultorio en forma regular padecía una grave hipertensión. En cierta oportunidad le tomé la presión y la tenía peligrosamente alta. Se me ocurrió pedirle que se acostase y se relajase por unos minutos. Mientras lo hacía, le dije que me contara cómo había pasado las últimas vacaciones de verano, qué era lo que más había disfrutado. Comenzó a narrarme en detalle cuánto le gustaba estar todo el tiempo junto a su familia, ir a nadar, a navegar o simplemente pasar momentos relajados con ellos. Mientras su imaginación recorría esos momentos, mantenía los ojos cerrados pero había una sonrisa en su rostro.

A los pocos minutos le volví a tomar la presión. ¡Había bajado notablemente! Yo no cabía en mí de la sorpresa. Alborozada, corrí al consultorio del cardiólogo y le conté la magnífica noticia. Él apenas levantó la vista de la ficha de otro paciente que en ese instante estaba revisando y me dijo:

–Auméntele la medicación.

—¡Pero si su presión descendió cuando se relajó! —exclamé yo en tono de protesta.

—¿Y eso qué? —me respondió, todavía concentrado en el otro paciente.

—¿No podemos hacer alguna otra cosa aparte de aumentarle la medicación?

—¿Cómo qué? —reiteró él con la misma actitud descreída.

Guardé silencio. No tenía ninguna alternativa que ofrecerle a ese hombre.

Durante estos últimos treinta años he tratado de responder a la pregunta: "¿Qué más puede hacerse?". Este libro es parte de la respuesta.

En 1969, abandoné la medicina tradicional e inicié mi propia búsqueda espiritual. Después de haber conocido muchos caminos, el sistema cabal del yoga fue el que encontró mayor eco en mi alma. Tras muchas búsquedas, mi corazón ansiaba hallar un maestro que me guiase. En 1973 mi corazón me condujo hacia la vibración espiritual de Sri Swami Satchidananda. Este gran maestro del yoga, este santo, encendió la chispa y me permitió renovar una antigua adhesión. Él me guiaría en un viaje interior hacia el canto de mi propio ser. Ese viaje me permitió aunar mis conocimientos espirituales con antiguas tradiciones de sanación y con la medicina moderna.

En 1975 y 1977 asumí el compromiso eterno de dedicar mi vida al servicio de la humanidad: hice los votos como monja en la sagrada orden de los Sannyas. En 1991, por motivos personales, decidí abandonar los votos *formales*, aunque sin dejar de lado mi eterna promesa de conocerme a mí misma y de servir y amar a todos los seres humanos.

En 1979, cuando aún vivía como monja, mi misión me llevó a atender un centro de salud holística dirigido por el monasterio o comunidad espiritual de la que yo era miembro. Allí pude aplicar la práctica del yoga a cuestiones terapéuticas. Esta experiencia me mostró las infinitas posibilidades de fortalecer y purificar cuerpo y mente, permitiendo así que se produzca la sanación.

En el verano de 1982 yo estaba enseñando a unos alumnos de yoga que querían ser profesores. Uno de ellos se me acercó y me contó cuál era su propósito más anhelado. Había fundado un centro de sanación en la costa de California y quería iniciar allí retiros basados en el yoga para personas con cáncer. "Qué interesante", pensé. –¿Te gustaría encargarte de la parte del programa relacionada con el yoga? –me preguntó sorpresivamente. Mi "Sí" no pudo haber salido más pronto de mi boca. Era un sueño hecho realidad. Ese hombre era el doctor Michael Lerner, fundador del Programa de Ayuda contra el Cáncer para el Bien Común, en Bolinas, California. Fue el comienzo de un emprendimiento que más adelante recibió galardones.

Por pura coincidencia, *esa misma* semana otro hombre joven, médico residente en el Centro Médico Harvard del Hospital General de Massachussets, en Boston, acudió al monasterio. Ya nos habíamos conocido en forma casual y yo estaba al tanto de la tarea que desarrollaba mientras seguía atendiendo pacientes cardiológicos en la facultad: había comenzado a aplicar las técnicas del yoga para aliviar los síntomas y dolores de las personas que padecían una enfermedad mortal.

Una tarde, conversábamos en el jardín trasero del monasterio cuando me mencionó que estaba por hacer un importante ensayo clínico con pacientes rechazados para una operación de *bypass* a raíz de la gravedad de su enfermedad u otras complicaciones médicas. Uno de los elementos principales del estudio sería la práctica del yoga. Él estaba buscando alguien que lo ayudase a desarrollar ese aspecto y a enseñarles a los pacientes el yoga. ¿Me interesaba la propuesta?

"¿Me interesaba la propuesta?". Mi voz interior pegó un brinco. Era como si todas las prácticas y actos de servicio que yo había hecho en mi vida anterior hubiesen confluido esa semana.

Pero ya me había comprometido con el Programa de Ayuda contra el Cáncer para el Bien Común. Tenía que optar entre una cosa y la otra.

"¿Y por qué no hacerlas ambas?", resonó otra voz desde mi mente o mi corazón (es difícil saber desde dónde). Apenas un instante después, me sentí diciendo: "Está bien. Haré las dos cosas".

El resto es una historia sorprendente. El médico residente era Dean Ornish, actual presidente y director del Instituto de Investigaciones sobre Medicina Preventiva, de Sausalito, California, y autor del estudio denominado "Ensayo del Estilo de Vida para el Corazón". Este último había demostrado que un programa basado en el yoga, una dieta con pocas grasas, ejercicios físicos y apoyo grupal podían revertir una cardiopatía.

Me sentí bendecida por la fortuna, que me permitió participar en estos dos programas que fueron hitos históricos.

Durante tres años desarrollé la parte de yoga del Ensayo del Estilo de Vida para el Corazón, pero, como al mismo tiempo aumentaban mis actividades en otras áreas, resolví abandonarlo temporariamente para viajar y enseñar en otros lugares del mundo.

En 1992, volví a California y lo llamé al Dr. Ornish para hacerle saber que estaba viviendo allí y preguntarle si había alguna tarea que pudiese realizar para el Estudio, que seguía en pie. En rigor, no sólo eso sino que su éxito había llevado a emprender un nuevo estudio, denominado "Proyecto de Demostración del Estilo de Vida en Varios Centros de Salud", el que iba a abarcar ocho hospitales de Estados Unidos. Se necesitaba una persona, me dijo, que ayudara a establecer el plan de estudios, escribir los manuales, seleccionar y capacitar a los profesores de yoga. El Dr. Ornish me preguntó si me *interesaba ocupar el cargo de directora de manejo del estrés*. Mi corazón volvió a gritar: "¡Sí!".

Ha llegado el momento de que comparta lo que he aprendido en todas estas experiencias.

El yoga constituye un sistema completo sobre nuestra manera de vivir. Nos enseña una manera totalmente distinta. No es una religión, pero bien puede combinárselo con *cualquier* religión y enriquecerla. Es un sistema desarrollado hace unos cinco mil años. Los *Yogas Sutras* de Patanjali[1] reunieron por primera vez en un libro la tradición *oral* del yoga, las ideas y prácticas existentes hasta entonces, permitiendo así que las grandes enseñanzas del pasado fueran más accesibles y pudiesen ser mejor comprendidas y practicadas. A lo largo de *Yoga, camino de sanación*, haré referencia a estos *sutras* (palabra que literalmente significa 'hilo') como base para comprender todos los tipos de meditación y técnicas del yoga.

El yoga nos habilita a aumentar, desde el interior de cada uno, nues-

---

[1] Véase Johnston, Charles, *Los Yogas Sutras de Patanjali*, Kier, Buenos Aires, 2005. [N. de la E.]

tra conciencia del amor, el vivir y la sanación en todas las actividades cotidianas. Para seguir ese camino, se ha desarrollado toda una gama de prácticas. Ellas parten del conocimiento de que los sanadores somos *nosotros mismos*. Si asumimos la responsabilidad por nuestra salud y bienestar, cuerpo y mente nos revelarán los secretos del equilibrio, la armonía y la liberación de la energía necesaria para curarnos. Con ello disminuye la necesidad de alguien que nos "componga". Nadie conoce mejor que uno mismo su cuerpo y su mente. Si consultamos con otros profesionales, los consideramos, no sanadores, sino *colaboradores* en nuestro propio proceso de sanación.

Hay incluso algunas prácticas médicas modernas que derivan de las antiguas técnicas yóguicas. Muchos de los procedimientos empleados en el parto natural han tomado en préstamo la técnica de relajación profunda mediante la cual se contrae un grupo muscular mientras el resto del cuerpo permanece relajado. En los hospitales, después de cualquier operación quirúrgica, se le enseña al paciente la respiración abdominal profunda. El yoga nos permite convertirnos en nuestros propios sanadores.

A lo largo de los años he trabajado con centenares de personas afectadas por problemas y dolencias de diversa magnitud. Algunas vinieron a verme porque eran víctimas del estrés, ese factor omnipresente en las dolencias modernas. Querían conocer "simplemente alguna técnica que pudiera ayudarme", algo simple que eliminase sus dolores de cabeza y de espalda, o que les curase el cáncer. No somos seres sencillos, sino muy complejos. Algo en apariencia tan simple como un dolor de espalda no es nada simple: confluyen en él nuestra manera de usar nuestros músculos (o de abusar de ellos), de pensar, sentir, dormir, comer y descansar. ¿Acaso somos capaces de reconocer lo que somos o de tocar nuestra esencia?

Si se quiere utilizar las antiguas técnicas del yoga, debe asimilárselo como un sistema completo. Cuando comenzó a ser popular en Estados Unidos, hace unos cuarenta años, empezó a disecárselo. Por un lado, las personas de orientación corporal o que querían mover y estirar el cuerpo adoptaron sus *posturas físicas*. Quienes deseaban oxigenarse mejor estudiaron sus *técnicas de respiración*. Para ahondar la capacidad intelectual y la fuerza interior se recurrió a sus *técnicas de medita-*

ción. Los pacifistas que promovían el retorno a la tierra adoptaron su *dieta vegetariana*.

Cuando veo, escucho o leo acerca de un practicante de la salud "natural y holística" que diseca las antiguas prácticas y las prescribe como si fuesen medicamentos, me preocupo. "Lo único que necesita usted para mejorar es hacer el paro de hombros durante tres minutos, luego dos ejercicios para el cuello, tres respiraciones profundas, tomarse un vaso de agua mineral y llamarme dentro de una semana". Si hacemos todo eso pero no mejoramos, sentimos que los métodos naturales no sirven. ¿Cuánto tiempo tardó en contraer la enfermedad que padece? ¿Cuántos años de tensiones emocionales y de estrés? ¡Eso no puede cambiarse de la noche a la mañana! Aun en el caso de curas totales, si no se sigue el estilo de vida adecuado, es probable que la enfermedad retorne. El yoga no es un *tratamiento*, sino una *toma de conciencia*, que posibilita que la salud, el equilibrio y la alegría nos acompañen toda la vida.

Ya es hora de reconocer a este antiguo sistema en su totalidad como una vieja y a la vez nueva manera de vivir que nos permitirá todo eso. Y no sólo puede cambiar nuestra vida personal sino a la población del mundo.

Este libro, el cambio de conciencia y de estilo de vida que él recomienda, debería aplicarse como una totalidad. Ideas y prácticas en apariencia extrañas se tornarán más aceptables en la medida en que uno las vea dentro de la totalidad de su vida. La finalidad de esta obra es lograr que el lector *se sienta más cómodo consigo mismo*. Es el mismo consejo que brindo a mis discípulos y pacientes, el mismo que he incorporado a mi propia vida.

Los lectores con inclinaciones científicas tal vez se pregunten: "¿Dónde está la prueba?". La prueba son los resultados que uno experimenta, a veces espectaculares. Muchos enfermos de cáncer y cardíacos me confesaron en secreto que la parte del programa que les parecía más indispensable era la del yoga para el manejo del estrés. Con el tiempo, solían repetir: "¿Cómo es posible que algo tan simple haya logrado cambios tan notorios?". Muy a menudo, las prácticas que nos parecen más difíciles son las que más necesitamos. En lugar de confiar en los hallazgos de las investigaciones de otros, hagamos de nuestro propio cuerpo y mente un laboratorio... y sorprendámonos de los resultados. Muchos pensamos la vida como una ecuación matemática: comienza en el punto *A* y sigue derecho hasta el punto *B*. Nacemos en *A* y morimos en *B*; en el medio, sólo hay una serie de puntos... o de sucesos. Vamos a la escuela, nos casamos, tenemos hijos, nos jubilamos, y antes de darnos cuenta ya estamos en el punto *B*. Si no recorremos ese trayecto rectilíneo, pensamos que hemos fracasado. "Si a los 35 años no tengo hijos, ¿qué será de mí? Para entonces, tal vez sea demasiado tarde"; "Tantos años trabajando en la misma oficina; ¿qué pasa conmigo?". La vida no es una línea recta sino un viaje circular, y el viaje mismo es la meta. Detenerse a contemplar un crepúsculo, estar presente cuando nuestro hijo o hija dice su primera palabra, el olor del pan recién horneado... he ahí algunos de los *pequeños* tesoros y logros que enriquecen y singularizan nuestra vida. A veces escogemos seguir la ruta que lleva a los grandes panoramas, otras veces nos quedamos en esa supuesta línea recta. Tal vez no seamos capaces de modificar las circunstancias externas, pero podemos elegir no sentirnos víctimas por el rumbo que toma nuestra existencia, sino ver cada nueva etapa como una aventura apasionante.

Un piloto de caza jubilado sentía remordimientos por el curso accidentado de su proceso de curación. Mi marido, Bhaskar Deva, que había sido compañero de vuelo de él, le dio un consejo basándose en la analogía de las técnicas de vuelo:

–Si quieres ir de San Francisco a Nueva York, puedes trazar en el mapa una línea recta que te indica el camino –le dijo Bhaskar–, pero para un avión es imposible volar de *A* a *B* sin tener en cuenta los desvíos por los vientos cruzados. Aun cuando nuestra meta se halle en el Este, tenemos que ajustar la línea de vuelo hacia el Norte o hacia el Sur, apartándonos aparentemente de ella. Puede parecer que nos equivocamos de camino, pero en realidad seguimos el trayecto justo. La forma más eficaz de alcanzar una meta es efectuando correcciones constantes. Y mientras tanto, hay que gozar del vuelo y de todos los paisajes que nos ofrece. Según esto, tú has estado bien encaminado todos estos años.

Independientemente de la edad o del estado de salud, a todos nos ocurre que en un momento de la vida nos alejamos de lo externo y nos dirigimos hacia nuestro interior. Este libro versa sobre el viaje que debemos hacer para encontrar nuestro ser auténtico, el camino de nuestro corazón, a través del laberinto de la vida.

Un laberinto es una serie de senderos y pasajes que no sigue una ruta fija, sino que serpentea hacia uno y otro lado según las circunstancias de la vida. De pronto encontramos el camino que nos lleva a nuestro centro y nos permite volver a salir. Aprendiendo sobre la marcha, estos pasajes representan los distintos aspectos de la vida. Para algunos, ésta cambia velozmente; para otros, con mayor lentitud. Muchas personas que enfrentan enfermedades peligrosas suelen acelerar su movimiento hacia dentro. La práctica del yoga puede orientarnos amablemente hacia las enseñanzas y la conciencia que la vida debe impartirnos. A veces, nos ayuda a descubrir nuevas percepciones y a comprender más rápido las lecciones de la vida. A veces podemos evitar que el dolor y el sufrimiento se prolonguen.

Muchas de las grandes transformaciones que he visto en la gente se debieron a un cambio de actitud. En ocasiones, cuanto más se resiste una persona a conocerse a sí misma, más profunda es luego su incursión en sí misma.

Recuerdo a un hombre que participó en uno de nuestros primeros retiros para revertir cardiopatías. El primer día, cuando todos debían contar cómo es que habían llegado ahí, él dijo a regañadientes: "Me mandó mi esposa". Sin embargo, era evidente para todos que no era la clase de hombre capaz de obedecer con docilidad los deseos de la esposa. Más adelante admitió que estaba perdiendo la capacidad de llevar lo que él consideraba una vida activa y normal. Su corazón había sufrido dos ataques y tres operaciones de *bypass*, y ya no era capaz de suministrarle la cantidad de sangre que él necesitaba. Nuestro retiro era para él una suerte de tribunal de última instancia.

Cada mañana, cuando entraba a la clase de yoga, me saludaba haciendo con dos dedos la señal de la paz, como era tan común en la década de los sesenta, y diciéndome: "Paz, hermana". Pero había en él una vibración sarcástica que superaba de lejos la actitud pacífica.

Repitió el mismo saludo varias veces. Una tarde, el tercer día, noté que este hombre no se incorporaba después de la relajación profunda como sucedía con el resto del grupo. Me aproximé a él para asegurarme de que todo estuviera bien. No es raro que en tales circunstancias sobrevenga un sueño profundo que dura hasta el final de la clase. Abrió sus párpados a medias. "¿Está usted bien?", le inquirí; con un leve movimiento de los párpados me indicó que sí y me quedé tranquila. Permanecí cerca de él mientras conducía la parte final de la clase. Para entonces él ya tenía los ojos bien abiertos y había vuelto la energía a su cuerpo.

Esperé en silencio que tomara la palabra, para no cambiar de foco.

–No sé qué me pasó –comenzó diciendo–. Seguía siendo yo pero de algún modo... ni siquiera sé cómo describirlo... bueno, todo estaba bien.

Sin querer poner palabras en su mente, sólo musité:

–En paz.

–Sí, probablemente estaba en paz –replicó.

Al rato dejó el salón. A la mañana siguiente, cuando vino a la clase, yo suponía que me haría el saludo de costumbre. El ademán fue el mismo, pero el tono de sus palabras resultó totalmente distinto. Hubo más énfasis en "paz" y menos en "hermana". Su manera de ver las cosas había cambiado.

En el campo de la aeronáutica y los vuelos espaciales, se dice que cuando una nave sube gana *altitud*. Si miramos por la ventanilla, tal vez no veamos la Luna, pero con una rotación de la nave, de pronto aparece. Se dice que esa rotación es un cambio de *actitud*.

La actitud de este individuo había cambiado gracias a su nueva visión de sí mismo y del mundo. Esa visión contribuyó a que una gran compañía de seguros considerase que el Programa de Reversión de las Cardiopatías creado por el Dr. Ornish era un claro beneficio, y esto allanó el camino para que otras compañías de seguros hicieran lo mismo. Modifica una actitud y todo el mundo cambiará.

Comenzamos el trayecto en el borde exterior del laberinto y lenta y sinuosamente vamos avanzando hacia un lugar interior más sereno: el centro mismo de nuestro ser. Después de una pausa, regresamos al exterior a través de los senderos sinuosos con una mayor comprensión de nosotros mismos y del mundo. Luego volvemos hacia dentro para obtener una visión aún más profunda. El proceso es permanente y no tiene un objetivo definido, pero, cada vez que volvemos a tocar nuestro centro, cambiamos.

Al igual que un laberinto, este libro comienza en el borde exterior con el Capítulo 1, "De corazón a corazón". Remitiéndonos al aspecto familiar de nuestra vida, aprendemos a valorarnos mientras interactuamos con los demás en la casa, el lugar de trabajo o el patio de juegos, e incluso mientras realizamos las tareas domésticas. La piedra de toque es cómo nos sentimos frente a los otros y actuamos con ellos, y qué sentimientos proyectan ellos en nosotros. La posibilidad de observar de qué manera nuestros actos, palabras y pensamientos nos afectan y afectan a los demás es un don. Podemos evaluar cómo estamos en el mundo, nuestros aspectos positivos y negativos. ¿Somos la clase de persona que queremos ser, cariñosa y amable? ¿O quizá fuerte y poderosa? ¿Ambas cosas a la vez?

En el Capítulo 2, "Las imágenes: el pensamiento crea la realidad", mediante la práctica de la visualización comenzamos a desentrañar de qué modo nuestros pensamientos y acciones moldean nuestra vida. Evaluamos esta última y observamos en qué medida nuestro mundo interior gravita en nuestra salud y felicidad. Las imágenes producidas en forma deliberada nos permiten manifestar la calidad de vida que anhelamos; se convierten en una herramienta rutinaria para transformar situaciones penosas o difíciles en momentos de crecimiento y comprensión. Las imágenes son capaces de transformar nuestra vida *por completo*.

Seguimos el camino hacia nuestro interior en el Capítulo 3, "Descanso profundo, relajación profunda". Es tanta la cantidad de energía que entregamos al exterior, que se vuelve imprescindible recargarla mediante una relajación profunda auténtica. Con ella descubrimos la red de energía que nos rodea y nos constituye. De ahí surge un sereno saber que nos alienta a dedicar una parte del día a desembarazarnos de toda tensión y relajarnos profundamente. Las pausas para la relajación comienzan a reemplazar a las pausas para tomar café. Cuerpo y mente resultan revitalizados por ellas, y la vida nos parece más fácil.

Con el cuerpo relajado, podemos internarnos en el Capítulo 4, "Respiración: la reafirmación de la vida". Sondeamos ese vasto manantial de energía vital que hay en la respiración y nos damos cuenta de que es algo más que aire: es la reafirmación de nuestra vida, lo que nos conecta con la Tierra y con todos los seres que viven en ella. Nos abrimos al conocimiento de esta energía vital y la usamos para la sanación, mejorando nuestras relaciones humanas, encaminando mejor nuestra actividad profesional y promoviendo el bienestar general. Esa fuerza vital nos lleva hacia el centro del laberinto, y ahí queremos conocer nuestro verdadero ser. En el Capítulo 5, "Meditación: la quietud dinámica", aprenderemos, practicaremos y vivenciaremos las técnicas de la meditación. Se diría que era menester recorrer todas las etapas que nos aproximaron a ese centro para alcanzar la quietud y serenidad del cuerpo y de la mente. Y cuando hemos tocado nuestro centro siquiera un instante, nada vuelve a ser lo mismo. El derrotero de nuestra vida se ha modificado. Con esa conciencia volvemos de nuevo hacia el exterior.

En el Capítulo 6, "Posturas: movimiento y sanación", aprenderemos que el cuerpo físico es un instrumento complejo que se rige por muchas reglas. Cuando deja de vérselo como una bolsa de huesos y de músculos, o una molestia que nos causa dolor y nos entorpece, y se lo trata con respeto, la energía fluye a través de él sin impedimentos. Nos desprendemos del estrés y la tensión adquiridos en nombre de la eficiencia y la productividad. Al colocar suavemente el cuerpo en distintas posturas, permitimos que recobre su energía natural, y se entreteje una placentera red de conciencia que abarca cuerpo, mente y espíritu. El resultado es la sanación y la integridad. La posibilidad de tener un cuerpo sano y fuerte se vuelve real.

Al iniciar nuestro trayecto de vuelta hacia el exterior, en el Capítulo 7, "Comida para un ser integral", daremos algunos consejos sobre la forma de alimentar y cuidar el cuerpo y la mente. Esta información ya nos había sido dada cuando llegamos a este mundo, pero, como sucede con muchos folletos de instrucciones, preferimos no leerla. Esta vez, empero, nos tomaremos el tiempo para inquirirles a nuestro cuerpo y mente qué alimentos y nutrientes son los más provechosos para ellos. Somos seres sumamente etéreos y, si queremos actuar con máxima eficiencia, tendremos que recurrir a comida de la mejor calidad. Tomaremos conciencia de que los alimentos pueden nutrirnos en múltiples dimensiones. Cuando nuestros hábitos alimenticios se tornan equilibrados, nuestro cuerpo-mente se vuelve más apto para la vida. Esa aptitud se manifiesta en nuestra capacidad para dormir mejor, como lo demuestra el Capítulo 8, "Preludio para el dormir". En la quietud de la noche, el cuerpo y la mente llevan a cabo un profundo proceso de purificación. ¡Qué goce provoca levantarse a la mañana con la vitalidad de un niño y salir a enfrentar el nuevo día, promisorio y apasionante! Muchos anhelamos esto, y ese anhelo puede ser logrado y garantizado rápidamente con sólo unas pocas técnicas simples.

Ahora ya estamos en el borde exterior del laberinto, pero en un lugar distinto de aquel desde el cual emprendimos el viaje. Otra vez volvemos a contemplar nuestro ser y nuestra vida. Ya estamos en condiciones de valorar los beneficios del estilo de vida yóguico, pero quizá dudemos de si tendremos éxito en la incorporación de estos cambios. Se nos presentan dudas, temores, excusas. En el Capítulo 9, "Grandes excusas, grandes soluciones" aprenderemos a adaptar nuestra ajetreada jornada para hacerle un lugar a la práctica, y recibiremos algunas sugerencias simples pero que pueden convertir nuestra existencia en una gozosa aventura.

Le deseo el mejor y más pacífico de los viajes.

"Todo el mundo debería saber antes de morir
de qué se escapa y adónde va, y por qué."

James Thurber

Capítulo 1

De corazón a corazón

Se extrajo una célula del corazón de una persona y se comprobó que continuaba latiendo como si representara la totalidad del órgano. Emitía un sonido semejante a "bliiip blop". Luego se extrajo una célula del corazón de otra persona; emitía un sonido semejante a "blip blooop".

Con propósitos experimentales, se colocaron ambas células sobre un disco de Petri; continuaban latiendo con el sonido de antes: "bliiip blop", "blip blooop". Los dos discos fueron aproximados entre sí y una de las células fue cuidadosamente trasladada al otro disco. Tan pronto ambas células –que hasta ese momento eran extrañas una para la otra– se tocaron, dejaron de latir, pero un instante después comenzaron a hacerlo al unísono y con un ritmo totalmente distinto: "bliiip blooop, bliiip blooop". Danzaban al mismo ritmo. Las células de nuestros corazones, como los integrantes de una orquesta bien afinada, laten al mismo ritmo.

Somos parte de todo el cuerpo de la humanidad, aunque cada uno viva en su propio mundo, rodeado por los sueños y los dramas de la vida. Al tocar o abrazar a otro ser humano podemos sentir el ritmo de *nuestro propio* corazón.

Un pintor abstracto de un país comunista del Este europeo y una maestra afroamericana de preescolares de un gran centro urbano norteamericano acudieron a un mismo seminario para sanar su corazón. Tendrían

"Nunca se acercan más los seres humanos a los dioses que cuando les hacen un bien a sus semejantes."

Cicerón

que latir al unísono. El artista tenía prejuicios contra toda persona que no fuera blanca; la maestra quería hacer amigos y consolar a cuantos lo necesitasen. Toda la semana él evitó las miradas y sonrisas de ella, y se sentó lo más lejos de ella que permitía el pequeño, íntimo salón. El enemigo común de ambos era el cáncer.

Él había logrado escapar de la invasión de su país echándose a nadar hasta que lo rescataron. ¿Podría ahora escapar de la invasión de su cuerpo por células extrañas?

Los genes de la maestra guardaban memoria de la opresión, la esclavitud, la injusticia. Estas dos personas tenían en común algo más que el cáncer.

Se formaron parejas para el ejercicio del toque sanador; las dos personas a que nos referimos quedaron solas. Él parecía haberse replegado en su cuerpo con un temblor y una rigidez general. Ella se abrió con deleite; ahora iba a tener una posibilidad de acercarse a él.

La persona acostada en el suelo recibía la energía sanadora mientras la otra, sentada a su lado, se la transmitía. Incapaz de contener su desdén, él se acostó primero. Con el corazón abierto, ella juntó sus palmas como para rezar, y luego de solicitar el permiso de su compañero, las colocó sobre su páncreas enfermo.

El acto mágico fue percibido en todo el salón. El amor y la compasión parecían impregnar cada célula y cada pensamiento. La energía sanadora saltó por encima de continentes y barreras raciales, religiones y prejuicios. La espontaneidad de los corazones que sanaban fundió el odio congelado. Cuando se abrazaron, ambos derramaban lágrimas. Formamos un círculo en torno de esta apertura recién nacida. Había tenido lugar una sanación mayor que *ellos mismos*.

El corazón humano funciona en muchos niveles. El más conocido es su misión espectacular y altruista de actuar como una bomba que envía sangre a todo el cuerpo. Pero la ciencia está empezando a aprender lo que los místicos y poetas supieron toda la vida: que el corazón es algo más que una bomba mecánica.

Según se ha descubierto recientemente, uno de los factores de riesgo para contraer una cardiopatía, un cáncer o cualquier otra enfermedad crónica grave es el evidente aislamiento en que nosotros, los miembros de la cultura occidental, vivimos diariamente.

Nos apartamos de nuestro entorno familiar ya sea para seguir una carrera profesional, mejorar nuestro nivel educativo, o buscar un cambio de clima o nuevos horizontes. Abandonamos la comodidad del hogar, la familia y los amigos en pos de la excitación y del desafío. Cuando ello sucede y nuestros sistemas de apoyo se alteran, nuestro corazón tiende, al menos temporariamente, a endurecerse.

Los nuevos ambientes desconocidos tornan cada vez más arduo mantener el corazón abierto. Hasta hace pocas décadas, la norma era que se viviera en el mismo lugar toda la vida. Los sufrimientos que padecíamos se repartían, por lo común, en pequeñas dosis a lo largo de un cierto período. Nuestros disgustos estaban limitados a la cantidad de personas que conocíamos. Si nos enterábamos de que en algún lugar del pueblo un hombre había sufrido un terrible accidente, quizá sintiéramos por él un pesar pasajero; pero, después de agradecer que no fuera un familiar o un amigo íntimo, seguíamos haciendo lo que teníamos que hacer ese día.

Tenemos una gran capacidad para adaptarnos aun a la peor de las circunstancias y, después de un tiempo, el disgusto o dolor que sentimos pasa a un segundo plano. Nuestro corazón estará un poco menos abierto que antes, pero es posible que nadie se dé cuenta.

En la antigüedad, sólo podíamos trasladarnos hasta donde nos llevaran nuestras piernas. Luego domesticamos animales y el mundo se expandió. Con el advenimiento del automóvil, el aeroplano y, en los últimos tiempos, las naves espaciales, los límites se fueron borrando.

Hablar con alguien que está en los antípodas es hoy tan simple como si fuera un vecino parado en la puerta más próxima. Hasta es muy posible que *no conozcamos* a nuestros vecinos, sus tristezas y alegrías, sus esperanzas y sus sueños. Con la informática, nos es más fácil compartir datos íntimos con extraños a quienes jamás conoceremos personalmente y de los que a veces hasta ignoramos cómo se llaman, que con nuestros vecinos.

¿Recuerda la primera vez que tuvo que abandonar su casa por un tiempo? Tal vez lo asaltó esa enfermedad llamada "nostalgia por el hogar". Con cada viaje subsiguiente que hizo, la enfermedad tendió a aplacarse. Ir a vivir a un nuevo "hogar" implica que durante un tiempo no tendremos las mismas comodidades ni los mismos amigos; pero, una vez que se adquiere esa familiaridad, el "nuevo" hogar hace que nos resulte más sencillo dejar el "viejo". Sin embargo, por algo en Estados Unidos la festividad en la que más se viaja es el Día de Acción de Gracias, en el que todos se reúnen con su familia: es un tiempo para *ir a casa*.

Los horribles sucesos que vemos diariamente en la TV parecen endurecernos, cerrarnos el corazón. El noticiario de la noche y los programas de actualidad nos hacen asistir, como si fuéramos *voyeurs*, a íntimos y privados momentos de destrucción, muerte y nacimiento en todo el mundo. Vemos y sabemos detalles de la vida de esas personas que, antes de estos tiempos modernos, sólo habrían llegado al conocimiento de sus familiares más cercanos. Tratamos de poner distancia y protegernos; no queremos enterarnos de que todos constituimos una sola familia, de que el dolor *de ellos* es *nuestro* dolor. Para evitar esto, el corazón emocional se contrae como el iris del ojo. Un hecho interesante es que, cuando el número de personas heridas o muertas es muy grande, somos incapaces de soportar el dolor y la tristeza extraordinarios que nos embargan. Por eso, los medios de comunicación, cuando dan cuenta de algún accidente catastrófico, prefieren enfocar a uno o dos individuos. Así como sentimos compasión por ellos, también podemos expandir poco a poco nuestra empatía y abrazar los padecimientos de la mayor parte de la humanidad.

Una tarde estaba hablando por teléfono con mi agente de viajes cuando de pronto me asaltó una extraña sensación en el cuerpo. No detectaba ningún dolor, pero sí la sensación general de que "algo no anda bien". Colgué y me acosté en el suelo. Dormí profundamente, y cuando desperté me sentí curiosamente desprovista de energía. Logré llegar a la cocina para tomar un poco de agua. Estaba encendido el televisor y en todos los canales se difundía la misma noticia: se había estrellado un avión que llevaba más de doscientos pasajeros y no quedaban sobrevivientes. La investigación demostró que el hecho había sucedido más o menos en el mismo momento en que tuve esa extraña sensación. ¿Pura coincidencia? Tal vez sí, tal vez no.

¿No podría ser que todos estuviéramos conectados por el mismo hilo de energía vital y que, cuando sucede una catástrofe en la que muchos mueren, ese campo de fuerzas se sacudiera entero?

A medida que se amplían nuestros horizontes, la confianza mutua y la fe que depositamos en los demás se desvanecen. Comprometerse y casarse con alguien se parece a una fusión de empresas: "Hoy digo 'Sí, quiero', pero, si dentro de tres años tenemos que divorciarnos, me tendrás que devolver este dinero, que me pertenece. Ante todo, firma este papel. Luego, podrás repetir: 'Sí, quiero'".

Cuando la comunidad en la que vivimos es pequeña y el contrato que nos une es la confianza mutua, la vida es más simple. En ciertos países europeos, la industria del diamante es controlada por un pequeño grupo de judíos ortodoxos. En este complicado mundo de contratos, formularios y normas de seguridad, es sorprendente comprobar que sus transacciones siguen siendo muy simples, porque se basan en la confianza y la buena fe. Venden o compran diamantes (que llevan en los bolsillos de sus chaquetas) por un valor de miles de dólares con sólo estrecharse las manos y pronunciar las palabras hebreas "*mazel tov*" ('buena suerte'). Nunca se anota nada; el vínculo está dado por la palabra de cada cual. ¿Qué sucede si se ha hecho un mal negocio, si se ha vendido un diamante equivocado o incluso si se descubre que éste es falso? ¿Cómo se vengará la víctima inocente? ¿Puede ese hecho ser probado? En caso de que surjan discrepancias o de que uno de ellos quiera engañar al otro, pueden ser llevados ambos ante un concilio de rabinos. Si se los considera culpables, se les impondrá un severo castigo: el destierro total respecto de su familia extensa, sus amigos y la comunidad. Tanto ellos como sus familiares más cercanos son despojados de lo más importante que tiene la vida: el amor. La sola amenaza de que esto ocurra basta para que todo el mundo procure ser honesto.

En nuestra sociedad, más amplia, enfrentamos un tipo de castigo semejante. Si un individuo es condenado a prisión, sólo puede mantenérselo en confinamiento solitario durante un tiempo estipulado; prolongar ese período es considerado un acto de crueldad y un castigo inusual innecesario. Es curioso que se considere un castigo inusual ser dejados a solas con nuestra conciencia. Para muchos monjes, sería un sueño hecho realidad; para la mayoría de los criminales, es la peor de las pesadillas. Las mentes serenas lo anhelan; las turbulentas le temen.

A TODOS NOS GUSTA SER MIMADOS

Se estaba haciendo una prueba con conejos para ver cómo reaccionaban cuando se les daba gran cantidad de comida con altas dosis de colesterol (los conejos son, por naturaleza, vegetarianos). Estaban en jaulas (aislados) dispuestas en dos niveles, y se les daba esta comida una sola vez al día. Al término del estudio, se observó que todos los conejos de las jaulas situadas en el nivel superior tenían más colesterol que los del nivel inferior.

Extrañados, los investigadores analizaron minuciosamente si la preparación y cantidad de la comida que se les daba eran apropiadas, pero el misterio continuaba sin resolverse. Observándolos en el momento en que se los alimentaba, los estudiosos comprobaron que la asistente que lo hacía, una jovencita cariñosa de muy baja estatura, tenía que ponerse en puntas de pie para alcanzarles la comida a los conejos de arriba. Al repetir el ritual con los de abajo, podía acercarse mucho más a los animales. Mientras los alimentaba, los sacaba de la jaula y los acariciaba, a la par que les decía algunas frases cariñosas. Estos mimos se habían convertido para los conejos en una rutina semejante a la comida. Era difícil creer que el solo hecho de tener un momento de comunión diaria con la asistente pudiera hacer disminuir los niveles de colesterol, y sin embargo era la única variante entre las dos series de jaulas.

Se ha notado que acariciar a una mascota puede bajar la presión arterial; esto sucede aun cuando el animal no sea real, ¡sino un animal artificial con características semejantes al tacto! Amar y ser amados, mimar y ser mimados, nos beneficia a todos.

También se efectuaron varios estudios con bebés prematuros mantenidos en incubadoras. Pasar los primeros días en este mundo en un cajón de plástico no es nada agradable. Si a los bebés se los alzaba en brazos y acariciaba, ganaban peso más velozmente, tenían menos complicaciones y podían dejar antes la incubadora. La *imposibilidad de mejorar* es una verdadera enfermedad en la que el cuerpo no crece ni se cura, sin que haya ninguna razón orgánica aparente. Y esto no ocurre sólo con bebés, sino con "bebés" adultos.

EL YOGA ES ALGO MÁS QUE ESTIRAMIENTOS

De vez en cuando me entero de pacientes cardiológicos que siguen un programa de yoga, manejo del estrés y régimen dietético, no obstante lo cual los resultados que obtienen no son buenos: su colesterol, presión arterial o dolores en el pecho continúan estando por encima de lo normal.

¿Por qué no funciona el yoga en su caso? Es que no se trata únicamente de seguir un programa o de hacer los movimientos. Las posturas, la respiración y la meditación son prácticas que nos llevan hacia dentro; deben ser equilibradas con lo externo. ¿De qué manera tratamos o maltratamos nuestros cuerpos y nuestras mentes? ¿Cómo nos llevamos con las demás personas? ¿Cuál es nuestro modo de vida? ¿Prestamos oídos a nuestro corazón o nos cerramos ante los mensajes que nos envía?

El enjuiciamiento de los demás puede llevarnos a cerrar nuestro corazón. Aunque se trate de un criminal acusado de homicidio, podemos condenar lo que hizo y darle el condigno castigo, pero si lo privamos de nuestro amor y cerramos nuestro corazón, no sólo lo castigaremos a él sino a nosotros mismos.

Cuando Siddharta era un joven príncipe, se lo mantenía dentro de los muros del palacio para impedir que viera el sufrimiento normal y cotidiano de la humanidad. El día que se aventuró a salir, su corazón quedó desgarrado al ver lo que le habían ocultado. Dejó su protegido refugio y salió a buscar la "verdad". Cuando alcanzó la Iluminación ("Buda" quiere decir 'Iluminado'), proclamó que la vida es sufrimiento. No era una declaración puramente verbal sino el producto de sus observaciones. Se dio cuenta de que el único lugar en que uno puede encontrar refugio es en la profundidad de su propio ser, y les enseñó esto a los demás. El camino que lleva a ese refugio es amar y ser amado. Servir a los demás y aprender a abrirse para ser servido.

YO Y LO MÍO

El bebé tiene una visión abierta y amorosa del mundo. Es alimentado, abrigado, higienizado, y es feliz. Da y acepta el amor con toda facilidad. Su corazón está abierto de par en par. Ésa es una de las razones de que a la mayoría de la gente le guste estar con bebés.

Alrededor de los dos años, cuando el niño comienza a identificarse con su ser exterior y su entorno, se torna más egocéntrico. Al mismo tiempo, su lenguaje incipiente refleja su estado interior. "¡No, no! ¡Eso no lo voy a hacer!". Empieza a reconocer ciertas cosas como propias y las llama "mías".

Nuestros padres procuran enseñarnos a dar y a compartir. A veces sus actos desdicen sus palabras. Por todo el resto de la vida quedamos atrincherados en esa idea del "yo" y de lo "mío". En las raras ocasiones en que pensamos en el otro, notamos que eso nos hace sentir más felices. En la medida en que seguimos poseyendo y anticipándonos con el temor a cualquier pérdida, nuestro corazón permanece contraído.

Me han dicho que la lengua húngara no tiene un término que designe el "yo". La estructura oracional determina, por la desinencia verbal, quién es el sujeto. Si los niños trataran de usar el "yo", reservado a los reyes, serían reprendidos y tildados de ególatras. Los húngaros que aprenden inglés o francés se encuentran con que, cuanto más hablan alguna de estas lenguas occidentales, más ególatras se vuelven. Parecería que esto tiene algo que ver con el uso del pronombre "yo". He procurado hablar y escribir en inglés sin usarlo: es muy difícil comunicarse y ser comprendida. ¿Será la egolatría algo inherente a las lenguas occidentales?

Entre mediados de la década de los setenta y mediados de la siguiente, el doctor Larry Schwerwitz (actualmente director de investigaciones en el Instituto de Investigaciones de Medicina Complementaria del *California Pacific Medical Center* y sus colaboradores descubrieron que en las personas que exhibían una conducta de Tipo A[1] había algo que parecía aumentar su riesgo de sufrir un

---

[1] La "conducta de Tipo A" es aquella en la que predominan la agresividad, la impaciencia, el egoísmo y la incapacidad para relajarse. [N. del T.]

ataque cardíaco. Los estudiantes Tipo A que se referían a sí mismos más a menudo con términos como "yo", "a mí", "mi" o "mío" tenían reacciones de hipertensión muy superiores a las de los otros estudiantes de Tipo A que no hacían tanta referencia a sí mismos. Como decía elocuentemente Sri Swami Satchidananda: "Si te rodeas de un montón de minas explosivas, ten cuidado, pues pueden explotar en cualquier momento".

LA MANO QUE SE TIENDE

Todas las grandes religiones y sistemas espirituales del mundo nos dicen que, si alguien brinda un servicio a otro ser menos afortunado, purifica su corazón. Y cuando nuestro corazón está purificado, sabemos quiénes somos realmente. Como dice la Biblia, "Bienaventurados los limpios de corazón, porque ellos verán a Dios"[2].

En Occidente, al yoga se lo conoce principalmente a través del Hatha Yoga (la vertiente física)[3]; sin embargo, en otros lugares del mundo las formas del yoga más practicadas son el Karma Yoga (servicio)[4] y el Bhakti Yoga (devoción)[5]. Si se las practica todas juntas, forman una unidad, como la mano y el corazón.

"*Karma*" significa 'acción', la ley de la acción y la reacción: "Lo que siembras, cosecharás"[6]. Otro ejemplo bíblico, el del "ojo por ojo y diente por diente"[7], parecería explicitar también el *karma*, pero, como decía Martin Luther King (h.), "si nos atuviéramos a él, seríamos todos ciegos y desdentados".

---

2 Mateo 5:8. [N. del T.]
3 Ramacharaka, Yogi, *Hatha Yoga. Filosofía yogui del bienestar físico*, Kier, Buenos Aires, 1983. [N. de la E.].
4 Vivekananda, Swami, *Karma Yoga*, Kier, Buenos Aires, 2004. [N. de la E.]
5 Vivekananda, Swami, *Bhakti Yoga. Sendero de   devoción*, Kier, Buenos Aires, 2004. [N. de la E.]
6 Epístola de san Pablo a los Gálatas 6:7. [N. de la E.]
7 Deuteronomio 19:21. [N. de la E.]

Lo creamos o no, estamos determinados por el *karma*. A veces vemos los resultados directamente, a veces indirectamente o no los vemos. A muchos les gusta acreditarse el *karma* "bueno" y culpan del *karma* "malo" a los demás o a la mala suerte. Otras veces, atribuimos la buena o la mala suerte a un poder superior.

Si concluimos un negocio con facilidad, decimos: "*Yo* hice bien los deberes y formulé una propuesta magnífica". Si hemos expandido un poco nuestra conciencia, tal vez digamos: "Fue un día de suerte para mí. Dios me está mirando". Si perdemos una oportunidad de ser ascendidos a un puesto mejor, volvemos a la posición egoísta y nos compadecemos de nosotros mismos: "Es evidente que al jefe ella le gusta más que yo, aunque estoy mejor preparada para ese puesto", o bien: "Tengo una suerte maldita. Nunca me pasa nada bueno".

La forma de librarse de los ciclos de acción y reacción es poner los sentimientos y conductas de los otros delante de los nuestros.

Cuando rivalizamos con alguien o lo tratamos mal, debemos reparar en su rostro triste, sentirnos tan mal como esa otra persona. Tal vez nuestra victoria sobre ella nos hizo sentir espléndidos, pero hay una parte de nuestro corazón que siempre se queda contrita ante la desgracia ajena.

En el Karma Yoga, la ley del *karma* (acción y reacción) se atempera realizando actos de servicio altruistas para la humanidad. De esa manera el ciclo de acciones y reacciones cambia de dirección. Si vamos a recoger lo que sembremos, sembremos dulces y sabrosos frutos.

Hay tantas maneras de servir a los demás como gente para servir y ser servida. El Karma Yoga tradicional enseña a hacer lo mejor que podamos y no esperar elogios ni culpas, más o menos como acontecía en aquella serie de televisión, *El Llanero Solitario*. El Llanero Solitario hacía algún acto heroico y luego desaparecía en el crepúsculo, mientras la gente comentaba: "¿Quién era ese enmascarado? ¡Ni siquiera le dimos las gracias por lo que hizo!". Si aprendemos a hacer las cosas por el mérito que ello tiene, y no por la recompensa, tal vez sintamos el efecto colateral de la gratificación que brinda ver felices a los demás.

Pero, antes de entregarnos desinteresadamente, nuestro corazón debe empezar a abrirse, a reconocer las necesidades del otro. Lo honraremos escuchando lo que él cree que necesita, en lugar de darle nuestra opinión sobre lo que *debería* hacer. Si nuestro corazón se abre más aún, seremos capaces de ayudarlo sin enjuiciarlo en absoluto, y de brindarle toda nuestra compasión preservando su dignidad. Esta manera de dar beneficia al que da y al que recibe.

"Dale a un hombre un pescado y tendrá comida para el día; enséñale a pescar, y la tendrá toda la vida". Éste es un dicho muy popular. Sin embargo, para que alguien esté en condiciones de aprender cualquier cosa, primero debemos asegurarnos de que no le falte comida en el presente. Dijo Jesús: "Es difícil enseñarle a un hambriento a pescar. Aliméntalo primero y luego enséñale".

De niña tuve la suerte de ser criada en una familia de clase media. No éramos ricos, pero nunca nos faltaba lo esencial. Una tradición familiar hacía que el día de Navidad fuéramos a comer a un restaurante de lujo en el centro de la ciudad. Yo adoraba ponerme mis mejores vestidos, pisar las mullidas alfombras, sentarme en cómodas sillas y devorar los ricos y humeantes arrollados. Ese día sentía algo *muy* especial.

Mi padre era una persona elegante y generosa, y en esa ocasión no ahorraba gastos. Pero lo más especial de todo era la parada que hacíamos en el camino de vuelta a casa. Deliberadamente, nos llevaba por la parte más pobre de la ciudad. Al acercarnos a esa primera estación, disminuía la velocidad del auto casi por completo y me mostraba:

–¿Ves? ¿Ves a toda esa gente haciendo cola con este frío?

–Sí, papi.

–Ellos no son tan afortunados como nosotros. Deben hacer cola para recibir un simple plato de sopa. Recuerda siempre que hay gente menos afortunada que tú. Sé agradecida por lo que tienes y sirve a los demás cuanto puedas.

Probablemente fueron estas salidas de Navidad las que, muchos años más tarde, me llevaron a pasar las fiestas en los refugios para personas sin techo, sirviendo comida a gente menos afortunada.

Algunos de los recuerdos más hermosos que guardo de esas fiestas se relacionan con lo que pude dar a los demás.

EL DON DE DAR

En muchos países y siguiendo muchas tradiciones, la primera porción de una cosecha, o incluso de las ganancias semanales, se entrega a la iglesia, templo o institución de beneficencia de la zona. De esta manera, los frutos del trabajo de las personas se ofrecen con vistas al bien común.

Pensar primero en los demás es un estilo de vida. Entregar los frutos de nuestra propia cosecha para beneficio de todos es la *esencia* del Karma Yoga. Aunque la ofrenda sólo se haga con la mente o el corazón como plegaria de gratitud, de todos modos es acorde con el *espíritu* del Karma Yoga.

¿Nunca tuvo un árbol repleto de frutos? ¿No le dieron ganas de repartirlos entre todos sus amigos? Dar a los demás nos hace sentirnos realmente bien. Sólo tenemos que ampliar el concepto a aquellas situaciones en que no tengamos abundancia de lo propio. Es probable que, si damos incluso cuando no tenemos lo suficiente, más tarde llegue la abundancia a cambio. La recompensa puede ser una sensación de satisfacción por habernos expandido más allá de nuestros límites habituales, la zona en que nos sentimos cómodos. Pasa a ser una ofrenda de gratitud hecha a fuerzas desconocidas.

Para quien desea iniciarse en el camino del servicio, existen numerosas organizaciones bien conocidas en las que podemos participar o a las que es posible apoyar anónimamente con donaciones y/o con nuestro tiempo personal. No es obligatorio realizar servicios personales si eso no está en el temperamento de uno. Colectar dinero para una buena causa es una forma de comenzar a servir a los otros sin exigirse demasiado.

Cuando nuestro monasterio se mudó a la zona rural del estado de Virginia, nosotros, seres urbanos, fuimos trasplantados al campo. La gente que nos rodeaba era muy sencilla, y algunos, muy pobres. Durante un par de años estuvimos tan preocupados por la supervivencia que no podíamos pensar en otra cosa que en "yo y lo mío" –en este caso, más bien era "nosotros y lo nuestro"–.

Durante varias Navidades seguidas nos hicimos regalos recíprocos, hasta darnos cuenta de que, si bien el "espíritu" con que lo hacíamos era apreciado por los que recibían los regalos, muchos de éstos no eran necesarios para ellos, o no los usaban. Gran parte de los regalos desechados eran entregados algunas semanas más tarde a organizaciones de beneficencia. Cada año nos proponíamos no hacer regalos el año siguiente, pero cuando se acercaba diciembre solíamos olvidarnos de nuestras promesas.

En una oportunidad, nuestro maestro, Sri Swami Satchidananda, nos convocó para que "discutiéramos" el asunto de los regalos de Navidad. Ese año habíamos sido colmados por la abundancia y verdaderamente no necesitábamos nada más. Abrazando el auténtico espíritu de la Navidad, pensamos en la comunidad como un todo, ¡y fue muy divertido!

Cada cual tomó el dinero que habría gastado en regalos para los demás integrantes del *ashram* y pusimos todo en un fondo común. Una parte se usó en comprar comidas especiales para las fiestas, como quesos, golosinas, confituras propias de la fecha, etc., que muchas familias de la zona no estaban en condiciones de adquirir. Hubo juguetes para los niños y regalos especiales para los papás y mamás.

De muy buen ánimo y mientras escuchábamos villancicos, nos juntamos para envolver los regalos. Después vino la verdadera farra. Nos disfrazamos de Santa Claus y sus elfos. Me enorgullece decir que yo era un elfo genuino, con mi atuendo rojo, mis grandes mejillas bien coloradas y una sonrisa de oreja a oreja.

Normalmente se describe a Santa Claus y sus geniecillos viajando en trineo, pero en el condado de Buckingham ellos viajaron en una camioneta. Todavía veo los rostros de los niños cuando desembarcaron entre las chozas y casuchas. No sé quién estaba más feliz, si ellos o nosotros. El hecho de dar abre el corazón con una velocidad mayor que aquella a la que viaja Santa Claus en Nochebuena.

La próxima etapa del dar puede consistir en que uno comience a dar algo más de sí mismo, individualmente. No hace falta ser una Madre Teresa para encontrar la manera de servir y la gente a la que puede servirse. He sabido de exitosos hombres de negocios que fueron a transmitir en parte sus habilidades a algunos jóvenes aspirantes de zonas muy pobres. El Cuerpo de Paz de Estados Unidos permite a sus habitantes compartir lo que saben en países de menor desarrollo tecnológico. En tales ocasiones, uno aprende, asimismo, de las virtudes de los demás. Es una acción enriquecedora que nos marca para el resto de la vida.

Uno de mis pacientes se me quejó de que, aunque él hacía todo "correctamente", ni su diabetes ni su cardiopatía mostraban signo alguno de mejoría. Después de la entrevista que mantuvimos, confirmé que, en verdad, estaba "haciendo todo correctamente". Era otra de las habilidades que este empresario exitoso había llegado a dominar. Me habló de su vida: lo tenía todo bajo control, y para él los negocios siempre tenían prioridad; él mismo y su familia quedaban relegados a un segundo puesto. Y no había cabida para nadie más.

Estaba desesperado por mejorar. Le pregunté si realizaba algún servicio para otros, y con todo orgullo me respondió que patrocinaba muchas entidades de beneficencia. Con cautela, le pregunté:

–¿Alguna vez dio algo de sí mismo?

–Doy de mí mismo a través de mi dinero –fue su respuesta.

–Hagamos un experimento –le propuse–. Durante el próximo mes, al menos una vez por semana vaya al hospital de la zona y pase dos horas en la sala de pediatría.

Me miró sorprendido. Sé por experiencia que la forma más rápida de abrir un corazón es mirar a los ojos a un niño enfermo.

Dos semanas más tarde me llamó para comunicarme que se había producido un milagro. Sus necesidades de insulina habían disminuido drásticamente, lo mismo que la frecuencia de sus dolores de pecho. Hasta estaba desapareciendo la depresión en que había estado sumido durante meses.

–Esos niños –me dijo–, esos niños... Sus rostros eran tan dulces, tan amorosos, que de pronto me agarraron ganas de ir allí todos los días. Me hace sentir muy bien.

Si nuestro corazón puede tocar el corazón de otro, los dos laten al unísono.

EL CORAZÓN Y EL AMOR

Cuando comenzamos a entender la esencia del Karma Yoga y del servicio, nos damos cuenta de que practicarlos sin amor es como querer cocer un pan sin el cereal.

Algunos creen que el Bhakti Yoga, que es el yoga del amor y de la devoción, sólo sirve para las personas muy temperamentales o emotivas. Evocan la imagen de alguien que llora o canta embelesado frente a un altar o a una representación de la Divinidad. Es cierto que éste *puede* ser un acto de devoción, pero no debemos confundir *devoción* con *emoción*. La verdadera devoción, como el verdadero amor, no sólo se manifiesta ante lo divino invisible sino también ante lo divino que está presente en todo ser.

Cuando nos sobreviene una enfermedad y luego se produce el milagro de la sanación, empezamos a confiar en la energía cósmica. Los llamados "Programas de los Doce Pasos" nos permiten abandonar conductas adictivas; el primer paso consiste en pedirle a un poder superior que ingrese en nuestras vidas para ayudarnos. Todos necesitamos esa ayuda de un poder superior, así como necesitamos la ayuda mutua que podemos brindarnos aquí en la Tierra.

La mayoría de nosotros iniciamos nuestro camino devocional reconociendo que, más allá de ese pequeño "yo", hay algo. Si le deseamos "¡Salud!" a alguien que estornuda o rezamos para que un amigo enfermo se cure, ¿no podríamos ampliar esos deseos y plegarias a un círculo más vasto de personas? Hoy el efecto de las curaciones a distancia es bien conocido; y, aunque no las realicemos formalmente, siempre es positivo que enviemos a otros individuos nuestros mejores y más sinceros deseos.

La bendición dada a través del contacto, de las manos, es una de las más antiguas técnicas de sanación conocidas. Las antiguas artes curativas creían que la energía fluye del corazón hasta los brazos y las manos. Todo padre o madre conoce el gran poder de consuelo que tiene tocar y acariciar a un niño pequeño. El solo hecho de colocar nuestra mano sobre el brazo de otra persona puede transmitirle un mensaje de serenidad, simpatía o cuidado por ella. Un abrazo constituye un mensaje más poderoso que muchas palabras: puede significar "Lo siento", "Me alegro de verte", "Te quiero mucho" y mil cosas más.

No sólo las manos "tocan": el toque de una mirada puede transmitir amor y sanación con tanta eficacia como el de una palabra de consuelo, una sonrisa o incluso un pensamiento.

EL TREN NOCTURNO A MOSCÚ

Hay un refrán ruso que es maravilloso. Dice así: "Pensar con el corazón es sentir con la mente". Por esta superautopista hay que conducir en ambas direcciones.

En cierta oportunidad, un grupo de sanadores y clérigos provenientes de muchos lugares de Estados Unidos nos habíamos reunido en un congreso, en el norte de Finlandia. El tema del congreso era la Rusia soviética de entonces, y lo que podría implicar un viaje a ese país, ya que estábamos por lanzarnos a ese territorio aún vedado para nosotros a fin de reunirnos con colegas que trabajaban en aras del bienestar de la Madre Patria. Reinaba en el grupo una gran expectativa y entusiasmo; al día siguiente viajaríamos a Helsinki y desde allí tomaríamos un tren nocturno que nos llevaría a Moscú. Intercambiamos temores y esperanzas acerca de lo que se nos había dicho y de lo que podríamos encontrar. Muchos de nuestros familiares se habían quedado con miedo por lo que pudiera pasarles a sus seres queridos que se aventuraban hacia lo desconocido.

Cada país tiene sus propias restricciones en cuanto a lo que puede o no puede atravesar sus fronteras. En algunos se presta atención principalmente a las drogas; en otros, a las armas de fuego o explosivos. En el caso de Rusia, los objetos más prohibidos eran los vinculados a la religión y a la política. Cuando nuestros amigos nos escribieron desde Rusia, nos pidieron que lleváramos regalos para distribuir pero que no portáramos nada *que pudiera consi lerarse propaganda religiosa o política*.

Un buen hombre hizo confeccionar, con costo a su cargo, 1.500 botones de adorno, algunos con la palabra *"mir"* ('paz') y otros con la frase "Te amo" tanto en ruso como en inglés. Para evitar que se los confundiera con propaganda religiosa o política, nos pidió a todos que lleváramos una cierta cantidad en nuestras valijas y maletines.

A mí la idea de estos botones me parecía tonta, y no tenía ningún interés en llevarlos conmigo ni, por cierto, en usarlos. Tenía demasiada dignidad y amor propio como para hacerlo.

La casualidad quiso que el "hombre de los botones" ocupara la habitación inmediata a la mía en el hotel. Cuando, el día de la partida, yo iba a desayunar, él apareció en la puerta de su cuarto con varias bolsas de material plástico llenas de botones. Quise eludirlo, pero me enfrentó y me dijo: "Ayúdeme a pasarlos del otro lado de la frontera, se lo ruego". Mi mente se había negado, pero mi corazón se abrió. A regañadientes tomé una bolsa, volví a mi cuarto y la hundí en el fondo de mi maletín.

Al llegar el momento de iniciar nuestra aventura, me puse mi mochila a la espalda y me lancé al camino. Los botones habían quedado relegados al olvido.

En el momento en que el tren se detuvo en la frontera entre Finlandia y Rusia, la noche estaba negra como carbón. Para continuar nuestro viaje, tenían que reemplazar la locomotora finlandesa por otra rusa. Se nos avisó que soldados rusos subirían al tren a fin de revisar nuestros pasaportes y visas, e inspeccionar cuidadosamente nuestro equipaje.

Saqué la cabeza fuera de la ventanilla para echarle un vistazo a esa gente a la que me habían enseñado a temer desde la infancia, cuando nos hacían esconder debajo de los pupitres porque los rusos podrían bombardear nuestro pueblo. ¿Quiénes eran esas personas tan malvadas como para asustar a niños inocentes? En ese momento, por primera vez, las tenía delante de mí.

Usaban ominosos uniformes, estaban armados y acompañados de grandes ovejeros alemanes. Mi corazón latió más rápido y mis palmas comenzaron a sudar cuando sentí que sus pisadas estaban próximas.

Por fin, se abrió la puerta de mi compartimiento y el enemigo y yo quedamos frente a frente. Sólo que no parecía en absoluto un enemigo, sino un bello joven de profundos ojos azules. Recordé el dicho de la Guerra de la Revolución: "No disparen hasta que vean el blanco de sus ojos". Entonces supe por qué esa frase me había parecido tan notable: cuando uno está muy cerca de otra persona y la mira a los ojos, es difícil verla como un enemigo. Uno se da cuenta de que tiene pensamientos, esperanzas y temores como los de uno.

El soldado entró a mi camarote y, tras examinar mis documentos, comenzó a hurgar en mi equipaje. Yo seguía algo desconcertada por mi visión del "enemigo" y no presté demasiada atención a lo que hacía. De pronto, recordé los botones. ¿Qué ocurriría cuando los encontrase? Para empezar, no habían sido idea mía. Tuve una sensación sumamente desagradable y en silencio traté de recobrarme.

Entretanto, con la cabeza medio metida en la maleta, él seguía hurgando. Entonces escuché dos palabritas que hicieron estallar de júbilo mi corazón y cambiaron por entero mi vida: "Te amo", dijo.

No podía creer lo que estaba oyendo, pero lo cierto es que, en esa noche estrellada de la Rusia comunista, mi "enemigo" me estaba diciendo: "Te amo". Mi corazón se abrió hasta punto tal que le respondí: "Yo también te amo".

Levantó la cabeza de las maletas y por un instante las barreras que pudiera haber habido entre nosotros desaparecieron. Estábamos mirándonos a los ojos, corazón a corazón, alma a alma.

Cuando él terminó su tarea, dejó el camarote. De inmediato fui a mi mochila y encontré dos botones con la leyenda "Te amo" en ruso. Me puse uno en mi suéter y otro en el abrigo, y durante toda mi estadía en Rusia los usé día y noche. Quería que todos supiesen que yo los amaba.

MANO Y CORAZÓN

Es muy difícil separar la mano que realiza el servicio, del corazón que ama: parecerían armonizar entre sí a la perfección. Si carecemos de habilidad para realizar un determinado servicio, podemos compensarlo con una cuota generosa de amor; análogamente, si nuestro amor no es absoluto, podemos compensarlo con un servicio diligente.

Éste es en gran parte el reto de los tiempos modernos. Algunos piensan que no es necesario que un médico ame a su paciente, en la medida en que posea gran capacidad profesional; pero estamos aprendiendo que la capacidad y el amor son ambos necesarios. Si alguien se preocupa de veras por uno y desea que sane, hay muchas más probabilidades de que eso suceda.

También Hipócrates, el padre de la medicina moderna, creía lo mismo. Cuando los médicos van a hacer el juramento hipocrático al final de su formación, deben repetir, en esencia, eso: "Ante todo, no dañar". Y "no dañar" significa no dañar el cuerpo, la mente ni el espíritu. Mi sugerencia es que todos los que pertenecemos a las profesiones vinculadas con la salud repitamos ese juramento *todos* los días. Eso nos permitirá tener siempre presente que nuestra principal preocupación debe ser "No dañar".

Una vez yo visitaba un hospital del sur de la India. Era a la mañana bien temprano, y el turno nocturno iba a cambiar por el diurno. Antes de ver a los pacientes, los del turno diurno se reunieron y recitaron una plegaria por el bienestar de todos; se iban alternando en los rezos, ya que cada uno lo hacía de acuerdo con su propio credo.

Después, todos los integrantes del equipo dijeron al unísono lo siguiente: "Por favor, Señor, permítame que con lo que haga en el día de hoy pueda aliviar algún sufrimiento. Y si no soy capaz de ello, al menos permite que no sea la causa de ningún sufrimiento".

Si a nuestros actos de servicio les agregamos buenas dosis de *bhakti*, 'devoción', y amor, podremos conseguir milagros.

MEJORAR EL CRECIMIENTO

Si sembramos una semilla común y corriente, ¿tenemos derecho a esperar que crezca un fruto extraordinario?

Nuestro monasterio de la zona rural de Connecticut no poseía el suelo más apto para el cultivo de hortalizas. Un día, los chicos del jardín de infantes salieron a cavar hoyos para plantar rabanitos. Antes de depositar las semillas en la tierra, formaron un círculo y cada cual las apretó fuertemente en sus pequeños puños. Cerraron los ojos y le rezaron a la Madre Naturaleza para que infundiera en esas semillas suficiente energía y las convirtiese en ricos alimentos. A continuación echaron las semillas y las cubrieron de tierra y agua. Todos los días, iban al lugar, volvían a formar el círculo y repetían sus plegarias. Cuando llegó el momento de la cosecha, no podíamos creer lo que nos decían nuestros ojos: ¡los rabanitos eran de un tamaño tres veces mayor que el normal! Semillas comunes, suelo poco apropiado, pero gran cantidad de amor y devoción.

Si puede pasar esto con semillas de rabanitos, ¿qué no habría de suceder si concediéramos a las demás personas nuestra ayuda amorosa?

LA CARIDAD EMPIEZA POR EL AMOR

A muchos nos desagrada la idea de la caridad. En las nuevas versiones del Nuevo Testamento, al llegar a las Epístolas de Pablo a los Corintios, se ha reemplazado la palabra "caridad" por "amor". Antes rezaba: "... fe, esperanza y caridad. Pero la mayor de todas ellas es la caridad" [1 Corintios 13:13]. Ahora leemos: "... fe, esperanza y amor. Pero la mayor de todas ellas es el amor". Parecería que en nuestra época, "caridad" ha llegado a ser sinónimo de "amor".

A veces, el mejor de los servicios es aquel que no se sabe siquiera a quién o a qué se está prestando. Nos convertimos en soles que brillan sobre los mundos sin hacer discriminaciones. La lluvia alimenta los árboles y las cosechas, pero también hace que entre agua en una casa cuyo techo tiene goteras. Algunos alabarán la lluvia, otros la culparán; pero ella sigue siendo la misma lluvia. Este atributo es, en el caso de los servicios, el más difícil de adquirir. Es fácil decir que no queremos alabanzas ni inculpaciones por lo que hacemos, pero la verdadera prueba de nuestra convicción y dedicación al servicio es que continuemos amando y sirviendo cuando las cosas no salen como habíamos pensado.

La virtud que los yoguis denominan *"ahimsa"* (no ejercer violencia contra nada ni nadie) es, en muchos niveles, una herramienta poderosa. Al dominar nuestra *mente*, podemos evitar causar cualquier perjuicio con nuestros *actos*, pero tal vez no sea tan sencillo evitar causarlo con nuestras palabras o pensamientos. Ser bueno con alguien que nos trata bien nada tiene de meritorio; el desafío llega cuando nos topamos con personas que, ya sea sin quererlo o queriéndolo, procuran herirnos. Si en tales circunstancias somos capaces de controlar nuestras palabras y pensamientos, el premio es que tendremos el corazón en paz. La verdadera *ahimsa* consiste en no dañar aun cuando *tenemos* el poder de hacerlo; en tratar con benevolencia y amor a los más débiles o vulnerables que nosotros. En su forma más alta, *ahimsa* no es perdonar a otros por los daños que causaron (ya sea a nosotros o a los demás), sino en no odiarlos, y en devolverles amor y servicio.

Mahatma Gandhi adoptó la *ahimsa* como principio fundamental de su vida. Puso a todo el Imperio Británico a sus pies negándose a dañar aun a aquellos que lo dañaban.

A mediados de la década de los ochenta, aproximadamente un año antes de mi viaje a Rusia, una amiga me convenció de que fuese a Hungría a dar unas clases de yoga pese a que por entonces estaba prohibido, como lo estaba enseñar cualquier cosa que tuviera vestigios de ser religiosa o espiritual. Fuimos detenidos en la Cortina de Hierro, una valla de unos siete metros y medio de alto, con forma de cadena. Era el crepúsculo y los pájaros sobrevolaban nuestras cabezas burlándose de que estuviéramos haciendo fila ante una frontera tan arbitraria.

Los días siguientes, hubo pequeñas charlas y reuniones en los apartamentos de la gente. Como gran final de mi estadía, mi anfitriona había organizado una "reunión científica" en el propio Palacio de Justicia. Pensé si no estaba tentando al destino y se lo dije, pero me respondió convencida: "Quiero que cualquiera pueda venir a escucharte".

El día de la reunión, mi amiga me contó que había recibido una llamada telefónica de un "periodista" que deseaba tener conmigo una entrevista exclusiva después de la conferencia. Yo estaba encantada, pero noté que en su mirada había un velo de tristeza. Claro: una entrevista exclusiva en la Hungría de entonces era algo muy distinto de una entrevista exclusiva en Estados Unidos. Significaba que la entrevista sería a solas, que me haría (mediante un intérprete) determinadas preguntas y que, si éstas no eran respondidas a su agrado, podríamos tener problemas. Muchos pensaban que esta clase de entrevistas equivalían a los interrogatorios de la KGB (policía secreta). Mi amiga tenía el propósito de evitar la entrevista a toda costa.

Llegamos al Palacio de Justicia justo a tiempo para ver que la gran muchedumbre allí reunida era llevada, desde el pequeño salón que en un principio se nos había asignado, a otro mucho más grande e impresionante. Justamente por el tamaño del salón, me pidieron que me sentara sobre una suerte de mantel tendido encima de una gran mesa de conferencias, así todos podían verme. A ambos lados de la mesa había enormes floreros con rosas recién cortadas. Frente a ella, una colosal fotografía de Karl Marx. Yo me subí a la mesa y, con total olvido del "camarada Marx" a mis espaldas, comencé a hablar.

Por supuesto que no fue una conferencia científica, pero procuré que fuese lo menos "espiritual" posible. Me sentía muy bien, mientras la gente a mi alrededor absorbía cada una de mis palabras.

Después de un breve intervalo, pedí al público que formulara preguntas. Se incorporó de su asiento, en una de las primeras filas, un hombre de pequeña estatura que se identificó como periodista (*el* periodista). Dijo que había cambiado de opinión y que le "gustaría" tener conmigo una entrevista pública, no exclusiva. (Más tarde me enteré de que su intención era *humillarme en público*).

La gente comenzó a abuchearlo. "Por favor, conserven la calma", les rogaba yo. Tras unos momentos, se aquietaron. Yo le agradecí al periodista su intervención y le pregunté si tenía inconvenientes en que nuestra charla tuviera lugar después de las preguntas. Aceptó y seguimos con el programa.

Cuando llegamos al final formal de la conferencia, invité a quienes quisieran quedarse a la "entrevista" a que permanecieran en sus asientos. Nadie se movió. De repente me di cuenta de que lo hacían para "protegerme", aunque yo no tenía la menor idea de qué era aquello de lo que me querían proteger.

–Por favor –le pedí al periodista–, hágame las preguntas que quiera.

Se puso de pie y, con una actitud muy solemne, comenzó a insultarme y a decirme que yo estaba desacreditando al Palacio de Justicia y a su país.

El abucheo fue tan grande que ni siquiera pude escuchar lo que me decía mi intérprete. Me llevó cierto tiempo entender lo que estaba pasando.

–¿Qué hice para agraviarlos de ese modo? –le pregunté.

–Usted se ha sentado en nuestro altar, el altar de la justicia –me respondió–. Aquí se sientan hombres importantes a fin de tomar decisiones vinculadas con nuestro país. Usted se ha encaramado a esta mesa como si fuera una diosa. No toleraré esta clase de comportamiento.

A esta altura, ya estaba bastante fuera de sus cabales.

Le pedí humildemente disculpas:

–Lamento haberlo ofendido. Si me senté aquí, no fue para desacreditar su altar, sino porque quería que todo el mundo pudiera verme. Soy una extraña en su país y no estoy familiarizada con sus costumbres.

En ese momento, en un estallido de inspiración, se me ocurrió contarle una historia, para disipar el miedo.

–Hace unos años, el primer ministro Nikita Jruschov visitó Estados Unidos con su esposa, como representantes oficiales de la URSS. Fueron invitados a una cena oficial en la Casa Blanca. La señora de Jruschov era una mujer sencilla y se sentía fuera de lugar en esa cena tan formal. Al final de la fastuosa cena, le trajeron un pequeño bol de agua tibia en el cual flotaba un limón. Como nunca había visto un aguamanil, pero sí miles de vasos de agua con limón, comenzó a beberlo, como si estuviera para eso. Algunos de los comensales lanzaron gritos de asombro. "¿Cómo puede ser tan grosera?", sin duda se preguntaban. Entonces nuestra Primera Dama, sin perder la compostura, tomó su propio bol y con toda elegancia se bebió el contenido.

Cuando terminé mi relato, no se oía volar una mosca. No había tenido en cuenta, en ese momento, que los húngaros no les tenían a los rusos demasiada simpatía. A veces, la ingenuidad política es una desventaja, pero otras veces es un punto a favor. Después de lo que me pareció una larga pausa, la multitud se puso de pie para aplaudirme. (Yo no me había dado cuenta de que esa pausa obedeció al tiempo que llevó la traducción).

Todos comprendieron que, sin decirlo con esas palabras, le había dado a entender al "periodista" que a los extranjeros no debe humillárselos públicamente por no conocer las costumbres del país, sino que hay otra manera de tratarlos.

El público se abalanzó hacia mí para agradecerme y tenderme las manos en un gesto de amistad y cariño. Una persona me ofreció una rosa perfecta, de largo tallo. Entretanto, el periodista seguía aguardando pacientemente su turno para hablarme. Cuando llegó el momento, dio un paso adelante para formularme algunas preguntas. Se lo veía menos hostil que antes, aunque de ninguna manera amistoso.

Sin que yo tuviera plena conciencia, mis manos comenzaron a eliminar, una por una, las espinas que había en el largo tallo de la rosa. Cuando el periodista terminó de formularme sus preguntas, a mi lado había un buen montón de espinas acumuladas.

El periodista me agradeció la franqueza. Juntando las manos en un ademán de respeto, le ofrecí la rosa sin espinas.

Su sorpresa fue evidente. Dio un paso atrás, atónito. Dirigiéndose hacia uno de los grandes floreros, sacó otra rosa de largo tallo.

Mientras yo continuaba hablando con la gente, él se aproximó al "altar". Cuando lo vi con la rosa, paré de hablar y me volví hacia él. Me la ofreció. Sentí que lo hacía de corazón y le agradecí. Cierto es que estaba llena de espinas, pero también de amor. La ira y la hostilidad habían sido transmutadas.

Al día siguiente, mientras me preparaba para abandonar Hungría, mi amiga recibió una llamada telefónica del "periodista" de la noche anterior. Por motivos de seguridad, ella le dijo que yo ya había dejado el país.

–Lo lamento muchísimo –contestó él–. Tenía la esperanza de verla de nuevo. Sé que me habría recibido. Yo le caí bien, ¿se da cuenta? Me regaló una rosa.

Parecería que por el camino del amor siempre llegamos a destino. Tal vez por eso Sri Swami Satchidananda traduce "*ahimsa*" como "amor".

"COMO A TI MISMO"

El yoga es el camino del equilibrio y de la ecuanimidad. En ocasiones, cuando vivenciamos los beneficios que nos trae entregarnos, queremos hacerlo más y más. Trasladamos nuestra energía competitiva a los actos de servicio.

En la Biblia se nos dice: "Ama a tu prójimo como a ti mismo"[8]. Parece necesario aprender, en primer lugar, a amarnos a nosotros mismos.

Esa gran bomba que es el corazón nos da una maravillosa lección de servicio. La primera sangre oxigenada que ingresa al corazón es incorporada por éste. El corazón no dice: "Ah, el estómago parece necesitar esta sangre porque está haciendo la digestión. Primero se la daré a él". Tiene intuición suficiente para saber que ante todo debe ocuparse de sí mismo. Rica en energía, esa sangre es luego enviada al resto del organismo.

Es una buena lección. *Antes* de ayudar a otros, debemos ayudar-

---

[8] Levítico 19:18. [N. de la E.]

nos. Sólo entonces tendremos inspiración como para trabajar por el bien de todos.

Los pacientes que participaron en el Programa de Ayuda contra el Cáncer para el Bien Común tenían enfermedades con diferentes procesos y pronósticos. Shelly era una chica muy robusta, apta para realizar cualquier deporte o actividad al aire libre. Probablemente se hubiera sentido más cómoda en medio de una jungla que en el transbordador que cruza la Bahía de San Francisco. Más de cuatro años atrás se le había diagnosticado un tipo infrecuente de cáncer de mama, el mismo que poco antes le había quitado la vida a su madre. Durante seis meses, mientras su madre se sometía diligentemente a los tratamientos convencionales, Shelly vio cómo la vida se le iba yendo del cuerpo. Había sido una penosísima experiencia y no tenía ganas de que se repitiera. Cuando le propusieron el mismo tratamiento, preguntó si acaso no existirían mejores posibilidades de recuperarse y vivir bien que las que había tenido su madre; la respuesta fue negativa, y a Shelly se le hizo un nudo en el estómago. Cortésmente le dio las gracias al médico y se levantó para irse.

–¿Cuándo quiere comenzar su tratamiento? –le inquirió el médico.

–Voy a planificar mi propio tratamiento –respondió.

Al llegar a su casa telefoneó a su agente de viajes:

–Me han dado seis meses de vida –le dijo–, y en vez de padecer el tratamiento he resuelto concretar el sueño de mi vida. Resérvame un pasaje al África. Siempre tuve el deseo de estudiar los jabalíes. Cuando me llegue la hora, no quiero tener que arrepentirme.

La vi *cuatro años* después, cuando estaba por irse al África por segunda vez para profundizar sus estudios. Había seguido su pasión y ése fue el "tratamiento" que la curó.

Recordando que la función del corazón consiste en alimentarse a sí mismo en primer lugar, debemos cuidar nuestro cuerpo y espíritu de modo tal que el espíritu brille en el servicio brindado a los demás.

Hasta en los vuelos aéreos parece regir esta idea de ocuparse primero de uno. La próxima vez que tome un avión, lea las instrucciones del folleto que tiene frente al asiento. Se enterará de que, si se modifica la presión de la cabina, tendrá que ponerse la máscara de oxígeno que cubre boca y nariz. Allí mismo se dice que si viaja con niños, se ponga la máscara usted primero. Parece contradecir lo que normalmente haríamos. ¿No es más importante preocuparse por los niños que por uno? Ocurre que, si usted se pone la máscara primero, puede mantener la conciencia y la atención; mientras que, si pierde la conciencia, no podrá hacer nada ni por los demás ni por sí mismo. Ocupándonos *primero* de nosotros, estaremos en condiciones de cuidar luego a los demás.

Una vez le preguntaron a la Madre Teresa de Calcuta cómo es que podía prestar servicios de la mañana a la noche. Contestó: "Saco mi energía de la misa de la mañana y de la misa de la noche. Durante el resto del día, veo a Jesús en todas partes".

Para saber cuánto estamos en condiciones de dar, debemos conocernos a nosotros mismos; no importan al respecto las opiniones de los demás ni lo que nos gustaría ser o hacer.

Nuestra capacidad de servicio aumenta cuando lo realizamos sin esperar recompensa.

Al principio fui una participante más de retiros de yoga que duraban diez días en los que se guardaba silencio; más adelante conduje muchos de ellos. Las actividades diarias eran variables. Había un tiempo destinado a la meditación, a las posturas, a la respiración... en fin, a todas las prácticas que nos ayudan a conocernos. Había asimismo un tiempo para el servicio (Karma Yoga): limpiar las habitaciones, trabajar en la cocina, lo que fuere menester. A fin de comprender el verdadero espíritu de servicio, muchas veces las tareas no tenían recompensa alguna. Por ejemplo, quizá lleváramos troncos de un lugar del terreno a otro y luego volviéramos a ponerlos en su lugar inicial. Entretanto, debíamos vigilar qué pasaba con nuestra mente, su frustración y su necesidad de obtener logros. Después de un tiempo la mente se entregaba.

La primera vez que asistí a un retiro de esta clase, se me destinó a la cocina para lavar la lechuga. Lo hice lenta y meticulosamente, con plena conciencia meditativa. La persona que estaba a cargo vino a decirme que mi trabajo era perfecto, pero que si quería que comiéramos al mediodía ¡tenía que hacerlo mucho más rápido!

La perfección no significa ritmo lento sino realizar cada acción al ritmo que ella demande y en la forma apropiada, sin tensiones y sin esperar recompensa.

Al término de cada retiro se quebraba el silencio y daban un tiempo para conversar: tanto los participantes como los directivos compartían sus experiencias durante esos diez días de práctica y silencio. La mayoría de las personas contaban cómo les había gustado o disgustado una cierta actividad; algunas decían cosas divertidas, otras, alentadoras.

Una vez una mujer levantó la mano para hablar. Se acercó al micrófono y, dirigiéndose a todo el grupo pero mirándome específicamente a mí, dijo:

–Cada vez que estaba por iniciarse el período del Karma Yoga, yo me escondía debajo de mi cama –confesó–. Vine aquí como una manera de gratificarme, de dedicar un tiempo especial de mi vida sólo a mí.

De ese modo, comenzó a enseñarme *a mí* lo que era el Karma Yoga.

–Hace dieciocho años, di a luz a mi primera hija –prosiguió–. Nació con parálisis cerebral y necesitaba atención las 24 horas del día. Dos años más tarde, nació mi segunda hija con la misma enfermedad. Todos los minutos de mi vida estuvieron centrados en ellas; no tenía tiempo para pensar o hacer nada con relación a mí. La vida siguió adelante, y de algún modo nos acostumbramos y nos arreglamos. Diez años atrás, mi esposo tuvo un severo ataque de hemiplejia y quedó paralítico de un lado. Mis horarios y tareas se complicaron. Hace cinco años, mi anciana madre vino a vivir con nosotros; su salud se deterioraba día a día y yo la cuidé todo el tiempo. Murió hace dos meses, y resolví hacerme el regalo de este retiro.

El silencio de los demás era total.

–Ya ven –continuó–, servir a los demás, el Karma Yoga, es lo que aprendí a hacer y supe toda mi vida. Si vine aquí es para aprender cómo cuidarme *yo*. Me escondía bajo la cama porque tenía miedo de que me hicieran trabajar, y lo que yo quería era descansar y recuperar mi juventud perdida.

Le brotaron lágrimas de los ojos. Miré a mi alrededor y vi que esas mismas lágrimas aparecían en muchos rostros. Nuestros corazones se habían identificado con su sufrimiento. Se estaba produciendo una sanación.

–Por favor, perdónenme por no haber seguido las reglas del retiro –terminó diciendo.

Todos se pusieron de pie y aplaudieron, y se abrazaron entre sí. Yo me abrí paso entre el resto de la gente para rodearla con mis brazos, plantarle un beso en su húmeda mejilla y decirle:

–Gracias *a ti* por habernos dado esta magnífica lección de lo que es el servicio.

APROVECHARSE DE UNO

"¿Qué pasa si me entrego a alguien y me usa para sus propios fines o se aprovecha de mi buen corazón?"

Cuando nos damos, no sirve plantearse preguntas del tipo "¿Qué pasa si...?". Es preferible discriminar bien de entrada a quién va uno a prestarle un servicio y, cuando se sienta más cómodo, hacerlo. Si el otro desaprovecha ese don o quiere sacar partido de uno, es problema de él.

Una madrugada yo debía irme de Belgrado. A mi alrededor, no se hablaba de otra cosa que de la amenaza de guerra civil. Mi anfitrión, un hombre profundamente comprometido con la paz y la justicia, me había ofrecido llevarme al aeropuerto en su pequeño Volskwagen. Acomodamos mi equipaje y, entre bufidos y sacudones, el auto partió.

Era un automóvil muy viejo, y cuando por prudencia le pregunté si podíamos confiar en él, me aseguró que, pese a su antigüedad, era muy confiable.

Estábamos en la autopista y nos faltaban unos 45 minutos para llegar al aeropuerto cuando de pronto la "antigüedad confiable" no quiso seguir más. Nos arreglamos para llevarlo al costado de la carretera y detenerlo en un lugar seguro.

–¿Y ahora qué haremos? –pregunté, procurando que no se advirtiera mi angustia. No había teléfonos a la vista. ¿Existía en Yugoslavia algo semejante a la *Automobile Association of America* o cualquier otra entidad que remolcara vehículos descompuestos?

Mi compañero estaba debajo del capó, y sacudió la cabeza.

–Tendremos que pedir que nos levante otro vehículo –dijo, sacando del baúl del auto mis dos pesadas maletas.

–¿No es muy peligroso? –inquirí yo. Me pregunté si no podrían tomarnos como prisioneros políticos *antes* de que se declarara la guerra.

Después de hacer señas con el pulgar durante diez minutos, paró un taxi. Nos levantó y nos llevó al aeropuerto. Cuando llegamos, quise pagar el viaje.

–No, no, tú eres mi invitada –respondió mi compañero.

–Allí parados en la ruta estábamos en una situación muy vulnerable –comenté–. ¿No te cobró de más el taxista? *Pudo* haberlo hecho, por cierto.

–*No* se aprovechó de nosotros –me contestó mi anfitrión–. Si lo *hubiera* hecho, ése habría sido *su* problema. Solamente un necio arriesga su conciencia aprovechándose de alguien que está en una situación de emergencia. En esas situaciones, se puede lograr mucho más si uno da, en vez de tomar.

Dejé el país con la certeza de que, si hubiera en él muchas personas con los mismos valores morales que mi amigo, la guerra podría evitarse.

A veces tenemos tanto miedo de que se aprovechen de nosotros que nos perdemos oportunidades de dar, aunque sea en pequeña escala. Vemos a la gente pobre y racionalizamos: "¿Por qué tienen que recibir subsidios del Estado? ¡Que se vayan a trabajar!". En tales circunstancias, lo único que logramos es cerrar nuestro corazón. Podemos suponer, en cambio, que todas las personas son meramente actores que nos están dando una oportunidad de dar. Como dijo Shakespeare, "El mundo no es más que un escenario, y los hombres y mujeres, simplemente actores". ¡Que representen bien su papel!

Una Navidad, yo salía con una amiga de una gran tienda del centro de San Francisco cargada de paquetes. En la calle había un mendigo. Metí la mano en el bolsillo del abrigo y le ofrecí algún dinero.

–¿Por qué le das dinero? –me preguntó mi amiga.

–Porque es evidente que está pasando necesidades –le respondí, confiando en que ése fuera el final de la conversación.

–¿No sabes que la mayoría de ellos son simuladores? –me increpó ella–. Tienen mucho dinero. Ganan una fortuna mendigando.

No pude dejar de sonreírme.

–¿Te gustaría trabajar pidiendo limosna en las calles? –a mi vez le inquirí–. Si, como tú dices, están actuando, supongamos que le he pagado su gran actuación.

En situaciones como ésa, mi madre solía decirme: "Allí voy, pero por la gracia de Dios". Cuanto más sentimos que formamos una unidad con todos, la cita se convierte simplemente en "Allí voy".

Cuando damos sin imponer condiciones, nuestro corazón se aclara.

GUIAR

Cuando sufrimos un gran dolor, tendemos a cerrar nuestro corazón, a replegarnos en nuestro interior. La contracción del corazón emocional genera aún más dolor. Si pudiéramos convertir esa aflicción en una apertura, en un dar a los demás, el dolor se aliviaría. Algunas personas extraordinarias siguen dando aun en los momentos de máximo sufrimiento, y esto las sana.

Lo que contaré a continuación lo escuché en el programa de Oprah. Olvidé los nombres y lugares, pero no el espíritu de lo sucedido.

Un día llamaron a Joe a su trabajo y le dijeron que su joven esposa había sufrido un ataque y la habían llevado al hospital de urgencia. El corazón emocional de Joe implosionó de dolor.

Durante varias semanas, ella estuvo inconsciente, como consecuencia de una extraña dolencia cerebral. Le era imposible comunicarse con nadie. Sus hijos y padres iban a visitarla, pero su cuerpo físico era incapaz siquiera de saludarlos. Sin embargo, siguieron yendo, ya que su amor les era insuflado por una fuerza invisible.

Joe se quedó a su lado día y noche, apartándose de ella nada más que unos momentos al día para comer y echarse a dormir en la sala de espera algunas horas.

Allí, en la sala de espera, hizo amistad con una mujer llamada Missy, que, como él, estaba tremendamente afligida. La madre de Missy se hallaba en terapia intensiva; su corazón apenas latía, a la espera de un trasplante que no llegara demasiado tarde.

En su común desdicha, compartieron historias y lágrimas. Los médicos les dieron a ambos muy pocas esperanzas de que sus respectivos seres queridos pudieran sobrevivir. Continuaron en el hospital, mientras la desesperanza aumentaba proporcionalmente su dolor.

El médico de la esposa de Joe le dijo a éste que iba a intentar con ella un procedimiento que era la última esperanza, y que, si fallaba, todo estaría perdido.

Ese día el tiempo pareció avanzar más lento que nunca. La mano de Missy entre las suyas ayudó a Joe a soportar mejor la interminable espera. Al cabo, el médico vino a decirle las tan temidas palabras:

–Lo siento. El procedimiento no tuvo éxito. No pasará del día de hoy.

Entonces el corazón de Joe volcó toda la angustia que hasta ese momento había tratado de controlar, y que era demasiado grande para un solo individuo. "Vio" a su esposa muerta cuando aún estaba llena de vida y vigor, sabiendo que nunca más sería así para él, excepto en sus recuerdos.

En ese intenso momento de angustia, recibió un mensaje: "Deja que ese corazón vibrante continúe viviendo. Dónaselo a la madre de Missy".

Joe siempre se había opuesto a la donación de órganos. Su esposa, por el contrario, creía en ella y habían tenido interminables discusiones sobre este tema. En ese instante, Joe sintió que era lo correcto: entregar el corazón físico de su mujer para que otro ser pudiera vivir.

Después del trasplante, la madre de Missy tuvo una rápida recuperación. Cuando Joe la visita, siente ahora la plenitud de ese amor que emana del corazón que late en su cuerpo. La capacidad de dar le infundió paz y una enorme gratitud. De algún modo, saber que su querida esposa había dado su vida a otra persona lo consolaba.

¿Hasta qué punto la persona que ha hecho esa donación no vive en el cuerpo y en la vida de la otra? Investigadores y clínicos de todo Estados Unidos han brindado una información muy interesante relativa a los trasplantes.

Los receptores de trasplantes de corazón comenzaron a informar acerca de extrañas sensaciones y sueños sobre sus nuevos órganos y sus donantes. La información referida a los donantes de corazón y sus receptores después de un trasplante es mantenida en estricta reserva. La mayoría de las veces, el órgano ha sido enviado desde una larga distancia y nada se sabe del donante. No obstante, en los sueños del receptor, a veces aparece el donante pidiéndole que viaje a una ciudad o pueblo lejano, a una dirección concreta, y les diga a sus familiares que está bien y que los quiere. Los receptores comunicaron haber tenido visiones de los donantes que luego fueron confirmadas por fotos encontradas en los hogares de esas personas.

¿Es tan extraño, cuando pensamos que el corazón no es solamente una bomba física sino el núcleo de nuestro cuerpo emocional? ¿Muere el cuerpo emocional cuando muere el cuerpo físico? ¿No podría ser que, en la medida en que el corazón emocional tiene alguien a quien amar, se inserte en lo profundo de otro corazón emocional? De esta manera, el amor se mantiene vivo y el sagrado recuerdo perdura. Esto hace que nuestros latidos sean idénticos.

Sara era un ser extraordinario, un reflejo gozoso de la luz en forma humana. Esa luz gravitaba en todo lo que ella hacía y en todas las personas a las que tocaba. Cuando la conocí, hacía veinte años que enseñaba e inculcaba el yoga a sus alumnos. Amén de eso, era una esposa y madre perfecta.

Nos veíamos sólo una vez al año, pero nuestra relación fue profundizándose. En una de sus visitas anuales me dijo que en un examen médico de rutina le habían diagnosticado leucemia.

Sara parecía una de esas personas que "todo lo hacen bien". Nos preguntábamos: "¿Por qué tuvo que tocarle el cáncer justamente a *ella*?". Practicaba el yoga, su dieta era deliberadamente muy sana y contaba con gran cantidad de amigos. Podemos "hacerlo todo bien" y aun así enfermarnos. En el yoga, buscamos una auténtica sanación de cuerpo, mente y espíritu, no una mera "cura" del organismo. Aprendemos a sanarnos a conciencia y *vivir*. Nadie sabe cuánto durará ese preciado tiempo que le queda. Nos adiestramos para enfrentar con plena conciencia los desafíos de la vida.

El yoga no es una magia para eludir la muerte, sino una herramienta para ayudarnos a mejorar la calidad de cada maravilloso instante de vida y acudir con dignidad a nuestra fusión con el infinito cuando nos llegue la hora. La muerte no es el fracaso final, sino la sanación definitiva. Hasta que nuestro último aliento vuelva a la Tierra, somos todos maestros y discípulos. Y muchos seguimos enseñando y amando tiempo después de que el cuerpo físico ha desaparecido.

La enfermedad de Sara avanzaba muy lentamente. Aceptó todas las demandas y llantos de su familia para que siguiera los tratamientos convencionales que le habían aconsejado. A pesar de que muchos de ellos eran tortuosos, ella no perdía su sonrisa ni su dulzura. Por entonces nos conectábamos a menudo, por teléfono pero también mediante el corazón. Ella me proporcionaba información detallada sobre su situación y yo la apoyaba y aconsejaba cuando podía. Casi siempre, no hacía otra cosa que escucharla.

Pasaron los años. Sara siguió enseñando e inspirando a otros, independientemente de que su cuerpo comenzara a verse afectado por el avance de su dolencia. Llegó el día en que tenía que venir a verme por el seminario anual al que concurría. Cuando ingresó al salón, casi no la reconocí. Estaba hinchada y amarillenta, aunque sus ojos, también amarillos, seguían despidiendo luz.

Insistió en quedarse todo el tiempo que duró el seminario, sentada en un sofá. La última noche, un grupo se disponía a ir a cenar. La invitamos, suponiendo que no aceptaría. Para nuestra sorpresa, nos respondió:

–Sí, me encantaría ir, y que ustedes conozcan a mi esposo.

Trató de tomar un plato de sopa y de mantener abiertos sus párpados, que le pesaban. Su esposo y yo iniciamos en esa cena lo que luego sería una prolongada amistad. Al finalizar la cena, Sara me hizo una seña para que me aproximara. Me habló en un susurro; noté que hervía de fiebre:

–Estoy muy cansada –me dijo–. Hice todo lo que pude. ¿Crees que estaría bien si me fuera a la cama ahora?

–Por supuesto –le respondí–, haz lo que necesites hacer.

A la mañana siguiente una llamada telefónica me informó de que estaba en coma. Como se acercaba su fin, el marido me preguntó si yo podría encargarme de la ceremonia de los funerales.

–Sería un honor para mí –le contesté–, pero tengo que ir a dar otro seminario en una isla cercana. No me va a costar mucho estar de vuelta.

Los próximos días, cada vez que yo telefoneaba, parecía que Sara recuperase su nivel consciente y podíamos mantener una breve conversación. Vinieron sus hijos y sus padres de distintos puntos del país. Todo estaba en orden, sus deseos habían sido cumplidos, pese a lo cual seguía aferrándose a la vida.

Al término de mi seminario, yo tenía que regresar a mi casa, situada a unos 1.500 kilómetros de distancia. Si quería estar presente en la ceremonia fúnebre, había que cambiar pasajes, tramitar vuelos en otras líneas aéreas, etcétera.

–Sara, ¿hay algo más que necesites que yo haga? –le pregunté por teléfono.

Silencio. Había vuelto a perder la conciencia.

Su esposo tomó el tubo.

–Yo estuve por hablarte para iniciar mi formación en yoga. ¿Querrías ser mi maestra e instructora? Durante todo el tiempo en que Sara enseñó, me resistí a ello, pero ahora siento que me ayudaría a seguir conectado conmigo mismo y con mi corazón.

Detrás de sus palabras sentí un grito. ¿Era Sara?

–Eso es lo que yo estaba esperando –musitó ella–. Ahora ya puedo partir. ¿Me prometes que lo cuidarás? Sé su maestra.

–Cl-a-r-o –susurré yo, conteniendo apenas las lágrimas.

–Lo que pasa –siguió diciéndome Sara– es que no sé cómo morir. ¿Puedes ayudarme a dejar este gastado cuerpo?

Comencé a ayudarla a dejar atrás su cuerpo diciéndole:

–Ve hacia la luz, Sara, ve hacia la luz.

Y lo hizo.

Alguien logró arreglar mi situación con los pasajes de avión y pude estar en la "celebración de la vida". Muchísima gente concurrió para contar de qué manera este simple rayo de luz los había guiado en su camino. Fue un acto amargo y dulce a la vez.

Ese mismo año, el marido y la hija de Sara vinieron a un programa de formación de yoga de un mes de duración que yo impartí. Sara no se hallaba oficialmente entre los inscriptos, pero sentí que estaba presente.

Amar y dar son dones que prosiguen mucho después del acto inicial de amar o dar.

Cuando dos corazones extraños entre sí se tocan, por un momento cesan de latir, pero al instante siguiente empiezan a latir al unísono. Abrazar al otro nos permite sentir el ritmo de nuestro propio corazón.

"El amor consiste en que dos soledades se apoyen y protejan,

reverenciándose mutuamente."

Rainer Maria Rilke

Capítulo 2

Las imágenes:
el pensamiento crea la realidad

El solo hecho de observar a los demás hacer el bien influye en todos.

La Madre Teresa de Calcuta fue para muchos el ejemplo prototípico del poder del amor. Gracias a sus diligentes empeños, pudimos entender que nunca es demasiado tarde para ocuparse de los demás, aunque sólo les queden pocos minutos de vida. Ahora bien: nosotros, los observadores, ¿podemos sacar algún provecho de verla actuar a la Madre Teresa o de lo que leemos al respecto?

Esta misma pregunta le fue planteada a un grupo de investigadores, que llevó a cabo un estudio informal con el fin de determinar si la mera observación era suficiente. Se mostró a muchas personas (algunas de las cuales simpatizaban con la Madre Teresa, otras no) un video documental sobre su obra. Antes de proyectar el video, se le extrajo a cada sujeto una muestra de sangre con la cual se midió su función inmunológica.

Todos los integrantes del grupo, sin excepción, vieron el video. Muchas escenas eran conmovedoras. Se la veía a la Madre Teresa sosteniendo en sus brazos y acariciando a bebés prematuros, varios de los cuales habían nacido con un tamaño minúsculo y malformaciones. Liberó a un moribundo cuya propia sangre lo

"Nada hay bueno ni malo, el pensamiento lo vuelve tal."

William
Shakespeare

tenía unido al piso de la calle. Innumerables individuos yacían en largas filas de catres de madera, separados apenas unos centímetros unos de otros; sin embargo morían con dignidad gracias al respeto y al amor que recibían. El corazón de varios espectadores se enterneció; unos pocos se pusieron a llorar. Otros permanecieron inmutables y desinteresados; los más cínicos habían cruzado los brazos, cerrando su mente y su corazón.

Después de la proyección, se le pidió a cada participante que comunicase qué pensaba y sentía sobre la Madre Teresa y su obra. Algunos, enjugándose las lágrimas, dijeron que era "una santa"; otros manifestaron que era "una buena persona, pero nada fuera de lo común". Los de los brazos cruzados afirmaron que era "una pícara, que se aprovechaba de los pobres".

Los resultados del examen de sangre mostraron un cuadro diferente. Por más que muchas mentes quisieron cerrarse ante la bondad y la unidad con el Todo ejemplificada por la Madre Teresa, todos resultaron afectados por esas imágenes en las que un alma grande transmitía dignidad a los desposeídos. La función inmunológica había aumentado en la totalidad de los participantes.

Las imágenes son nuestra guía interior y nos permiten crear y vivenciar. Constituyen el lenguaje de la mente. La mente se expresa en imágenes que luego traduce en palabras. Al oír esas palabras, las interpretamos según los conceptos con los que estamos familiarizados o que podemos comprender.

Practicamos la producción de imágenes positivas para permitir a cuerpo y mente movilizar todos los recursos disponibles que puedan contribuir al proceso de sanación. Se genera así una *intención* que causa reacciones fisiológicas y psicológicas: disminución de la presión arterial, incremento de la función inmunológica, claridad mental, apaciguamiento de las ondas cerebrales, reducción del ritmo cardíaco y promoción de una sensación general de bienestar.

Mediante las imágenes mentales positivas, se envían al cuerpo señales que ayudan a reparar y mantener la energía.

Si a un grupo de personas se les pregunta si practican la visualización, tal vez alrededor de un tercio levanten la mano. Si luego se les pregunta cuántos se preocupan por algo, todos sin excepción se reirán y levantarán la mano. ¿Nos damos cuenta de que *constantemente* producimos imágenes mentales?

La preocupación y la angustia son ejemplos de imágenes negativas muy poderosas, capaces de causar grandes problemas. Si nos preocupamos por algo, imaginamos que eso *puede* suceder. Casi todos generamos permanentemente esta clase de imágenes. A veces, la realidad coincide con lo que imaginamos; otras veces, no pasa nada de lo que pensábamos.

Pero, aun cuando el hecho en cuestión no se produzca, nuestro cuerpo genera las mismas reacciones fisiológicas que si se produjera: aumento de la presión arterial, agitación de las ondas cerebrales, secreción de adrenalina y de bilis, aparición de plaquetas en la sangre, aumento del ritmo cardíaco, disminución de la función inmunológica. El cuerpo reacciona como si el hecho imaginado verdaderamente hubiera sucedido. El pensamiento crea la realidad.

Muchos hemos tenido la experiencia de citarnos en algún lugar con un pariente o con un amigo. Si a la hora fijada él no ha llegado, una duda cruza nuestra mente. ¿Le habremos dado correctamente la hora y el lugar del encuentro? Seguimos esperando y, a medida que pasa el tiempo, comenzamos a sentir ansiedad. Le telefoneamos y, si no hay respuesta, la ansiedad se incrementa. Se hace de noche, empieza a llover (puede usted incluir aquí cualquier otro elemento preocupante, según cuán vívida sea su imaginación). A esta altura la ansiedad se ha apoderado por entero de nosotros. Por supuesto, no todos tienen el mismo umbral. Algunos imaginan de inmediato las peores situaciones; algunos tardan unos diez minutos; otros pueden imaginar durante veinte o treinta minutos que el pariente o amigo sufrió un embotellamiento de tránsito. Cuando transcurre un tiempo razonable para nuestras racionalizaciones, empieza la preocupación. Ésta nos consume y anula cualquier pensamiento positivo que trate de abrirse paso. ¡Qué poderosa es la imaginación negativa! ¡Volquemos su poder a la imaginación positiva y notaremos cómo mejora nuestra vida!

De niños, todos fuimos expertos en forjar imágenes. Observábamos, escuchábamos, tocábamos y olíamos miles de cosas. Teníamos compañeros de juego imaginarios y podíamos hacernos vestidos con periódicos y espadas con cajas de cartón. La magia y el misterio nos apasionaban.

A medida que se fueron desarrollando el cuerpo y sus capacidades, pudimos imitar muchas de esas acciones que antes habíamos observado en otros.

Hoy caminar no nos exige ningún esfuerzo espacial. Sin embargo, ¡cuánta concentración e imaginación demandó aprender a hacerlo! Cuando éramos bebés, nos resultaba imposible practicar esta acción que hoy la mayoría da por descontada. Empezamos por observar muy detenidamente cómo caminaban los demás o qué movimientos hacían cuando nos llevaban en brazos. A medida que nuestras piernitas se volvieron más fuertes y se desarrolló nuestra musculatura, percibimos que quizá pudieran sustentarnos y permitir que nos incorporásemos. Por un tiempo, empero, el acto de caminar en sí mismo nos estuvo vedado. A través de la mente y del poder de observación, el proceso de las imágenes se iba filtrando en nuestro cuerpo. Seguimos observando, hasta que un día, con la ayuda de unas manos que nos sostenían, pudimos ponernos de pie. No sólo estábamos más altos, ¡sino enaltecidos! Habíamos logrado la mayor conquista de nuestra vida en la Tierra hasta ese momento. Y justo cuando íbamos a celebrar nuestro triunfo... ¡nos caímos al suelo! Pero enseguida nos levantamos, con más determinación aún que antes. Por último, un día, merced a nuestra perseverancia, pudimos quedarnos de pie sin ayuda. La mente seguía focalizada, recordando, imaginando, mientras dábamos el primer paso, y después el segundo. ¿Qué nos pareció?, ¿qué sentimos? Siempre con gran concentración, continuamos observando y estudiando la locomoción de los otros.

Al dar los primeros pasos, proyectamos en rigor una imagen de nosotros mismos en la cual caminábamos. Y una vez que dicha imagen es proyectada por la mente, el cuerpo físico se amolda a ella.

A un niño pequeño puede entusiasmarlo la posibilidad de trasladarse hasta la otra punta del cuarto porque allí está su juguete favorito. Para asombro de todos, camina más de lo sospechado y llega hasta el juguete. En ese movimiento triunfal, las imágenes del niño se amplían más allá incluso de sus propias expectativas anteriores; ya no se trata de dar uno o dos pasos sino de recorrer toda la habitación, todo el mundo.

Todos hemos visto alguna vez a personas que frente a un peligro increíble realizaron hechos heroicos, o nos han contado alguna de estas hazañas. ¿Cómo es posible que alguien ingrese en un edificio envuelto en llamas y no se queme entero? Esos héroes se imaginan a sí mismos rescatando a alguien y sacándolo ileso de entre las llamas. Nunca piensan en el peligro que representa el fuego. Esta misma idea de proyección de imágenes positivas, que realzan nuestras posibilidades, es empleada por las personas que caminan sobre ascuas encendidas. ¿Cómo es posible que alguien camine con pies desnudos pisando brasas quemantes y no se queme?

Una de las reglas fundamentales es centrarse en el objetivo que se persigue. En este caso, el objetivo es entrar al edificio en llamas o pisar las ascuas para salir prontamente de ahí, imaginándonos que estamos fuera del edificio o del otro lado de las brasas ilesos y en perfecto estado. No debe permitírsele a la mente que piense ni por un instante en el peligro del fuego. Parecerá imposible, pero lo cierto es que mucha gente lo hace y no le pasa nada. Esto atestigua el poder de las imágenes. Y, si son tan poderosas, también pueden ayudarnos a sanar.

Las imágenes positivas nos permiten lograr objetivos que contribuyen a hacer de nuestra vida algo más productivo y significativo. Si practicamos con intensidad, obtenemos grandes beneficios. ¿Qué habría pasado con todos nosotros si, cuando éramos bebés, nos hubiéramos frustrado luego de nuestras primeras caídas y hubiéramos renunciado al intento? ¡Seguiríamos gateando! A veces, al proyectar los objetivos positivos, una silla u otro objeto se interpondrán en el camino. Que sólo sea una demora temporaria; al igual que el bebé, volvemos a incorporarnos y a intentar de nuevo, con renovada determinación.

Las imágenes están presentes en nuestros pensamientos, palabras y acciones. Cuando nos fijamos una intención, cargamos de energía positiva o negativa cada pensamiento o acción. Hay imágenes en actos tan simples como formular planes, preparar listas de lo que tenemos que hacer, establecer objetivos; hasta cuando dormimos tenemos imágenes oníricas. Todas estas acciones pueden ser positivas o negativas.

Nuestras palabras y expresiones verbales contienen imágenes poderosas. Las afirmaciones constituyen una manera bien conocida de inspirarnos para producir imágenes positivas. Existe una antigua técnica yóguica llamada *"pratipaksha bhavana"*, que significa simplemente 'cultivar lo opuesto'. Si tenemos miedo y no queremos sentirlo, cultivamos el coraje. Si normalmente somos criticones, cultivamos la comprensión. Comenzamos a elegir con cuidado las palabras y frases que promueven actitudes positivas, y las negativas se reducen automáticamente.

"Me siento fuerte y dispuesto a enfrentar con valentía la reunión de hoy". Tal vez nuestras rodillas estén temblando, pero la convicción es intensa. Al rato, esos pensamientos y palabras positivos calman el temblor de las rodillas.

Al crear una afirmación positiva, es importante dejar de lado toda influencia negativa. "Hoy *no* voy a comer ninguna porquería". La mente interpreta esto de tal modo que el "no" se convierte en "sí": "Hoy voy a comer cualquier porquería". Sería preferible enunciarlo en forma positiva: "Todo lo que coma hoy será sano y nutritivo".

Nuestra manera de hablar, dura o suave, se refleja en nosotros y en los demás; no se trata sólo de *qué* decimos, sino de *cómo* lo decimos. La antigua escritura yóguica llamada *Bhagavad Gita* enseña a mantener la mente serena impartiendo a nuestra forma de hablar estas cuatro cualidades:

- *Tranquila:* Una forma de hablar tranquila en tono y en volumen, que no transmita sentimientos de urgencia o de pánico, tiene un efecto apaciguador en los demás (se dice que debemos hablar "con lengua *de terciopelo*").
- *Veraz:* Hay que hablar con veracidad para que el corazón no se bloquee con confusas contradicciones. Lo que se dice y lo que se quiere decir han de ser la misma cosa (hablar "con lengua *lisa*").
- *Agradable:* El fluir optimista de las palabras eleva el ánimo. Hay personas que pueden decir casi cualquier cosa, incluso las más hirientes, sin molestar a nadie (se dice que "en su boca no se derrite la manteca").
- *Provechosa:* Nuestras palabras deben tener efectos positivos. Puede reducirse a desearle a alguien "buenos días".

El abuso verbal es una manera de producir imágenes negativas, lo contrario de una afirmación. Si se le dice a alguien que es un idiota, o que es muy feo o fea, o que no sirve para nada, estas palabras implantan en la mente una imagen profunda, difícil de erradicar incluso mucho después de que se haya demostrado su falsedad (tengamos esto presente cuando nos hablamos a nosotros mismos).

Una amiga mía me contó que, cuando tenía trece años, una tía había ido a pasar un tiempo a su casa. A esa edad, muchos niños, y en especial las niñas, son desgarbados, puras piernas y brazos. Mi amiga era entonces muy alta para su edad, y esto la hacía parecer aún más desgarbada y torpe. Chocaba contra los muebles, se le caían los vasos de la mano. Siempre andaba con moretones en las rodillas y pantorrillas. La tía la reprendía permanentemente por ser tan torpe. Al fin la tía se fue, pasó el tiempo, y la niña torpe se convirtió en una muchacha muy agraciada. No volvió a ver a su tía por muchos años; cuando lo hizo, para su sorpresa, de nuevo se volvió torpe. En presencia de la tía se le rompían los vasos, se lastimaba las piernas, volcaba el jugo de la jarra. La mente de la tía conservaba la imagen de la sobrina torpe. La misma situación se repetía ante cada visita de la tía: esa imagen resurgía y reinstalaba la torpeza que mi amiga hacía tiempo había dejado atrás. A veces es tan difícil permitir que los demás cambien, como cambiar nosotros mismos.

Las indicaciones verbales que nos damos nos estimulan a actuar en el sentido opuesto. Debemos prestar atención a lo que nos decimos. Si nuestro propósito es desacelerarnos, será útil que suprimamos de nuestra habla expresiones como "Corro a buscar mi chaqueta", "Le daré un rápido mordisco a la comida", "Me voy de prisa a la tienda". ¿Cuántas expresiones más podríamos agregar a esta serie?

Si nos interesa realizar cierto trabajo, aprender algo nuevo o introducir un cambio en nuestra vida, frases como las siguientes son contraproducentes: "¡Qué imbécil soy!", "Nunca lo lograré", "Con esto no conseguiré ganar dinero" o "¿Quién querría salir conmigo?".

Todas estas palabras crean imágenes, pero estas imágenes no son *positivas*. Las imágenes negativas nos estancan y promueven el desarrollo de enfermedades. Siempre les señalo a mis pacientes lo que dicen. He aquí algunas declaraciones negativas que he oído muchas veces: "Este trabajo me está consumiendo la vida", "Tengo el corazón hecho pedazos", "Mi pareja me está rompiendo el corazón", "Él es un dolor de cabeza", "Ella me está chupando la sangre". Cuando se dan cuenta de lo que dijeron, se sorprenden, sobre todo si tiene una relación directa con su salud física o psíquica. El lenguaje contiene imágenes poderosas.

En los últimos treinta años y pico, al ocuparme de personas con enfermedades terminales, le di importancia a que fueran tratadas como seres íntegros. La medicina moderna clasifica a hombres y mujeres según la enfermedad que padece su cuerpo: no es raro oír a un médico, enfermera o terapeuta decir algo así como "Acabo de ver el tumor de mama de la 25 A" o "La amputada de la 6 B necesita la chata".

Hasta comenzamos a hablar de nosotros mismos en esos términos: "Soy un enfermo de cáncer" o "Soy un cardíaco". Si continuamente pensamos en nosotros mismos como enfermos, es difícil que nos recuperemos. Para ello tenemos que modificar todas nuestras identificaciones y nuestra identidad.

La imagen que los demás tienen de nosotros también afecta mucho nuestra capacidad de sanación. A menudo les doy a mis pacientes este consejo: "Búscate un médico que te quiera y que esté convencido de que puedes curarte". He oído horribles historias de personas que se creen Dios y pronuncian sentencias de muerte. De acuerdo con la opinión del *establishment* médico, muchos individuos tendrían que estar muertos, pese a lo cual andan caminando por ahí, sanos y fuertes. A muchos se les dice que tendrán que tomar tal o cual medicación por el resto de su vida; no obstante, con un cambio en su modalidad de vida logran reducir o suprimir por completo la "imprescindible" medicación. La esperanza es la más poderosa de todas las imágenes. Aun en la más grave de las situaciones, hay que dar cabida al milagro.

En ocasiones, las imágenes negativas provienen de la comunidad religiosa a la que se pertenece.

Elizabeth vino a verme en un momento en que su cáncer de mama había sufrido una recidiva y generado una metástasis de pulmón. Era una mujer muy cariñosa y correcta, que usaba permanentemente guantes y sombrero y llevaba consigo una Biblia. Extraía toda su fuerza de su devoción al Sagrado Corazón de Jesús. Me pareció que, dadas sus creencias religiosas y su estado de salud, la visualización podía ser productiva con ella. En todas las sesiones practicábamos la relajación y era una alumna disciplinada. Cuando incluíamos visualizaciones, le costaba encontrar su imagen. Con mi guía, eligió finalmente una con la que estaba familiarizada y era sanadora: Jesús, Nuestro Señor, vestido con un largo manto blanco, sosteniendo entre sus manos el Sagrado Corazón. Como nos veíamos sólo una vez por semana, Elizabeth practicaba rigurosamente en su casa, todos los días, la relajación y la visualización. Al poco tiempo comenzó a sentirse más centrada y más llena de energía pacificadora.

Unas semanas después de haber iniciado estas prácticas, llegó puntualmente a la hora fijada. Cuando salí a la sala de espera, me tomó del brazo, me introdujo en el consultorio y cerró la puerta con llave. Sus ojos brillaban. Con voz temblorosa me indicó que me sentase.

–¿Qué pasa, Elizabeth? –exclamé, tan excitada como ella.

–Bueno,... –comenzó, demasiado lentamente para los remolinos que se habían formado en mi mente inquisitiva–, sabes que hago las visualizaciones todos los días como tú me dijiste. Normalmente es muy agradable, pero anoche pasó algo. En lugar de imaginarlo a Nuestro Señor Jesucristo, *realmente* se me apareció y al instante se convirtió en una pura luz blanca. Sentí que la luz entraba en mi cuerpo exactamente aquí –se señaló un punto entre las cejas, el centro del tercer ojo– y luego sentí que transitaba por todo mi cuerpo, y un profundo sentimiento de paz, amor y alegría me penetró el cuerpo y la mente. Todavía lo siento. –Al ver mi expresión inquisitiva, continuó–: ¿Qué crees que puede significar esto?

Yo tenía los ojos llenos de lágrimas, el tipo de lágrimas que aparecen en momentos de gran inspiración. Tras recobrar mi compostura, le respondí a su maravillada pregunta con otra (no muy inteligente):

–¿Qué crees *tú* que significa?

–Bueno,... ¿podría significar tal vez que Jesús, Nuestro Señor, ha venido a mí?

No pude hacer otra cosa que sacudir afirmativamente la cabeza. Nunca olvidaré ese instante, en el que me sentí anonadada. Fue, en verdad, sólo un instante, tras el cual algo me hizo pensar en una realidad distinta.

–Elizabeth –le dije con cautela–, ¿le has contado esto a alguna otra persona además de a mí?

–No –respondió–, vine aquí antes que a ningún otro lado.

Así pues, yo había tenido el privilegio de ser la primera persona que compartía con Elizabeth esa profunda experiencia positiva. La imagen que yo había tenido un momento atrás era la de un sacerdote muy conservador que podría haber interpretado la visión de Elizabeth como una potencia negativa.

–Es muy importante que no se lo cuentes a nadie más –le insistí–. Has tenido una experiencia sagrada de sanación y debes mantenerla en reserva.

–Sí, lo sé –musitó, y agregó–: Siento que ya no tengo cáncer.

Se fue con esa esperanza y la promesa de volver una semana más tarde.

Llegó el día de su sesión y nada se supo de ella. Esperé dos días más y llamé a la casa. Me atendió muy bruscamente el marido y me dijo que Elizabeth ya no necesitaba mis servicios.

Esto me inquietó y volví a llamar, confiando en poder hablar directamente con ella. Cuando me respondió con su voz suave, sentí alivio.

–¿Qué pasó, Elizabeth? –le pregunté.

–Ah... tuve que hacerlo –replicó–. No era mi intención dañar a nadie.

–¿Qué pasó, Elizabeth? –reiteré, más lenta y delicadamente, temiendo la respuesta que iba a recibir.

–Se lo conté a mi pastor. Comenzó a gritarme diciendo que era obra del demonio. Que ahora no sólo tenía cáncer en el cuerpo sino también en el alma. Que nunca más tenía que hacer algo así o iría al infierno sin atenuantes. Así que ahora tengo miedo de volver a hacerlo.

Perpleja, le pregunté si podía venir a verme una sola vez más. Después de una larga vacilación, me dijo suavemente:

–Está bien.

–¡Y no te olvides de traer tu Biblia! –le encomendé.

Al día siguiente, una mujer muy triste y quebrantada vino en reemplazo de la Elizabeth que yo conocía. Con su sombrero, sus guantes y su fiel Biblia en la mano, entró a mi consultorio con timidez y aprehensión.

–Elizabeth –comencé con ternura–, ¿conoces bien la Biblia?

–De cabo a rabo –me respondió, orgullosa.

Continué con tacto, sabiendo que estaba pisando hielo.

–¿Conoces el lugar que dice "Si tu ojo está sano..."?

–"... todo tu cuerpo estará luminoso", completó ella[1].

Señalándole el entrecejo, le dije:

–A este punto se lo llama "el tercer ojo". Cuando los dos ojos comunes se apartan de las visiones mundanas y se dirigen al reino celestial, se crea el tercer ojo. Éste se abre para dejar pasar la luz celestial, y entonces todo el cuerpo se llena de luz. Esta luz, Elizabeth, fue un don que te ha entregado tu Señor, Jesús.

Algún destello de sabiduría comenzó a filtrarse en su velada tristeza.

–¡Dios mío! –exclamó–, entonces es posible que la luz sanadora provenga, después de todo, de Jesús, Nuestro Señor. –Un segundo después, resplandecía–. ¡Tal vez yo estoy *realmente* llena de luz sanadora!

LAS IMÁGENES Y LA MEDITACIÓN

Las imágenes y la meditación tienen diferentes efectos y aplicaciones. Al proyectar imágenes, *creamos activamente* una situación o nos formamos una cierta idea; al meditar, en cambio, *no hacemos nada*, simplemente *somos*. Las técnicas de meditación suelen ser muy simples; consisten en repetir una palabra o frase, o en seguir los movimientos de la respiración. Si bien las dos cosas pertenecen al mismo mundo, están en distintos territorios, aunque a menudo una lleve a la otra. Para obtener los máximos beneficios recomiendo practicarlas ambas.

LAS IMÁGENES Y LA VISUALIZACIÓN

Hay diferentes formas de producir imágenes, según cómo funcione la mente de cada individuo. En muchos casos, imágenes y visualización son la misma cosa. La visualización consiste en usar el sentido de la *vista* para producir imágenes. ¿Acaso una persona es incapaz de figurar-

---

[1] Mateo 6:22. [N. del T.]

se los objetos tal como éstos se nos presentan? Por ejemplo, si yo digo: "Cierre los ojos e imagínese una manzana", la mayoría podrá hacerlo, porque ha visto innumerables manzanas. Si pido imaginar una escena poco conocida que sólo he descripto en términos visuales, puede haber dificultades; pero es posible que se lo logre basándose en los otros sentidos. Alrededor del 75% de las personas imagina visualmente; el resto lo hace a través de la audición, la kinestesia o la *sensación* de la imagen.

Todas las formas de producir imágenes son válidas; no hay ninguna que sea intrínsecamente errónea. Lo importante es que cada uno encuentre la que funciona mejor para sí. Cada cual sabe lo que su cuerpo y mente necesitan. Si en ese estado de conciencia uno se relaja y se abre, la inteligencia natural que lleva al cuerpo a sanarse encontrará satisfacción.

Probemos con un ejemplo simple de producción de imágenes que puede ser útil para descubrir cuál de los sentidos tiene uno más afinado.

Usted puede grabar una cinta leyendo el texto que sigue, o hacer que alguien se lo lea. También puede escuchar los casetes titulados "Sojourn to Healing" [Una temporada de sanación], de la serie *Abundant Well-Being* [Bienestar con abundancia] (véase www.abundantwellbeing.com).

Adopte una posición cómoda, ya sea acostado o sentado[2]. Deje que su cuerpo se relaje totalmente. Si el cuerpo está relajado, la mente puede focalizarse mejor.

Cierre los ojos. Inhale profundamente y deje salir el aire con lentitud.

Con el cuerpo relajado sobre el suelo o el asiento, comience a incorporarse imaginariamente.

Escuche sus pasos sobre el piso mientras trata de deslizarse fuera de la habitación. Ponga la mano sobre el picaporte, sienta su forma y temperatura. Hágalo girar con suavidad y abra la puerta.

Vea el sol rutilante que brilla sobre usted cuando abre la puerta.

Sienta el calor del sol en su rostro.

---

[2] Utilizamos el género masculino en aras de la simplicidad; naturalmente, los ejercicios son para ambos sexos. [N. del T.]

Continúe caminando bajo el sol y sienta el aire fresco en las mejillas.

Oiga cómo se agitan las hojas de los árboles bajo la leve brisa. Escuche el canto de los pájaros.

Huela los aromas del aire otoñal. Agrégueles el sonido de las hojas susurrantes.

Vea la luz que se filtra entre los árboles.

Sienta el fresco viento que le roza la nariz.

Vea las hermosas y cambiantes hojas verdes, amarillas y rojas de los árboles contra el terso cielo azul.

Mire hacia delante y vea una suave y verde pradera cubierta de flores doradas. ¿Puede oler los aromas que vienen de ella? Más allá de la pradera, vea un huerto donde crecen grandes manzanas.

Vea los verdes árboles, cargados de rojas manzanas maduras.

Siéntase acercándose a los árboles, abriéndose paso entre los montones de hojas que hay a sus pies. Huela la dulce fragancia que emiten al descomponerse. Eleve las manos para tomar una jugosa y fresca manzana. Aún no llega: sus dedos están a unos diez o doce centímetros de ella. Resuelto a tomarla, se pone en puntas de pies, toca la manzana, y ésta cae en su mano extendida.

Sienta en la mano su solidez y su tibieza. Frótela contra la manga de la chaqueta para limpiarla.

Vea el sol reflejado en la cáscara reluciente. Acérquela a su nariz y huela su frescura. Apoye sus labios sobre ella y sienta su tibieza.

Abra la boca y sienta la dureza de la cáscara cuando usted hunde sus dientes en la manzana. Coja un buen bocado. Oiga el crujido.

Sienta el jugo en la boca al desmenuzarse. Saboree la dulzura de esa manzana fresca. Sienta cómo el jugo se desliza hasta el mentón cuando usted mastica y traga un pedazo.

Vuelva la vista al cielo y sienta, nuevamente, el calor del sol y la perfección de ese momento.

Lentamente, llevando aún la manzana en la mano, emprenda el regreso a través de los árboles.

Oiga el crujido de las hojas, el susurro del viento entre los árboles.

Lentamente, entre en la habitación, entre en su cuerpo relajado.

Dirija la conciencia otra vez hacia su respiración. Respire profundamente y cobre conciencia de su cuerpo.

Quédese un rato tranquilo y vuelva a focalizar su conciencia reparando en los sentidos que ha utilizado. ¿Pudo *ver* los árboles, la manzana, el sol? ¿Pudo *oír* los pájaros, el sonido de las hojas en los árboles, el crujido de las que tenía bajo sus pies, el que hizo la manzana cuando usted le hincó el diente? ¿Pudo *oler* las hojas otoñales, las flores, la manzana? ¿Pudo *sentir* el calor del sol, la brisa en su rostro? ¿Pudo *saborear* la manzana? ¿Era muy dulce? ¿Sintió la saliva correrle por el rostro? Aun cuando no comió realmente esa manzana, su boca y sus glándulas salivales tienen que haber reaccionado como si lo hubiese hecho. Quizá no hubo una total participación de sus sentidos. Tal vez sólo tuvo una sensación de lo que sucedía. ¿Hubo uno o más sentidos dominantes en su vivencia? ¿La vista? ¿El oído? ¿El tacto? ¿El olfato? ¿El gusto? ¿La sensación general? En sus futuras producciones de imágenes creativas, es conveniente que se centre en ese sentido o en esa combinación de sentidos.

Si usted no se destaca en lo visual y quiere mejorar esa habilidad, pruebe con este otro ejercicio:

Acuéstese o siéntese en una posición cómoda, con los ojos cerrados, e imagine que va hacia su dormitorio. Para casi todo el mundo, es una imagen muy familiar. Comience por ver dónde están ubicados los muebles. ¿Dónde está la cama? ¿Las mesitas de noche? ¿La cómoda? ¿Las sillas?

Ahora recorra el cuarto y apunte los detalles relativos a los cuadros, fotos, el color y diseño de las sábanas y la colcha, el color, forma y tamaño del teléfono y el reloj de pared, todos esos detalles que usted ve todos los días y todas las noches.

Cuando todo eso se vea con claridad en su ojo interior, pase a otro cuarto que también le sea bien conocido. Por ejemplo, al comedor. Trate de imaginar a las personas con las que convive, las comidas, las escenas que se reiteran diariamente. Con el tiempo, podrá ver objetos no tan conocidos y, por último, verá algunos que sólo existen en su imaginación.

Tal vez ahora usted esté en mejores condiciones de comprender el poder de las imágenes en la sanación. Si volvemos nuestros poderosos

sentidos hacia dentro, podemos movilizar nuestro sistema inmunológico y nuestras posibilidades de sanación, y eso influirá en el cuerpo, la
mente, las emociones y la vida en su totalidad.

EL USO DE LAS IMÁGENES PARA LA SANACIÓN

El dolor tiene una manera clara de llamar nuestra atención. Si es
fuerte, es imposible hacer oídos sordos: toda nuestra atención se dirige
al sitio adolorido. Sin embargo, en el dormir profundo, parece desapare-
cer o, al menos, mitigarse. Si podemos enfocar nuestra atención de modo
positivo, tal vez nos sea posible ayudar a cualquier parte del cuerpo o de
la mente para que se libre del dolor y sane.

Si el dolor o la enfermedad reclaman nuestra atención, tenemos
que utilizar esta última en forma positiva, no negativa. Supongamos
que hay en nuestro cuerpo una herida abierta y dolorosa: imaginémos-
la curada, y, poco a poco, nuestra mente irá produciendo la curación.

Esto puede sonar extraño, pero las células del cuerpo lo hacen todo
el tiempo. La próxima vez que nos cortemos y lastimemos un dedo, en
lugar de ponerle de inmediato un apósito encima observemos cómo se
cura. Notaremos que la curación viene de dentro hacia fuera. El sistema inmunológico tiene sus propias imágenes para curar una herida y
lograr que estemos de nuevo íntegros. Con la producción propia de
imágenes, lo que hacemos es apoyar la inteligencia natural del cuerpo
dándole toda la energía positiva que necesita. La energía positiva influye en cada una de las partes que nos constituyen. Si practicamos
algún deporte, sabremos que rendimos mucho más cuando nos alientan que cuando nos abuchean. Lo mismo ocurre con la sanación.

En la comunidad en la que viví hicimos los máximos esfuerzos para
poner en práctica esta filosofía de las imágenes positivas y la sanación.
Un día muy frío de invierno me encontré con un esquí dado vuelta y el
esquiador, un niño de siete años, hundido en la nieve. Su madre, pre-
ocupada, corría al lugar del hecho, y también un automóvil cuya misión era llevarlo al hospital. Acomodamos cuidadosamente al esquiador
herido en el asiento trasero. El niño tenía el brazo izquierdo en una
posición inusual, y su palidez y quietud nos alarmaron. Le preguntába-

mos una y otra vez: "¿Estás bien? Dinos algo". Recordé lo que decía mi manual de primeros auxilios sobre la manera de mantener consciente a un accidentado. Pese a nuestras reiteradas preguntas, no salía de sus labios una sola palabra, pero persistimos.

De pronto, de la pálida quietud de la víctima vino este ruego:

–Mamá, por favor deja de molestarme. Estoy imaginándome que mi brazo está sano, que ha dejado de sangrar y no le pasa nada. Necesito concentrarme en esto. No me hables más, ¿quieres?

Un poco sorprendidas, ambas obedecimos.

Al llegar al hospital, le contamos la situación a la enfermera y al médico de guardia, incluyendo la cuestión de las imágenes y la necesidad del niño de concentrarse lo más posible. Respetaron su pedido con una mueca de desconfianza, insinuándonos que era un juego infantil.

Pero la desconfianza se trocó en sonrisas cuando, al mirar la herida, comprobaron que ya había empezado a cicatrizar, como si el accidente hubiera sucedido tres o cuatro días atrás.

–¡Por cierto que esta herida no es reciente! –exclamó el médico, sin poder creerlo–. ¿Están seguras de que el accidente sucedió hoy?

Incluso los rayos X mostraron un brazo normal de un chico de siete años.

¡Las imágenes del esquiador habían funcionado! Su cuerpo reaccionó favorablemente a la energía positiva concentrada.

Para mucha gente, el concepto de la energía sanadora es ajeno a su experiencia cotidiana. Acceder a esta parte fundamental de nosotros mismos puede llevarnos tiempo y práctica. Con frecuencia, en nuestros días ajetreados, en los que comanda el pensamiento, permanece oculta, y sólo surge en momentos de quietud o de enfermedad.

El Dr. "N" era un brillante investigador científico y, además, una bella persona; sólo que tenía un dolor en el cuello que le quitaba su tan necesaria vitalidad. Tras muchas visitas a especialistas, rayos X, exámenes de toda índole, pinchazos y sondas que no traían alivio, se le sugirió que tal vez yo podría serle útil.

Proveníamos de ámbitos de la salud y la curación completamente distintos. Él era integrante del equipo de un importante centro médico; yo creía que *nosotros mismos* podemos sanarnos. Debo admitir que en esta oportunidad me sentía algo intimidada.

Tras un breve diálogo (era un hombre de pocas palabras) y un embarazoso silencio, comenzamos a hacer una relajación profunda. Mientras le explicaba los principios básicos de la relajación profunda, le pedí que accediera a esta energía sanadora.

–¿Energía? –me preguntó en tono burlón–. ¿Qué quiere usted decir con "energía"?

Intenté describírselo de diversas maneras pero no sirvió de nada; me di cuenta de que mis palabras no le transmitían la experiencia correcta.

Apoyándose en sus vastos conocimientos de física, me dijo:

–La única energía que conozco es la de la ecuación de Einstein, $E = m.c^2$.

–Sé que es difícil comprender el concepto de esta energía sutil –le respondí–. No estoy segura de que pueda hacérselo con la mente. La mejor forma de conocerla es experimentarla. ¿Sería usted tan amable de simular durante esta sesión, a modo de broma, que sabe de qué le hablo?

Asintió con la cabeza.

Después de la sesión que tuvimos esa mañana, no tenía palabras para agradecerme. La energía que sintió transitar por su cuerpo alivió el dolor de su cuello, ese dolor que ni aun los médicos y tratamientos mejor intencionados habían podido siquiera mitigar. La vivencia de nuestra energía sanadora es más elocuente que todo lo que pueda entender la mente.

IMÁGENES ACTIVAS Y PASIVAS

Las imágenes pueden adoptar una forma activa o pasiva. Pueden sucederse una a la otra, o ser utilizadas según el temperamento del individuo.

Cuando recurrimos a las imágenes *activas*, nos planteamos una acción que opere directamente en una zona necesitada de sanación y, concentrándonos, proyectamos esa imagen para cumplir la tarea.

Si elegimos esta clase de imágenes, es conveniente que las basemos en aquellos sentidos que son más preponderantes en nosotros; y, en lo posible, que combinemos varios sentidos. Por ejemplo, uno puede ver un color y al mismo tiempo sentir su temperatura, como una luz azul fría o una luz amarilla cálida. El sonido que hace el agua al moverse puede provocar una catarata que barra con las células indeseables.

Al practicar con imágenes activas, debe recurrirse a las que nos resultan familiares y cotidianas. Por ejemplo, la tecla de "borrar" de la computadora, para expulsar emociones ingratas; una esponja, para absorber los desechos; una escoba, para barrer el dolor; una aspiradora, para limpiar los vasos sanguíneos; jabón que lave tumores; un pincel de pintor que convierta un punto caliente en otro frío; un rayo láser que disuelva bloqueos.

Al transmitir la imagen a una determinada parte del cuerpo o la mente, es importante estar relajado y bien focalizado. Cuando la imagen llega a la zona necesitada de sanación, se rodea esta última con ella y se procura que esa parte del cuerpo o la mente se suavice, se ablande y acepte la imagen. No hay que tratar de usar la fuerza en absoluto; en lugar de ello, hay que ser pacientes (cuando estamos enfermos, nos vemos obligados a *ser pacientes*) y dejar que el cuerpo acepte la sanación.

En los primeros tiempos de la aplicación de las imágenes en Occidente, se enviaba junto con ellas alguna emoción intensa, agresiva, para "fortalecerlas". Un enfermo de cáncer "cazaba" y "mataba" el cáncer que lo invadía, como si fuera una presa. Un cardíaco debía arrancar con furia de las arterias las plaquetas dañinas. Pero si la imagen se transmite con ira o angustia, esa misma energía negativa contrarresta la positiva y sanadora. Quizás, incluso, haya efectos positivos en el blanco particular al que se apunta, pero la energía negativa debilitará todo el resto del sistema. El poder de la voluntad negativa triunfa y la sanación no será total.

¿Le pasó alguna vez golpearse fuertemente contra algún objeto un dedo del pie? Tal vez por descuido o por no prestar atención mientras caminaba. Normalmente, uno comienza a insultar a ese dedo: "¡Maldito dedo, deja de doler!", "¡Dedo estúpido!", "¡Dedo malvado!". Hay personas que le gritan eso mismo a su espalda: "¡Malvada espalda!". Siempre me las imagino como si alzaran el índice y la reprendieran:

"¡Eres mala, mala!". Ésa no parece ser la mejor manera de instar a nuestro cuerpo a que sane.

¿No sería mejor tomar el dedo adolorido y acunarlo, prestándole un poco de atención y de cariño? Como seres totales, respondemos mucho mejor a las alabanzas que a las críticas. El amor nos permite sanar.

Para aceptar las situaciones penosas, hay que aprender a tomar distancia y a desapasionarse. Un juez puede sentir compasión por la persona a la que sentencia a la pena de muerte, no obstante lo cual, como juez, debe cumplir su misión sin ira alguna. Si mantiene la calma, tomará la decisión correcta. Un plomero limpia las cañerías sin agresividad alguna, como parte de su tarea. ¿Dejaríamos que un cirujano nos operase si entrara a nuestro cuarto gritando: "¡Vamos a extirpar para siempre ese maldito tumor!"? Yo preferiría que lo hiciera alguien menos agresivo. Con un estado emocional como ése, ¡no me extrañaría que extirpase más de la cuenta!

La ira, el odio y el temor bien pueden ser las causas de muchas de nuestras enfermedades crónicas actuales. Si el componente emocional no es positivo, debe tratárselo en formas acordes con su expresión, no con su represión. En lo posible, durante el período dedicado a la producción de imágenes, uno debe permanecer lo más neutro que pueda o transformar sus pensamientos negativos en positivos. A veces, cuando lo negativo toma las riendas del asunto, aunque uno se desprenda de una enfermedad provoca otra. Esto ha sido demostrado muchas veces, dentro y fuera de los laboratorios.

Fern asistió a nuestro retiro de una semana con la salud muy debilitada. Le costaba trasladarse de un edificio al otro. El cáncer de ovario ya casi había ganado la batalla a su cuerpo físico. En piel y huesos, comenzó a dedicar más tiempo a la meditación que de costumbre, replegándose tanto de su cuerpo como de su mente. La práctica del yoga le dio más fuerza interior. Esto se manifestó en el curso de la semana, y la terminó con más vigor.

Fern tenía el convencimiento de que debía buscar a su ex marido y expresarle cuán abandonada se había sentido cuando él la había dejado. Él había formado una nueva pareja en forma solapada y clandestina, causándole a Fern un gran dolor. Mientras ella se acostaba en la camilla de la sala de operaciones, él se acostaba con "la otra". La evidente traición de su marido, en un momento en que ella lo necesitaba desesperadamente, se convirtió en su caso en una imagen vívida y permanente. Cuando la conocí, me dijo que creía habérsela sacado de la mente. De la mente puede ser, pero no se la había sacado del corazón ni del alma.

–No tengo nada que perder –me aseguró–. Nunca le pude decir a él realmente lo que sentí en todo este asunto. Ahora quiero transmitirle exactamente lo que pienso de él, para que no tenga dudas. Le guste o no le guste. Lo que él hizo conmigo, a mí no me gustó.

Al finalizar el retiro, tenía claro que ése era su objetivo y pensaba cumplir la decisión que había tomado.

Volví a verla un año después. Casi no la reconocí: estaba vital y radiante.

–¡Se te ve fantástica! ¿Qué has hecho? –le inquirí asombrada.

Con una enorme sonrisa, me contó el siguiente episodio de su historia:

–Cuando me fui del retiro, me sentía todavía muy débil físicamente. Mi idea era ir a ver a mi ex marido en persona, no hablarle por teléfono ni mandarle una carta. Yo quería ver mi casa y a mis amigos por última vez antes de morir. Reservé un vuelo y recé para poder llegar, aunque luego no hubiera viaje de vuelta. Cuando llegué, el tanque de combustible de mi energía estaba casi vacío. Fui a mi antigua casa, la que yo tanto había querido y donde crié a mis hijos. Allí estaba él con su nueva esposa. De pronto, de lo más profundo de mí brotó la furia, como la erupción de un volcán. Vomité toda la rabia, resentimiento y dolor que había estado incubando durante tanto tiempo. Ni él ni yo misma podíamos creerlo. Yo siempre había sido una mujer callada, contenida. El volcán era profundo y siguió vomitando lava hasta que se enfrió la última erupción. Entonces me fui –siguió relatándome Fern–, llevándome conmigo algunos tesoros del pasado, y me dirigí al aeropuerto. La semana siguiente alterné entre las lágrimas y las carcajadas. El solo hecho de recordar su rostro mientras yo vomitaba me hacía morir de risa. Retomé mi vida normal. Comprobé que en lugar de estar más débil, había cobrado fuerza. Entonces fui a ver a mi médico. Los nuevos exámenes y análisis que me hizo lo sorprendieron. "Parece que el cáncer se está retrayendo", comentó atónito.

Vi a Fern por última vez varios años más tarde. Se había mudado a otra ciudad y estaba tratando de hacer realidad su sueño de graduarse en la universidad. En ese momento, aparentemente se había liberado de la enfermedad que, sólo unos años antes, la estaba llevando a la tumba. En el proceso de su sanación, pudo compadecerse de su ex marido y aceptar todo lo que le había hecho. Su corazón se había abierto no sólo a su propia sanación sino también a la de los demás.

Cuando nos aferramos a ciertas cosas, buenas o malas, la energía deja de fluir hacia el corazón y desde él, y esto puede impedir la sanación. En ocasiones tenemos que expresar un gran dolor. Podemos incluso pedir perdón a alguien o aceptar su perdón. Entonces el corazón se abre y nos entregamos.

¿Cuánto tiempo tarda una enfermedad en manifestarse en el cuerpo? Quizás años. Al aplicar métodos naturales, la sanación se inicia en los cuerpos sutiles –energía, mente, emociones– y luego influye en el cuerpo y lo cambia. El proceso por el cual recurrimos a la capacidad natural del cuerpo para sanarse debe ser sutil y delicado. No es un método fácil o rápido, ya que va, más allá del cuerpo y de las células, a nuestra esencia. *La sanación natural lleva tiempo.*

Una mujer de clase media alta, de hablar sereno, vino a verme porque sufría de artritis reumatoidea. Le habían diagnosticado lupus eritematoso. Uno de los síntomas de esta devastadora afección del sistema inmunológico son alteraciones e inflamaciones de todas las articulaciones del cuerpo. Cuando se producen, hasta el menor movimiento causa intenso dolor. Para controlar la inflamación le habían aumentado la medicación, y los efectos colaterales de los remedios le estaban provocando otros problemas, que se agregaban a los síntomas primitivos.

Al principio no supe cómo ayudar a esta mujer encantadora que sufría tanto y que ni siquiera en sus momentos de mayor dolor se descargaba en nadie. Su propia creatividad nos indicó el camino para aliviarla.

Era pintora, y cada color producía en ella una sensación y un efecto especiales. Cuando vino a la sesión, se nos presentó la imagen de su caja de pinceles y pinturas. Con un suave y fino pincel imaginario, pinté –dirigida por ella– sus articulaciones.

–Hoy están muy inflamadas –me dijo–, las siento rojas. Pintémoslas de azul.

Obedientemente, hundí el pincel en ese color y con la mayor delicadeza y amor lo apliqué sobre la articulación dolorida. Otro día probamos con el verde.

–¡No! –exclamó con una mueca de dolor–, sácalo pronto, es demasiado cálido.

Cambié enseguida de color y oí un suspiro de alivio. Luego de aplicar los colores apropiados, pudo irse, con menos inflamación y sin dolores.

Tal vez esto les parezca sentimentalista o irreal; debo confesar que yo misma era, a la sazón, escéptica. No obstante, cuando vimos los informes de su reumatólogo debimos convencernos: los análisis de sangre revelaban una disminución de la inflamación. "No sé lo que usted está haciendo para mejorar –le dijo el médico–, pero siga haciéndolo. ¡Va muy bien!".

Las imágenes *pasivas* parten de la base de nuestra capacidad y sabiduría innatas para curarnos. Permiten que la sanación tenga lugar con sólo una guía superficial, inespecífica. Son más frecuentes que las imágenes activas y no dependen de la propia intención. Basta con las palabras de aliento de un amigo o con que nuestro médico nos diga que estamos mejorando. Esas palabras generan imágenes que nos ayudan a sentirnos mejor.

Las imágenes pasivas nos permiten comprobar que nuestros pensamientos y acciones también son imágenes. Los gestos y ademanes son imágenes poderosas. A veces no reparamos en que nuestra conducta no verbal puede ser más explícita que nuestras palabras. Si abrimos los brazos para estrechar entre ellos a una persona, ésta de inmediato se siente bienvenida. El acto de estrecharse las manos fue, en un principio, una manera de demostrar que no se llevaba en ellas ningún arma. En el Japón, cuando se hace una reverencia ante otro, se le expone el cuello, en un gesto de confianza: ¡uno está seguro de que no le va a cortar la cabeza!

Uno de los mayores actos-imágenes es una simple sonrisa. Atraviesa las fronteras de los pueblos, se comprende en todos los idiomas. Es un pasaporte internacional.

Si al hablar, nuestros pensamientos y acciones no sustentan las palabras que pronunciamos, éstas no tienen la misma potencia.

Había una curandera famosa que vivía en medio del campo; para llegar a su casa era necesario viajar un día entero. Una mujer decidió hacer el trayecto porque pensaba que podía curar a su hijo, adicto a los dulces y golosinas, que lo estaban enfermando. Tras recorrer el largo camino, llegaron a la casa de la curandera y debieron esperar a que les tocara el turno. Cuando finalmente entraron al cuarto en que actuaba la curandera, la madre le expuso cuál era el problema de su hijo.

–Por favor, dígale que deje de comer dulces y golosinas –le rogó.

La curandera hizo unos pases con las manos y dijo:

–Vuelvan dentro de dos días.

La madre protestó, pero ella se mantuvo firme. Algo decepcionada, la madre volvió a su hogar y dos días más tarde se presentó de nuevo en el lugar; esta vez fueron recibidas de inmediato. Sin ninguna formalidad, la curandera miró al hijo y le dijo:

–Los dulces y golosinas no son buenos para ti. Te aconsejo que dejes de comerlos para que tu cuerpo pueda sanar.

La madre quedó algo más conforme con este pronunciamiento, pero seguía un poco molesta. Le preguntó a la curandera, con la mayor amabilidad posible, por qué no le había dicho eso mismo la primera vez, con lo cual les habría ahorrado el segundo viaje. La curandera le respondió:

–Hace dos días yo no estaba en condiciones de decirle a tu hijo que dejara los dulces, porque ésa era una de mis adicciones también. Necesitaba tomar la firme determinación de no comerlos durante dos días por lo menos, antes de poder pedírselo a él. En aquel momento, mis palabras no habrían tenido ninguna eficacia.

Sucede a menudo que nos sentimos muy bien, hasta que al día siguiente conocemos los resultados de nuestros análisis de sangre y dan ciertas cifras elevadas. De pronto, nos sentimos mal. Lo único que cambió fue ese pequeño papel en que se informaba que nuestros resultados no eran normales, pero bastaron las imágenes para enfermarnos. Al otro día, recibimos una llamada del laboratorio, excusándose por haber cometido un error y diciéndonos que nuestros análisis dieron normales. "¡Ah! –exclamamos–, los análisis dicen que estoy sano; por lo tanto, tiene que ser cierto. Ya me siento mejor". Las imágenes nos afectan tanto que pueden manifestarse en *bienestar* o en *enfermedad*.

Un hecho curioso es que en el Japón no le dicen a un paciente que tiene cáncer, ni siquiera si es un médico internado en un hospital. En Estados Unidos, nos indignaríamos si nos retacearan dicha información. Una vez le pregunté a una encantadora enfermera japonesa a qué se debía esa costumbre. ¿Qué beneficios tenía?

–No le decimos a la gente que tiene cáncer –me explicó– porque enseguida imaginarían lo peor: dolores, enfermedad prolongada, incluso la muerte. Tenemos la esperanza de que el solo hecho de saber que están enfermos sea motivación suficiente para que quieran mejorar. Casi siempre no sabemos cómo decirle a alguien que tiene cáncer sin crear una impresión negativa y desesperanzadora.

Cuando trabajo con personas que tienen cáncer, suelo aconsejarles que sanen sus relaciones con los profesionales que los atienden. A veces, por la manera en que éstos las trataron o les comunicaron el diagnóstico, sienten ira o que han sido abandonadas. "El viernes a la noche encontré en mi contestador un mensaje en el que se me comunicaba que la biopsia había dado positiva y que tenía cáncer. Agregaba que el médico iba a estar dos semanas de vacaciones. Me puse furiosa, frenética, y me sentí herida al mismo tiempo, y esos sentimientos continuaron durante las dos semanas". A muchos pacientes se les dice que un determinado tipo de cáncer tiene una tasa de mortalidad del 90%. ¿Hay alguno que no piense que está incluido en esa cifra? ¿Por qué no aplicar las imágenes positivas y suponer que uno está en el 10% que sobrevivirá? Las imágenes positivas pueden ubicarnos en el 10% ganador de cualquier categoría.

Una querida amiga, Mary, salió a dar un paseo en un día ventoso. Se detuvo en la biblioteca de la zona y, cuando volvió a la intemperie, estaba nevando. Se cubrió la cabeza con el abrigo para protegerse y procedió a cruzar la calle. Su abrigo era gris, y debido a la nieve el parabrisas del automóvil que se aproximaba estaba brumoso y sucio. Cuando finalmente el auto pudo frenar, Mary se hallaba tendida en el suelo sin poder mover las piernas.

La confusión posterior fue más brumosa que el parabrisas. Al poco tiempo, Mary se hallaba tendida en una cama con las dos piernas quebradas, suspendidas del techo mediante poleas. Se tenía la certeza de que nunca más volvería a caminar sin muletas, y hasta existía el peligro de tener que amputar.

Mary había practicado yoga durante mucho tiempo y se aferró a la idea de que todo es posible. En un nivel profundo de su ser, comprendió que no debía permitir que su energía se inmovilizara. Quería levantarse, estirarse, manejar su energía de modo de hacer las posturas que tan diligentemente había ejercitado día tras días. Nada de eso era posible. Se entregó a una relajación profunda, preguntándose a sí misma: "Si me viera Nischala, ¿qué me diría que debo hacer?". Brotó la siguiente respuesta: "Pon música e imagina que estás haciendo todas las *asanas*". Así lo hizo. Lentamente, con suma concentración, realizó con el ojo de la mente todas las posturas. *Por coincidencia*, cuando finalizó la primera sesión, yo la llamé por teléfono. No se mostró tan sorprendida por mi llamada como debería haberlo estado; se rió y me comentó el mensaje que había recibido de mí *antes* de la llamada telefónica; en ese momento se sentía mucho mejor, me dijo. La estimulé a continuar con el mismo método dos veces por día hasta que se recuperase por completo. Esta historia tiene un final feliz: recobró el pleno uso de ambas piernas y aun la leve renquera que le quedó en un principio desapareció con el tiempo.

En este caso, Mary recurrió a imágenes pasivas para sanar todo su ser, suprimiendo no sólo el daño físico sufrido por su cuerpo sino también su ira y su temor. Podría haber utilizado imágenes pasivas seguidas de otras activas; eligió hacerlo así. Lo importante es que su mente nunca titubeó en verse caminando por sus propios medios.

Las imágenes disipan la enfermedad, reaparece la salud y volvemos a sentirnos completos e íntegros.

PRÁCTICA DE IMÁGENES ACTIVAS

Sentado o acostado, relájese y cierre los ojos. Lleve su conciencia a la respiración. Observe cómo entra y sale del cuerpo suavemente. Con cada inhalación, trate de situarse imaginariamente en un lugar sereno y tranquilo.

Puede relacionar la sensación de paz con un lugar real en el que haya estado, o que haya visto, o sobre el cual le hayan contado. Puede ser en el mar, en las montañas, en cualquier parte; puede ser un lugar luminoso u oscuro. Incluso quizá no sea un sitio concreto, sino una sensación de quietud en medio de la actividad, un reducto suyo que le permita entregarse y lanzar un suspiro de alivio. Nuestro viaje de sanación comenzará en ese sitio sagrado.

Piense en alguna parte de su cuerpo o mente que sienta dolor o necesite su atención. Tal vez lo experimente en forma real, tal vez en forma más abstracta. Poco a poco lleve su conciencia a esa zona y examínela. ¿Qué necesita para sanarse?

Mantenga su observación focalizada mientras lentamente va introduciendo el remedio sanador que haya elegido. Quizá sea un rayo de luz de su color predilecto, o un rayo de sol, o la caricia de un ser querido. Es posible que quiera extirpar la parte enferma con un cuchillo afilado o con un rayo láser. Deje que su sabiduría lo guíe. Haga intervenir todos los sentidos que pueda, de modo que la situación sea bien realista. Por ejemplo, si está frente al mar, oiga el ruido de las olas, sienta su poder y su frialdad. No importa lo que imagine, debe ser claro y vital para usted.

No fuerce la imagen. Su objetivo no es otro que la sanación. Obre con paciencia hasta que esa zona se abra a la energía curativa.

Deje que la imagen cambie, que evolucione. Escuche cualquier mensaje sutil que le sea transmitido. (Por ejemplo, si utiliza un rayo láser, el color o el tamaño del rayo pueden cambiar.) Recuerde que no existe una manera correcta o incorrecta de producir imágenes.

Permita que la imagen impregne todas las células para que la sanación sea completa. Manténgase concentrado en este proceso curativo durante cinco minutos y luego retire la energía sanadora del lugar enfermo, y hágala fluir por todo el cuerpo. No se limite a la parte enferma de su cuerpo o mente: imagínese como un ser total.

Cuando le parezca que ya está preparado, vuelva su conciencia a ese lugar interior de quietud de donde partió.

Lentamente comience a seguir de nuevo su respiración; sus inhalaciones deben ser cada vez más profundas a medida que retorna a la conciencia plena de la vigilia. Repare en cómo se siente.

PRÁCTICA DE IMÁGENES PASIVAS

Adopte una posición relajada y cómoda y cierre los ojos. Lleve la conciencia a su respiración. Obsérvela en su fluir. Con cada inhalación, trate de situarse imaginariamente en un lugar sereno y tranquilo.

Desde ese lugar, inste a la energía sanadora a que recorra todo su cuerpo y mente bajo la forma de una luz, un color o simplemente una sensación. Esta energía producirá un equilibrio que le devolverá la salud y la integridad. Observe cómo rodea y abraza determinadas zonas. Note cómo impregna cada célula y es bienvenida. Preste atención a cualquier mensaje que reciba y a la manera en que se siente cada parte del cuerpo con dicha energía.

Permita que poco a poco la energía se expanda y abrace el cuerpo entero, impregnando cada órgano y célula del organismo. Observe también cómo se infunde en cada pensamiento que usted tiene.

Sienta la serenidad e integridad de este momento.

Extienda la energía sanadora a la periferia del cuerpo, de modo tal que usted quede rodeado e inmerso en ella.

Lenta y suavemente vuelva a su lugar de quietud interior, el manantial de esta energía sanadora. Repare en la delicada respiración y, mientras retorna al presente, aumente de a poco la amplitud de las inhalaciones. Observe cómo se siente.

"El corazón tiene sus razones, que la razón no conoce."

Blaise Pascal

Capítulo 3

Descanso profundo, relajación profunda

El gran pintor impresionista Claude Monet estaba sentado en un banco observando su preciado estanque de lilas. Era un día glorioso y los rayos del sol danzaban entre las lilas. Un amigo se le acercó y le dijo:

–¡Ah, estás tomándote un descanso en esta bella tarde!

Monet, con los ojos semicerrados, miró hacia arriba y le respondió:

–¡No, estoy trabajando!

Ese día, un poco más tarde, el mismo amigo vio a Monet cerca de una de sus telas.

–¡Ah, has decidido ponerte a trabajar! –exclamó.

–No –le contestó el pintor–, estoy descansando.

Hay tantas maneras de relajarse como personas. Cada cual tiene su modo de desprenderse de las tensiones de la jornada. Algunas de esas maneras son productivas, otras lo son menos, y las hay realmente perjudiciales.

Podemos dar una caminata, echarnos a dormir una siesta, tomar un baño de inmersión o escuchar una música tranquila. Cuanto más profundo sea el nivel de relajación, más duraderos serán sus efectos.

En nuestra vida ajetreada, no le damos a la relajación el lugar que merece. Cuando en mis clases de yoga les pregunto a los asistentes qué hacen para relajarse, las respuestas más frecuentes incluyen los tipos contemporáneos de "relajación": mirar televisión, concu-

"Cualquier necio puede ponerse nervioso y desparramar su energía por todas partes, pero tiene que tener algo en la cabeza para no hacer absolutamente nada."

J. B. Priestley

rrir a alguna competencia deportiva en la que son meros espectadores, caminar un rato, etc. Si pudiéramos medir las ondas cerebrales, el ritmo cardíaco y el pulso de un individuo mientras lee el diario, ¿qué supone usted que veríamos? Si esa persona se entera de que hubo una caída de las cotizaciones en la Bolsa, o de que se planea la construcción de una planta de energía nuclear cerca del lugar donde vive, o de que su equipo de fútbol favorito perdió, los instrumentos de medición no mostrarán como resultado ninguna relajación. Puede ser que estos tipos de relajación tengan algunas consecuencias benéficas, pero no son capaces de producir los efectos rejuvenecedores de una verdadera relajación profunda.

Por lo general, lo que llamamos "relajarnos" consiste en pasar de nuestros pensamientos comunes a otra serie de pensamientos, o a veces a la inactividad mental. Con toda justicia, a esto se lo llama "matar el tiempo" o "perderlo". En la mayoría de los casos, no es conducente para ninguna actividad productiva... ni tampoco para una auténtica relajación.

Cuando nos relajamos plenamente, sentimos que el cuerpo se nos ablanda, que nos separamos de nuestros problemas y preocupaciones y ponemos distancia. Las tensiones se disuelven y las ideas salen a la superficie como burbujas que vinieran del fondo de un estanque lodoso. Cuando encuentran a nuestra mente consciente, hay como un reventón y un alivio.

Participé como profesional independiente en una clínica de salud holística donde practicantes de distintas disciplinas observaron diversos aspectos del cuerpo y la mente de los pacientes para ayudarlos a sanar y a recuperar su integridad. A mí me tocó utilizar las antiguas técnicas del yoga para tal fin. Muchos de los pacientes padecían dolores crónicos, hipertensión, enfermedades del sistema inmunológico y cáncer.

A menudo me llegaban pacientes derivados por otros profesionales que no tenían nada más que ofrecerles. Yo tenía un pequeño consultorio sin ventanas y con un escritorio minúsculo. El mueble principal era un gran sofá bien acolchado, de tela que imitaba el terciopelo, de color pardo, al que cariñosamente llamábamos "el útero". Cuando un cuerpo dolorido y tenso se reclinaba en este sofá con los pies mirando el cielo raso y la cabeza hacia atrás, resonaba en el cuarto, y en el tiempo, la exclamación tan reiterada y conocida: "*¡Ahhh!*".

Los corpulentos, los fortachones, los tensos, los recatados, todos sucumbían a las propiedades nutricias que este sofá representaba. La relajación física había comenzado. Algunos pacientes estaban tan tensos y rígidos que, para mi sorpresa, se quedaban como suspendidos sobre el sofá. A medida que avanzaba la sesión, se hundían cada vez más en los almohadones y en sí mismos.

El arte de la relajación completa y profunda es una de las formas más eficaces y seguras de dominar el estrés, aliviar el dolor, recuperar y mantener la salud, y alcanzar la paz mental. Muchos informaron de que su dormir se había vuelto más profundo y, si se despertaban angustiados en mitad de la noche (como le sucede al 50% de los norteamericanos), estas simples técnicas les permitían retomar rápidamente el sueño. (Véase el Capítulo 8, "Preludio para dormir".)

Éste parecería ser un poderoso estímulo para entregarse a algo tan placentero, pero el movimiento se demuestra andando.

La serenidad del cuerpo se transforma en serenidad mental. Cuando la mente se serena, ve los pensamientos como si fueran cuadros aislados de una película en celuloide. Al examinar así los pensamientos, individualmente, nuestro tiempo de reacción se prolonga, permitiéndonos tomar decisiones conscientes en vez de reaccionar de modo automático.

Esto se logra, entre otros factores, por la relación de la relajación profunda con el sistema nervioso periférico en sus dos componentes, el simpático y el parasimpático. Dicho en términos simples, el sistema nervioso simpático trata de apartarnos del peligro mediante una energía que nos lleve a luchar o huir. Si sufrimos una amenaza, o imaginamos que la sufrimos –aunque sólo se trate de rendir una prueba escrita o pronunciar un discurso–, este sistema nos da su "simpatía" proveyéndonos de la muy necesaria energía bajo la forma de adrenalina, que nos permite actuar velozmente. Esta energía afluye a nuestro corazón y a nuestras extremidades. Las pupilas se dilatan y entonces vemos mejor y somos capaces de correr más rápido que un atleta olímpico. Hemos conocido casos de madres que han realizado hazañas extraordinarias para salvar a sus hijos. Su cuerpo y su sistema nervioso "simpatizaron" con su necesidad de actuar pronta y heroicamente.

Después de una actividad tensionante, la reacción apropiada consistiría en abandonarse y relajarse. En la actualidad, la mayoría de las personas hacen a un lado la necesidad del sistema parasimpático de hacerse cargo: pasan de una situación estresante a otra. ¿Qué sucedería si usáramos nuestros automóviles como usamos nuestros cuerpos? ¡Apretar el acelerador y la bocina pero no el freno no podría sino conducirnos a una gran catástrofe!

Ambos componentes tienen una función orgánica específica. Tomando como ejemplo el corazón, el sistema simpático le permite contraerse y latir; el parasimpático, descansar. Forman un gran equipo y juntos apuntan al equilibrio perfecto.

En su forma más simple, el corazón comienza a latir y bombear sangre en algún momento de los dos primeros meses de permanencia en el útero, y continúa haciéndolo hasta el último suspiro. Bate y bate sin descanso. No es como el estómago, el cual, si hace bien su trabajo, descansa de noche (¡con suerte!). El único instante en que el corazón descansa es entre uno y otro latido. Éste es *uno* de los motivos para mantener sano y fuerte el parasimpático: ello permite que el corazón tenga su bien merecido descanso.

Para comprender mejor esta relación, veamos las mediciones de la presión arterial. La "alta" o sistólica es controlada por el sistema simpático, en tanto que la "baja" o diastólica lo es por el parasimpático. Supongamos que la presión "normal" sea 12/8. Si la presión de un sujeto es 18/9 el médico se preocupará, pero se preocupará más si es 16/10, ya que en este último caso el mensaje es que el corazón *no descansa*. He trabajado con muchas personas a quienes les habían dicho que necesitarían tomar una medicación para la hipertensión toda su vida; con la práctica regular de la meditación, comprobaron que la presión bajaba y podían dejar sus remedios. Si se practica relajación profunda de manera continua, la presión *baja para siempre*.

Otra característica del corazón es que, en el plano emocional, se parece a una puerta giratoria: incorpora y expulsa. Si está abierto hacia fuera, *damos* amor y compasión; si está abierto hacia dentro, los *recibimos*. El problema comienza cuando la puerta deja de girar. Si permanece abierto hacia dentro o bien hacia fuera, no sabemos qué hacer, no podemos dar ni recibir. No es una posición natural para el órgano. Si se

mantiene en ella demasiado tiempo, puede sobrevenir una enfermedad física y emocional.

Aprender a relajarse, como cualquier otra actividad que queramos
dominar –bailar o tocar un instrumento musical– lleva tiempo y exige
interés y mucha práctica. A la mayoría no se nos explica el valor de la
relajación ni se nos dice por qué razón tendríamos que tomarnos ese
tiempo. Un hecho interesante es que en la escuela primaria y secundaria aprendemos muchas cosas maravillosas, pero la relajación deja de
enseñarse al salir del jardín de infantes.

Si la relajación profunda se practica regularmente, tomamos conciencia de cuán quietos y serenos pueden quedar cuerpo y mente, y
luego trasladar esa conciencia a la vida diaria activa. Comenzamos a
tomar nota de cómo utilizamos el cuerpo y del modo de impedir que se
creen o acumulen tensiones. Al poco tiempo, el estado de relajación
pasa a ser la norma, y la tensión, el forastero que invade nuestra vida.

Con todo esto, nuestra vida se torna más plena y gozosa. Entonces
podemos abrir nuestro corazón para dar cabida a la belleza y a las
maravillas que nos rodean, sintiendo que no estamos separados de la
Creación sino que formamos parte esencial de ella.

Cuando comencé a enseñar yoga, allá por 1974, siempre me inspiraba ver que en una sola clase de una hora y cuarto los alumnos parecían
entregarse al piso, fundirse con él. Sus cuerpos, se diría, se alargaban y
ablandaban; sus rostros rejuvenecían. Por entonces, mis alumnos tenían
entre veinte y cuarenta años y, aunque estaban tensionados, también
estaban colmados de poder rejuvenecedor.

Mis alumnos actuales son diferentes. Su capa de tensión es más
gruesa, como si llevaran puesta una armadura, una especie de segunda piel de la que es difícil desprenderse. Hasta tal punto es una
segunda piel que no se dan cuenta de que la tienen puesta.

En los primeros años del Ensayo del Estilo de Vida para el Corazón se
hizo evidente la importancia de la relajación profunda. Al principio, sólo
se hacía la relajación al final de la clase, luego de las *asanas*. Luego tuvimos que adaptar la práctica a una población de más edad, más enferma
y estresada, y decidimos agregar una relajación al comienzo de la clase.
El resultado fue que los estiramientos se hacían con más facilidad y que
la larga relajación final era mucho más profunda. Muchos me dijeron

que, cuando recién empezaron, la relajación era lo que más les costaba, pero con el tiempo fue lo que más llegó a gustarles. Hoy continúo con este método, y he observado que la gente se estira y flexiona mejor si primero se ha relajado.

LOS CINCO CUERPOS Y LAS CINCO ETAPAS DE LA RELAJACIÓN

En la época moderna hay muchas técnicas diferentes de relajación, todas valiosas. La que yo ofrezco proviene de los *Yogas Sutras de Patanjali*[1]. Se la denomina *"pratyahara"*, que significa 'repliegue de los sentidos'. El ejemplo clásico es el de la tortuga que retrae sus miembros delanteros y traseros escondiéndolos en su caparazón y se aparta del mundo.

Si yo entro en una habitación sintiéndome triste y alguien me pregunta "¿Cómo estás?", tal vez yo responda "Bien", pero mi interlocutor pensará para sí: "¡Seguro que no está bien!". Para detectar esto no importa tanto el cuerpo físico y el rostro, como el reflejo de la mente. Mi cuerpo sigue teniendo tronco, extremidades, órganos. Mi rostro aún posee nariz, orejas, ojos, boca. Pero mis hombros están hundidos; mi espalda, curva; las comisuras de los labios descienden y los ojos, espejos del alma, muestran mi tristeza. Los pensamientos se proyectan en el cuerpo como una película en una pantalla. Algunas personas no sabrán "ver" mi tristeza, pero la percibirán tan pronto yo transponga el umbral de la habitación. Somos seres multidimensionales, seres de cuerpo, mente y espíritu.

A fin de relajar plena y profundamente cuerpo y mente, debe relevárselos por un tiempo de sus tareas. A todos los músculos del cuerpo puede pedírseles que dejen de trabajar, ya que el cuerpo estará bien sustentado de todos modos. También a la mente se le dará licencia para relajarse. No es el momento de ponerse a pensar en lo que hay que hacer, sino más bien el de tomarse unas minivacaciones.

---

[1] Johnston, Charles, *Los yogas sutras de Patanjali*, Kier, Buenos Aires, 2004. [N. de la E.]

Según los textos yóguicos tradicionales, estas coberturas nuestras, o cuerpos, se llaman *"Maya Koshas"*, de *"maya"*, 'ilusión', y *"kosha"*, 'cuerpo o vaina'. Hay cinco cuerpos que cubren al ser puro o luz interior, único elemento constante, que jamás se modifica. Todo lo demás, como la naturaleza que nos rodea, es ilusorio, a raíz de su cambio permanente.

Para que tenga lugar una sanación total, es preciso relajar en forma sistemática todos los cuerpos o "vainas", desde el más exterior al más interior. Es bueno saber qué puede ocurrir en estas cinco etapas. Es común que se experimenten una o dos de ellas al comienzo de la clase. Hay que permitir que cada una lleve a la otra, más profunda. Es como un laberinto: uno ingresa desde el exterior (el círculo externo) y, a medida que avanza zigzagueando y se interna hacia las profundidades, un sonido o una sensación física puede retrotraerlo al mundo externo, pero luego vuelve al interior. Al fin llega al centro y encuentra la paz. Comienza luego el viaje de retorno, y al volver al exterior uno ha cambiado, está más distendido y consciente del mundo cotidiano.

El cuerpo físico

En sánscrito, la "vaina" que constituye el cuerpo físico se denomina *"Anna Maya Kosha"*, 'cuerpo del alimento', o sea, lo que normalmente llamamos "cuerpo". Es el conformado por los huesos, músculos, órganos, sangre... todo ello envuelto elegantemente en un paquete de piel y decorado con uñas y pelo. Los porotos de soja que uno comió ayer serán los dientes y pelos de mañana.

El cuerpo físico sufre los efectos del estrés y de la postura, los cambios de temperatura, los movimientos repetitivos y los alimentos y bebidas que consumimos. Lo normal es que ni siquiera nos demos cuenta de que lo tenemos, hasta que cambiamos de postura (nos sentamos o nos acostamos) o cuando nos duele algo. En esos momentos el cuerpo susurra o grita mensajes acerca de cómo se siente. Pero la mayor parte del tiempo solemos ignorarlo y, después del descanso nocturno, retornamos tanto a nuestros buenos como a nuestros malos hábitos. A medida que se acumula el estrés, las sensaciones corporales que genera se aceptan como parte normal de la vida. Envejecer se vuelve sinónimo de adquirir posturas rígidas y de sufrir dolores.

Si aprendemos a relajarnos y a liberar las tensiones corporales, retorna la flexibilidad y, con ella, una sensación de juventud.

Durante gran parte del día, hacemos caso omiso del estado del cuerpo físico. A veces, cuando nos acostumbramos a relajarnos, un mero pensamiento, observación o toma de conciencia del cuerpo puede iniciar la relajación.

Para relajar un músculo que está crónicamente tenso, primero lo estiramos y lo endurecemos aún más de lo que está. La exageración del movimiento que sigue la misma dirección que la tensión contribuye a relajarlo. Relajamos la tensión con la tensión, del mismo modo en que a veces se combate el fuego con fuego.

Endurezcamos a conciencia el cuerpo para luego relajarlo. El estiramiento ha de ser regular y equilibrado: todas las partes del cuerpo deben sentirse del mismo modo. Habrá que aislar la porción estirada del resto, manteniendo relajados todos los otros músculos. Ante todo, debemos advertir dónde se ha acumulado tensión; luego, apretando esa zona, la instamos a que desaparezca. Esta observación es importante, porque a lo largo de nuestras ajetreadas jornadas no podemos mantener el mismo nivel de observación, y estresamos el cuerpo por la manera en que lo usamos.

En la primera etapa de la relajación, la energía asciende desde los miembros exteriores. Al retirar la energía de las piernas, la desconectamos de modo temporario de la gravedad de la Tierra a fin de hundirnos en nuestras profundidades.

Si una persona pasa gran parte del día de pie o caminando, puede observar en qué lugar las piernas están contraídas o doloridas estirándolas por completo, desde las caderas hasta los dedos de los pies. ¿Está más contraída la parte posterior? A veces una pierna está mejor que la otra. Cuando conduce su auto, ¿utiliza principalmente una de las piernas? Con la práctica regular de la relajación, aumenta la conciencia del modo en que usamos el cuerpo. Al ser capaces de equilibrar la energía *de* nuestras piernas, podemos equilibrarnos *sobre* ellas, y esto nos confiere estabilidad *en todo* lo que hacemos.

Las piernas afectan directamente la parte inferior de la espalda. Si hay tensión o tirantez en una de las dos piernas o en ambas, esa tensión se siente asimismo en la baja espalda; lo inverso también es válido. Note cómo se relaja la espalda cuando usted mueve y relaja las piernas. Si uno permanece todo el día sentado en una silla con las piernas cruzadas, la baja espalda se resentirá y, al no haber una adecuada circulación sanguínea hacia las piernas y pies, en ocasiones éstos se hincharán. Por lo tanto, repare en la forma en que se sienta. ¿Su espalda permanece recta o la baja espalda y el sacro están comprimidos? Quien bautizó "sacro" a la base de la columna debió de pensar que en ese sitio se guardaba algo "sagrado". En efecto, en el yoga se piensa que el sacro es el depósito de nuestra energía (*Kundalini*). Si nos sentamos sobre él, restringimos el movimiento ascendente de dicha energía. Si lo hacemos bien derechos, la energía puede desplazarse mejor.

En los países asiáticos los dolores de la baja espalda son mucho menos frecuentes, y una de las razones es que la gente rara vez se sienta en sillas. Un día yo estaba de compras en una de las grandes tiendas de San Francisco, donde vive una numerosa población de origen asiático. Estaba mirando un conjunto de vestidos colgados de sus perchas y, al darme vuelta, casi choco con una mujer de mediana edad que se hallaba en cuclillas. Me sonrió y dijo que había venido de compras con su hija, pero que, como se había cansado, se había puesto en cuclillas para relajar la espalda. Me pareció muy sensato. La mayoría de nosotros, los occidentales, no nos sentiríamos cómodos sentados en el suelo o en cuclillas en un lugar público: no es cómodo para nuestros cuerpos mal acostumbrados o para nuestra idea de lo que es socialmente aceptable.

. Al relajar manos y brazos, nos damos cuenta de la tensión que soportaban como consecuencia de transportar un maletín, una cartera, paquetes, o de jugar al tenis o al golf. Cualquier movimiento o tensión reiterados en la muñeca, el codo o el brazo genera un desequilibrio, sobre todo si se trata de un deporte que hace un uso unilateral de los brazos. Como nuestros brazos no se mueven, o nuestros dedos de la mano sólo pulsan las teclas de la computadora, es natural que el síndrome del túnel carpiano sea cada vez más frecuente.

Al estirar las manos y los dedos, notamos que se abren en cinco direcciones. ¿Qué espacio existe entre cada dedo y los huesos de la mano?

¿Hasta dónde podemos echar los dedos hacia atrás? Lo más corriente es que mantengamos las manos cerradas o los puños apretados. ¿Dispuestos a pelear? ¿A aferrarnos a algo? ¿Qué se siente si uno cierra el puño y lo aprieta a conciencia? Se nota que la mano y la muñeca, y luego el antebrazo, comienzan a endurecerse, y que ese endurecimiento sigue hasta el codo, el brazo, el hombro y el omóplato. ¿Serán los puños apretados el motivo de que en nuestra sociedad tengamos crónicamente hundidos los hombros?

Durante el día, preste atención a si lleva las manos cerradas, como formando un puño, o suavemente relajadas. Al abrir las manos y extender las palmas hacia arriba, las colocamos en situación de recibir, y esto nos vuelve también mentalmente receptivos. A raíz de nuestras posturas y hábitos cotidianos, nuestros hombros y tronco están hundidos. Parece que lleváramos un gran peso sobre los hombros, como para proteger el corazón contra cualquier golpe (viejo o nuevo) o para abrazar nuestros antiguos rencores. Esto nos hace parecer más viejos o cansados. Alzar las palmas extendidas contribuye a que se roten los hombros, se expanda el torso y se relajen ambos, mientras uno se abre para recibir.

El abdomen es a la vez la cobertura y la protección de órganos delicados y vulnerables. Se extiende entre el hueso pelviano y la parte inferior del esternón. Hoy está de moda tener el vientre liso, pero esto debe ser el producto de la tonificación muscular y no de tratar de replegarlo hacia dentro. Para que la respiración fluya sin dificultad, el vientre tiene que estar relajado. (Ya nos explayaremos más adelante sobre la respiración.) La tensión y el temor llevan a contraer y endurecer el vientre; al relajarlo, a menudo lo hacemos con una ráfaga de aire inhalada y expelida por la boca: "¡Ahhh!". Entonces el abdomen se afloja y se distiende, liberándose de tensiones.

Por debajo de la fuerte cubierta protectora de las costillas y los músculos se hallan dos órganos muy sensibles: los pulmones y el corazón. Al inhalar, el tronco, las costillas y los músculos correspondientes se expanden; los pulmones se llenan de aire y forman una especie de globo protuberante. Al exhalar, todo ello se afloja y se mueve con mayor libertad, y la respiración resulta suave y regular.

En general, llevamos los hombros tensos en forma crónica. Lo típico es que se acerquen a las orejas. Hoy en día, muchos parecemos "cargar sobre los hombros" demasiadas responsabilidades. No es nada raro que nos cuelguen pesados bolsos de los hombros o que sostengamos el teléfono entre el cuello y el hombro, a veces durante horas. Si somos capaces de descargar eso que pesa sobre nuestros hombros, nos sentiremos más relajados y felices.

¿Pensó usted en la cantidad de energía que se necesita para que uno se mantenga erecto? Sentados o de pie, resistimos el natural empuje gravitatorio. Espalda y columna cargan con este peso, y con suma frecuencia son las receptoras de molestias y dolores.

El cuello, a través del cual las ideas y sentimientos se abren camino de la cabeza al corazón y de éste a la cabeza, es un lugar apto para las tensiones. La tensión física y mental del cuello puede manifestarse en contracturas y dolores de cabeza.

El rostro es el reflejo de la mente. Si observamos un rostro con atención, veremos cómo están grabadas en él la alegría, la ansiedad y la aflicción. Mírese en el espejo después de un día complicado y compare esa imagen con la que aparece en la foto que se sacó durante las vacaciones de verano. Un rostro franco, con ojos relucientes, expresa vitalidad, independientemente de la edad cronológica. Ninguna cantidad de cosméticos puede modificar la tensión reflejada en el rostro. Vea si su rostro se presenta y se siente relajado y suave, o tenso y duro. ¿Qué le dice el espejo? ¿Está distendido o fatigado?

A veces, cuando estamos tensos, apretamos las mandíbulas y aun rechinamos los dientes mientras dormimos, lo cual aumenta la tensión. ¿Qué pasa con el resto del rostro cuando se aprietan las mandíbulas? Si éstas y los labios permanecen levemente abiertos y relajados, no sólo el rostro sino la mente se suavizan. Si se relaja la mandíbula y se separan apenas los labios, en la parte interior de estos últimos y de la dentadura se sentirá una leve sensación de frío.

Los órganos de los sentidos, y en especial nuestros ojos, son los principales recursos con que contamos para conducir la información del exterior a nuestro mundo interno. Pasamos gran cantidad de tiempo con los ojos fijos en la pantalla del televisor o de la computadora, leyendo, conduciendo un automóvil... Si logramos que nuestra mirada sea suave y relajada, mantendremos una visión clara y suprimiremos toda tensión ocular. Las arrugas de preocupación que surcan nuestra frente pueden borrarse si una mano imaginaria disipa todas nuestras inquietudes y tensiones.

El estiramiento y la relajación de cada parte del cuerpo físico liberan la energía que éste contiene o, lo que es lo mismo, nos liberan de las limitaciones que nuestro cuerpo nos impone. Al relajarse el cuerpo físico, sentimos mejor su gravitación.

El cuerpo energético

La "vaina" siguiente es *Prana Maya Kosha*, llamado también "cuerpo energético", *"prana"*, *"ki"* o *"chi"*. Percibimos esta energía como un campo de fuerzas o aura del cuerpo físico, que le permite funcionar y moverse. Ni siquiera el más moderno, caro y poderoso automóvil podría ir a ninguna parte sin combustible; lo mismo es válido para nuestros vehículos físicos. El *prana* alimenta el *cuerpo físico* y la *mente*.

¿Hacemos un buen uso de nuestra energía? ¿Acaso para llegar al final de la jornada necesitamos estimulantes como el café, el té, el chocolate, el azúcar? ¿Nos queda siempre un resto de combustible o lo usamos hasta la última gota, con lo cual al final del día estamos exhaustos? ¿Nunca decimos "Me falta energía" o "Estoy agotado"?

El cuerpo energético es muy sutil y, a la vez, poderoso. Como no tiene huesos ni músculos, para conocer su anatomía y fisiología tenemos que echarle otro tipo de mirada. El movimiento de la energía se manifiesta exteriormente en la respiración. Cuando inhalamos, junto con el aire absorbemos el *prana*, la fuerza vital. La respiración distribuye el aire por todo el cuerpo; el *prana* penetra en las células y en los espacios intercelulares, los órganos y los huesos. Si la guiamos delicadamente desde nuestra psique, la respiración infundirá en las células energía vital e instará a que las tensiones y malestar desaparezcan.

A veces, durante mis clases de yoga, cuando estamos en esta etapa de relajación profunda, digo lo siguiente: "Inhalen y al exhalar envíen el aliento hacia fuera a través de los dedos de los pies". Invariablemente, alguien que se encuentra cerca me dice: "¿Cómo pueden respirar los dedos de los pies? El aire no puede salir".

Si concebimos nuestro cuerpo como un objeto sólido y fijo, nada puede entrar ni salir de él; no obstante, sabemos muy bien que incluso en un cuerpo en apariencia sólido hay espacio vacío entre las células. ¿Vieron alguna vez un trozo de piel al microscopio? Los espacios que separan las células son enormes. ¿Será que el *prana* acecha entre ellos?

En el ojo de la mente, al respirar desplazamos la energía hasta los dedos de los pies, y ella reemplaza y libera las tensiones, creando más espacio libre. Es similar a lo que ocurre cuando se lubrica un automóvil: al introducir nueva grasa, la vieja se va automáticamente. Cuando enviamos fresca energía vital a las células y los espacios intercelulares, la tensión que allí se había acumulado desaparece y, como consecuencia, ¡nos sentimos más relajados!

El cuerpo energético nos permite experimentar el poder de la respiración intencionada. Si inhalamos en forma profunda, la exhalación posterior tiene el poder de liberar las tensiones.

Al dirigir la respiración por las piernas hasta los dedos de los pies, se liberan tensiones de los huesos, músculos, ligamentos y nervios de todo el trayecto recorrido. El mismo proceso se repite luego con los hombros, brazos, manos y dedos de las manos. La respiración es como el agua, que se abre paso entre las piernas y finalmente gotea desde los dedos llevándose consigo la tensión. Cuando pueden relajarse plenamente los miembros, se tornan pesados y tiran del cuerpo hacia abajo como si fueran anclas. Con esa tranquila pesadez, el cuerpo se relaja fácilmente.

El mismo proceso nos lleva a que la parte frontal del cuerpo se afloje y entregue. La espalda y la columna abandonan sus tensiones y se funden con el piso. La respiración intencionada suaviza todas las líneas y campos del rostro. Como en el suave rostro de un bebé, ajeno a toda preocupación, surge un estado de satisfacción.

Dirigido a la mente, el proceso de llevar equilibrio a la respiración y a la energía vuelve más lento el pensamiento y genera calma.

Los efectos de entrega que tiene la relajación del cuerpo físico se acentúan cuando accedemos al cuerpo energético. El cuerpo en su conjunto se vuelve más pesado, como un niño pequeño cuando duerme, alejado de todas las inquietudes mundanas. ¿Sintió usted cuán pesado es un niño que se ha entregado por completo al dormir? Rara vez los adultos alcanzamos este estado de relajación total, ni siquiera en el sueño profundo. ¿Qué tiene de extraño que el niño se despierte, ya sea a la mañana o luego de una siesta, lleno de energía? Si somos capaces de relajarnos como los niños, tendremos también una energía ilimitada en el resto de nuestra vida de vigilia.

Experimentamos un aflojamiento de las tensiones y una mayor relajación tanto en el plano físico como en el energético. Cuando la energía se retira hacia cuerpos más sutiles, el físico se torna pesado. Puede parecer que pesa una tonelada. Al principio, esta pesadez es una experiencia nueva que molesta un poco; pero al poco tiempo el goce de la relajación supera con creces cualquier sensación de incomodidad.

Una vez que soltamos las amarras físicas del cuerpo, podemos empezar a relajar el otro cuerpo o "vaina".

El cuerpo de la mente y los sentidos

La próxima "vaina" es *Mano Maya Kosha*, el cuerpo de la mente y los sentidos, donde residen nuestras ideas y preocupaciones cotidianas. Allí almacenamos todo lo que hemos percibido y aprendido, todas nuestras percepciones sensoriales, el lenguaje, la matemática, nuestras preferencias y aversiones. Con suma frecuencia el cuerpo físico se siente cansado y quiere tomarse un descanso o dormir una siesta; pero interviene la mente y lo reprende: "¡Nada de dormir! Hay que continuar trabajando. En lugar de irte a dormir, tómate un café o un té".

Para acceder a este "cuerpo" convocamos, una vez más, a la respiración; sólo que esta vez se tratará de la respiración natural, normal. La mente dirigirá esa suave respiración a las distintas partes del cuerpo-mente donde hemos almacenado nuestras ideas, recuerdos, dolores y heridas. Cada vez que alguien nos lastima –física, emocional o verbalmente–, se forma una cicatriz, y estas cicatrices no desaparecen del cuerpo-mente. Tal vez uno se cortó el dedo mientras estaba pelando una manzana; seguiremos protegiendo ese dedo mucho después de que el cuerpo físico haya curado la herida. La cicatriz *física* quedará y nos recordará la lastimadura; pero también hay una cicatriz *emocional*.

Seguramente habremos oído hablar del "síndrome del miembro fan-

tasma", bien documentado médicamente. Si a una persona hay que ex-
tirparle quirúrgicamente una parte del cuerpo físico (un brazo, un dedo,
una pierna), la persona sigue sintiendo dolor en esa zona del cuerpo que
ya no está. *¿En qué lugar está situado el dolor?* Ese dolor es el recuerdo
del cuerpo sutil de la mente y los sentidos.

Cuando la relajación penetra en el cuerpo, las cicatrices se sosie-
gan y las heridas de los cuerpos físico y sutil se ven estimuladas a sanar.
En esta etapa de la relajación es probable que surjan a la superficie
diferentes ideas y sentimientos, provenientes de un lugar interior profundo. No hay que hacer otra cosa que permanecer relajado y dejar
que sigan su curso.

Un día, una amiga mía comenzó a sentirse mareada. Como ya era
madre de cuatro hijos, sospechó que había quedado de vuelta embarazada. Después de algunos días, se acostumbró al mareo y a los recuerdos familiares que su cuerpo había almacenado. Como deseaba que un
médico le confirmase su estado, fue a ver al obstetra que la había tratado siempre. Luego de examinarla, le dijo:

–No, no estás embarazada. Probablemente sea una gripe, o fatiga.

El análisis químico no dio resultado positivo.

Cuando volvió de su visita al médico y nos contó lo ocurrido, esta-
llé en una carcajada. ¿Por qué aceptar la opinión de otra persona, por
más que sea un experto en la materia y haya leído muchos libros, y
desechar lo que sabemos de nuestro cuerpo? La experiencia interior y las remembranzas de esta mujer sabían, en un plano celular, lo
que le pasaba; sólo tenía que confiar en sí misma. Ocho meses más
tarde, nació su quinto hijo.

La pesadez del cuerpo físico que sentimos en las dos etapas anteriores de relajación profunda es reemplazada en esta otra por una sensación de liviandad, casi como de estar flotando. He visto discípulos
cuyos brazos o piernas quedaron flotando en el aire y sólo cuando recobraron la conciencia física cayeron estrepitosamente al suelo –para
su gran sorpresa–.

Es interesante observar el movimiento de la mente y de los pensamientos mientras se abren paso sinuosamente a través de un cuerpo quieto. Se aprecia con toda claridad que la respiración es el vínculo tangible que
refleja la relajación primero en el cuerpo y luego en la mente.

Conviene notar qué parte del propio cuerpo es la primera en sentir la liviandad y cuál la más reticente a pasar a la siguiente etapa. En ocasiones, resulta esclarecedor preguntarse los motivos por los cuales una cierta zona está pesada, adolorida o enferma. ¿Tal vez sufre más tensiones a raíz de las posturas adoptadas o de los movimientos relacionados con la tarea que se realiza, o quizá por algún motivo emocional? Como el cuello es la autopista que lleva del corazón a la cabeza y viceversa, a veces se forma allí un atascamiento de tránsito. Si hay algún conflicto entre nuestras ideas y nuestros sentimientos, no es raro que tengamos dolores en el cuello. Los obstáculos que se oponen al libre decurso de la respiración pueden enseñarnos mucho sobre nuestra forma de pensar y sentir.

En situaciones tensionantes, la respiración ingresa al cuerpo velozmente y es superficial. Tendemos a contener el aliento y a contraer el abdomen. Cuando aprendemos la relajación profunda, la expansión de este último y del tronco es más lenta y cabal. Una exhalación prolongada nos estimula a relajarnos y liberarnos, nos hace "tomarnos tiempo" y entregarnos por completo. La inhalación y la exhalación mantienen entre sí un ritmo natural. Nuestras ideas y emociones siguen análogo camino.

Puede dirigirse a las piernas y pies un aliento suave para remover de ellos cualquier tensión, pensamiento, recuerdo o herida. Podemos curar todas las lastimaduras que nos hicimos de niños en la rodilla, junto con la sensación de torpeza por haber tropezado o no haber alcanzado lo que queríamos.

Al dirigir ese mismo aliento suave a brazos y manos, nos liberamos de todos aquellos sentimientos a los cuales estamos aferrados. A veces parecería que nuestra vida es una gran "montaña rusa" y que *nos agarramos* con fuerza de los asientos para no perderla. Podríamos preguntarnos, asimismo, a quién o qué cosa cargamos sobre nuestros hombros contraídos.

Si tuvimos alguna operación quirúrgica en el vientre o la zona pelviana, en este nivel sutil es posible sanar esas cicatrices mentales. Es tanto lo que llevamos en el vientre que la liberación de estas ideas y pensamientos debe hacerse en forma regular.

Quizá nuestro tronco y los pulmones encierren dolores y tristezas. Al abrazar el corazón con la energía sanadora, lo liberaremos de toda aflicción emocional. La garganta disipa toda palabra que no supimos, o temimos, decir. Cuando sentimos suave y liviana la parte frontal del cuerpo, es porque esos pensamientos e imágenes se han emancipado de *Mano Kosha*.

Muchas operaciones quirúrgicas realizadas con el fin de aliviar los dolores de espalda son infructuosas. ¿Será quizá porque esos dolores no se hallan *solamente* en el cuerpo físico? ¿Cuántos de ellos provienen de los músculos y nervios, y cuántos de los pensamientos que abrigamos? La respiración suave es capaz de suprimir de toda la columna estas ideas y sentimientos. A veces llevamos atascados durante mucho tiempo pesares del corazón detrás de éste o entre los omóplatos. Otro lugar en el que suelen atascarse ideas y sentimientos es el cuello. Al liberarlos, la cabeza y el corazón retoman su interrumpido diálogo.

¿Qué historia cuenta nuestro rostro? ¿Lo vemos contento? ¿Acaso las mandíbulas y los labios nos narran una historia de tensiones? ¿Se ablandan los ojos al dejar escapar visiones desagradables? ¿Nuestra frente guarda como trofeos las preocupaciones que nos dejaron episodios reiterados?

Cuando dejamos ir todo lo que aferraba emocionalmente a nuestro cuerpo-mente, nos sentimos de inmediato más livianos.

El cuerpo de la sabiduría superior

La siguiente "vaina" es *Vijnana Maya Kosha*, el cuerpo de la sabiduría superior.

Todos contenemos en nosotros esa sabiduría, a veces llamada "intuición" o "conocimiento intuitivo". Lo difícil es acceder a él y confiar en él. Solemos acudir a los demás o a los libros para que nos indiquen cómo pensar, sentir… y aun cómo sanarnos.

No es raro comprobar que, cuando relajamos cuerpo y mente, sale a la superficie el conocimiento superior que hay en ellos. Hay personas que recibieron fabulosos mensajes sobre sí mismas o su sanación luego de bajar a esas profundidades.

Gail era una mujer que acostumbraba practicar la relajación profunda y movilizar la sanación para colaborar con su sistema inmunológico y así "derrotar" al invasor que se había apropiado de su organismo: el cáncer. Tenaz y amorosamente se entregaba a la relajación durante treinta minutos, dos veces por día. En una de estas sesiones comenzó a oír una palabra, un nombre, acompañado de otra: "doctor". No olvidó ese nombre cuando volvió al estado de conciencia normal. Gail no creía demasiado en que a través de la relajación pudieran recibirse mensajes, así que continuó con sus actividades habituales; pero el nombre de ese médico seguía retumbándole en la cabeza. Consultó la guía de teléfonos de la localidad en que vivía y, ante su sorpresa, allí estaba el médico y su número telefónico. Mientras lo marcaba, la sacudió un temblor.

–Consultorio –dijo alguien del otro lado del tubo–. ¿En qué puedo servirle?

Gail vaciló, hasta que se decidió y dijo:

–Sé que lo que voy a contarle suena un poco disparatado, pero...

–y a continuación relató lo que le había sucedido. La asistenta del médico se tomó un tiempo para contestar, mayor del que a Gail le hubiera gustado, pero al fin le contó que precisamente el Dr. "X" había descubierto la semana anterior un nuevo tratamiento para el particular tipo de cáncer que ella tenía.

–¿Quiere concertar una entrevista? –le preguntó luego.

Liberados del cuerpo en estado de relajación, comenzamos a experimentar una cierta liviandad, una suerte de ausencia de peso. Nos distanciamos y apartamos del intelecto, los sentidos, los pensamientos y sentimientos. La mente se convierte en un cristal que refleja con toda claridad lo que vemos sin colorearlo con nuestras simpatías y antipatías, nuestros prejuicios, incluso nuestros sueños y esperanzas. La respiración es muy serena, apenas se la nota. Este estado de conciencia nos provee de una forma poco habitual de energía, no vinculada con lo que tenemos que hacer ni con nuestra apariencia. Nos abrimos entonces a nuestro saber superior.

El *prana*, que ya no es necesario para mover el cuerpo ni las ideas, puede acumularse. Se precisa poca energía y, por ende, es poca la que se utiliza: ¡la cuenta bancaria de nuestro *prana* está llena! Ésta es la experiencia de *Vijnana Maya Kosha*, el cuerpo de la sabiduría superior.

El cuerpo de la alegría

La próxima "vaina" es denominada *"Ananda Maya Kosha"*, el cuerpo de la alegría. En él experimentamos ese estado de quietud, paz y bienaventuranza que todos sabemos que existe en lo más profundo de nuestro interior. Allí se refleja nuestro ser auténtico.

Quizás alguna vez hemos sentido esa serenidad mientras contemplábamos el crepúsculo o mirábamos a los ojos a un recién nacido: una fusión en un destello instantáneo. Poetas y sabios han escrito sobre esta experiencia íntima a lo largo de los milenios, pese a lo cual la mayoría de nosotros no le concedemos el tiempo necesario para que florezca. Si nos sentimos cómodos y satisfechos con nosotros mismos, centrados, podemos entregarnos a esa quietud interior, y la saborearemos sin tener a la vez ninguna sensación corporal, sin sentir la respiración, sin seguir nuestros pensamientos. He allí un inextinguible manantial de energía. Acunada por la paz de nuestra naturaleza auténtica, emerge entonces la sanación profunda.

EL VIAJE DE REGRESO

Traer de vuelta la conciencia al cuerpo y a la mente después de una relajación profunda es tan importante como la relajación misma. A tal efecto, es preciso obrar con cautela, integrando todas las partes relajadas. Hemos experimentado que la energía, incorporada con la respiración, fue despertando sucesivamente todos nuestros cuerpos, que ahora están renovados con esa energía vital. El despertar del cuerpo físico debe comenzar por los órganos vitales y llegar finalmente a las extremidades. Cuanto más lento sea, mejor será la integración de los distintos cuerpos y el efecto de la relajación.

De vez en cuando, al aproximarnos a ese estado de profunda quietud, nos sobreviene un temor: ¿no iremos a perder nuestra identidad? Aunque sólo hayamos hecho un breve viaje a las afueras de nuestro cuerpo físico, tal vez nos surja el temor de no poder volver. Sin embargo, abandonar el cuerpo no es algo tan extraño; todos lo hacemos de noche, al dormir. Con frecuencia, la alarma del despertador nos restituye bruscamente a la realidad, pero casi siempre ignoramos haber estado fuera del cuerpo o en sus inmediaciones.

La ansiedad que producen estos "viajes" mermará con unas pocas inhalaciones profundas, y pronto veremos que hemos regresado al cuerpo de todos los días y seguimos al mando.

¿Cómo se siente uno *antes* y *después* de una relajación profunda? La energía afecta el cuerpo, que a su vez afecta la mente, y ésta gravita en nuestra manera de vivir.

MANTENERSE DESPIERTO

La relajación profunda tiene lugar en un espacio intermedio entre la actividad de la vigilia y la inconciencia del sueño. Es un proceso *consciente* en todos sus niveles. Sólo en la vigilia podemos captar plenamente sus efectos y beneficios sanadores. Alguna gente que ha escuchado mis casetes de audio durante un año o más me cuenta que cada vez le aparecen nuevas palabras; esto me ha hecho sospechar, hasta punto tal que decidí incluir algunas indicaciones para que el individuo se cerciorase de permanecer despierto al relajarse.

Atención: si escucha que alguien ronca... *¡puede ser usted!* Emitir ronquidos es una señal segura de que uno se ha quedado dormido. Si esto sucede al comienzo de la práctica, probablemente se deba a que usted está muy cansado. Trate de dormir un poco más... pero ¡no en el lapso dedicado a la relajación consciente!

Si, a pesar de tomar estas medidas, continúa durmiéndose en medio de la práctica, conviene que le pregunte a su médico si no estará tomando demasiados remedios. También deberá preguntarse si abusa del café u otros estimulantes que no permiten dormir bien *de noche*.

He aquí algunos consejos para mantenerse despierto:

- No realice la relajación en una cama, sino en el piso o sentado en una silla. Las vibraciones que uno produce al dormir están muy incorporadas al colchón.
- Elija un momento del día en que esté plenamente despierto (por ejemplo, a la mañana, mejor que a la noche).

- Mantenga uno de los brazos con el codo flexionado, de modo que el antebrazo y la mano permanezcan en alto. Si comienza a quedarse dormido, el brazo se relajará y, por lo común, caerá al piso; este movimiento será suficiente para despertarlo. Si la relajación del brazo no es completa, se apoyará en el vientre, y también esto lo despertará.

- Active algún grupo muscular; por ejemplo, mantenga unidos el pulgar y el índice de una mano. Esta indicación no excluye la anterior.

- Entrecierre los ojos, pero no los cierre del todo. Trate de que se queden inmóviles, en vez de mirar a uno y otro lado. Si está por quedarse dormido, los ojos empezarán a cerrarse, y esto lo despertará (la mayor parte de las personas no puede dormir con los ojos abiertos).

- Si, aun con estas medidas, cuando hace la relajación acostado se duerme, hágala sentado en una silla.

- Por último, si todo lo anterior falla, puede ser que usted realmente necesite dormir. ¡Duerma y disfrute de su sueño!

PREPARACIÓN PREVIA PARA RELAJARSE

Ante todo, asegúrese de que nadie lo molestará. Baje el timbre del teléfono. Durante este tiempo sagrado, cierre la puerta al mundo externo. Comuníqueles a sus familiares (e incluso a sus mascotas) que es la hora en que usted va a relajarse.

Para la práctica regular de la relajación, es útil hacerla siempre en el mismo lugar. Allí necesitará un par de mantas, dos almohadas, un antifaz o un trozo de tela para cubrir los ojos, un grabador de cinta magnética y las cintas que va a escuchar. Si no seguirá las instrucciones de un casete especial, uno de música suave puede ayudarlo a que se aparte de los sonidos externos y se introduzca en sí mismo.

Acuéstese sobre una colchoneta o superficie mullida, de modo tal que no sienta presión ni dolor en ningún lugar del cuerpo. Separe los pies colocándolos a la altura de los hombros y ponga una almohada debajo de las rodillas, lo bastante alta como para que se achaten la baja espalda y el vientre. Debajo de la cabeza y del cuello, coloque una almohada más alta o toalla enrollada. Los brazos deben quedar a ambos lados del cuerpo, con las palmas hacia arriba si es que esto no le trae dificultades. En caso de que estar acostado de espaldas no le resulte cómodo, puede hacer la relajación de costado, poniendo una almohada bajo la cabeza y otra entre las rodillas.

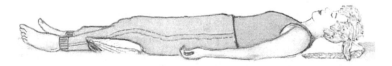

RELAJACIÓN ACOSTADO DE ESPALDAS

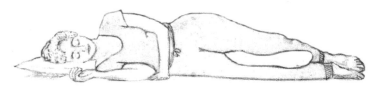

RELAJACIÓN EN POSICIÓN DE COSTADO

Colóquese el antifaz o el trozo de tela sobre los ojos. Los antifaces de seda rellenos de lino son accesorios maravillosos, que contribuyen a una relajación más profunda al mantener los ojos en una oscuridad completa y permitir que se queden quietos. Esa quietud aminora los REM (movimientos oculares rápidos) [*rapid eye movements*], lo cual a su vez lentifica el movimiento mental.

Si se relaja sentado en una silla, asegúrese de que todo su cuerpo esté bien apoyado y de que los pies queden levemente separados del suelo.

Como en la relajación profunda la temperatura corporal y la presión arterial disminuyen, puede ocurrir que sienta frío; prevéalo cubriéndose con una o dos mantas. Éstas cumplen otra función: evocan una sensación de comodidad y protección, que lo hace a uno sentirse más seguro y contribuye a una mejor relajación. Tal vez nos recuerde los tiempos del jardín de infantes –otra buena costumbre que perdimos por el camino–.

A veces mis discípulos me preguntan: "Cuando termine el período de descanso, ¿podremos tomar leche o comer galletitas?". Mi respuesta suele ser: "Sí, pero ¡que sea leche descremada y galletitas de bajas calorías!".

Bien: ya ha hecho todo lo necesario. Ahora sólo resta que se entregue a la relajación.

Como es difícil que pueda realizar una relajación profunda leyendo lo que sigue, le sugiero que escuche el casete "Deep relaxation" [Relajación profunda] de la serie *Abundant Well-Being*, o que se grabe a sí mismo mientras lee el texto y luego se escuche. El uso de un casete contribuye a que la mente permanezca focalizada y despierta sin el temor de quedarse dormido o de perderse algún tramo importante.

Para obtener plenamente los beneficios de la relajación profunda, mientras el cuerpo se hunde en ella la mente debe estar bien despierta. La práctica exige un lapso no menor de veinte minutos, quizás hasta de treinta minutos, durante el cual nada debe perturbarlo.

PRÁCTICA DE RELAJACIÓN PROFUNDA

Cierre los ojos. Acomode el cuerpo hasta estar bien cómodo y relajado. Ya está en condiciones de entregarse.

Fíjese en si siente alguna presión mayor en un lado o en otro, o si un lado del cuerpo está más apretado o más suelto. Respire en forma suave y regular, en lo posible por la nariz.

Primera etapa: *Anna Maya Kosha*, el cuerpo físico

Lleve la conciencia a la pierna derecha. Estírela desde las caderas hasta los dedos de los pies. Contráigala y sienta todos los músculos, desde los dedos hasta las caderas. Inhale y eleve la pierna unos diez centímetros. Exhale y aflójela. Hágala rotar suavemente de un lado al otro y luego relájela.

Lleve la conciencia a la pierna izquierda. Estírela desde las caderas hasta los dedos de los pies. Contráigala y sienta todos los músculos, desde los dedos hasta las caderas. Inhale y eleve la pierna unos diez centímetros. Exhale y aflójela. Hágala rotar suavemente de un lado al otro y luego relájela.

Lleve la conciencia al brazo derecho. Estírelo y separe los dedos. Cierre la mano hasta formar el puño. Contraiga el brazo y la mano y sienta todos los músculos, desde los dedos hasta el hombro. Inhale y levante el brazo. Exhale y aflójelo. Hágalo rotar suavemente de un lado al otro y luego relájelo.

Lleve la conciencia al brazo izquierdo. Estírelo y separe los dedos. Cierre la mano hasta formar el puño. Contraiga el brazo y la mano y sienta todos los músculos, desde los dedos hasta el hombro. Inhale y levante el brazo. Exhale y aflójelo. Hágalo rotar suavemente de un lado al otro y luego relájelo.

Lleve la conciencia a las nalgas. Inhale y contráigalas suavemente, sintiendo todos los músculos de ambos lados a la vez. Exhale y aflójelos. Relaje las nalgas y ablándelas, a la par que siente que el piso las sostiene.

Lleve la conciencia al vientre. Inhale e hinche los músculos abdominales. Exhale y aflójelos, dejando el vientre relajado.

Lleve la conciencia al tronco y los pulmones. Inhale y expándalos. Exhale y afloje el tronco, los pulmones y el corazón. Observe que la respiración se ha vuelto más suave y tranquila.

Contraiga suavemente los hombros para aproximarlos a las orejas y luego proyéctelos hacia delante. Inhale. Exhale y relájese.

Haga rotar suavemente los hombros en dirección a la almohada o el piso, alejándolos de las orejas. Relájese.

Fije la atención en el cuello. Lenta y suavemente, gire la cabeza a la izquierda, luego a la derecha, luego vuélvala al centro. Baje suavemente el mentón hasta tocarse el pecho. Deje que la cabeza encuentre su posición centrada natural. Relájese.

Lleve la conciencia al rostro. Inhale y apriete las mandíbulas. Exhale y ábralas. Relájelas.

Lleve la atención a los labios y mejillas. Inhale, apriete los labios y contraiga las mejillas. Exhale y relájese.

Lleve la conciencia a los ojos. Inhale e intente aproximarlos. Exhale y relájese. Note que los ojos se han vuelto más blandos.

Lleve la conciencia al entrecejo y a la frente. Inhale y alce las cejas. Exhale y relájelas. Sienta que una mano imaginaria suaviza toda tensión y arruga de preocupación que haya en la frente. Observe que su rostro se ha vuelto más suave y distendido.

Repare en la pesadez del cuerpo físico relajado, después de haberse liberado de la contracción de los músculos.

Segunda etapa: *Prana Maya Kosha*, el cuerpo energético

Inhale profundamente y, al exhalar, envíe la respiración por las piernas hasta los pies. Luego relaje los pies.

Inhale profundamente y, al exhalar, envíe la respiración a los tobillos.

Inhale profundamente y, al exhalar, envíe la respiración a las pantorrillas.

Inhale profundamente y, al exhalar, envíe la respiración a las rodillas.

Inhale profundamente y, al exhalar, envíe la respiración a los muslos y caderas, eliminando toda tensión o molestia que hubiera en ellos. Relájese.

Retome el ritmo de respiración normal.

Note que sus pies y piernas se han vuelto más pesados con la relajación.

Inhale profundamente y, al exhalar, envíe la respiración por los brazos hasta los dedos. Procure relajar todos los músculos, nervios, huesos, etcétera.

Inhale profundamente y, al exhalar, envíe la respiración a las manos.

Inhale profundamente y, al exhalar, envíe la respiración a las muñecas.

Inhale profundamente y, al exhalar, envíe la respiración a los antebrazos.

Inhale profundamente y, al exhalar, envíe la respiración a los codos.

Inhale profundamente y, al exhalar, envíe la respiración a la parte superior de los brazos y a los hombros, eliminando toda tensión o molestia que hubiera en ellos. Retome el ritmo de respiración normal. Relájese.

Note que sus brazos y manos se han vuelto más pesados con la relajación.

Repare en que la totalidad de sus extremidades están quietas y se han vuelto pesadas, tirando del resto del cuerpo hacia abajo como si fueran anclas. El hecho de que las extremidades estén así estimula la quietud del resto del cuerpo.

Inhale profundamente y, al exhalar, envíe la respiración a las nalgas.

Inhale profundamente y, al exhalar, envíe la respiración a la pelvis y a los órganos de la reproducción.

Inhale profundamente y, al exhalar, envíe la respiración al vientre. Afloje los órganos abdominales, liberando la energía bloqueada en todos ellos.

Inhale profundamente y, al exhalar, envíe la respiración al tronco, a los pulmones y al corazón.

Inhale profundamente y, al exhalar, envíe la respiración a la garganta. Retome el ritmo de respiración normal. Relájese.

Note que toda la parte frontal de su cuerpo se ha ablandado con la relajación.

Inhale profundamente y, al exhalar, envíe la respiración primero a la parte inferior de la espalda y de la columna, a cada vértebra, músculo y nervio.

Inhale profundamente y, al exhalar, envíe la respiración a la parte media de la espalda y de la columna.

Inhale profundamente y, al exhalar, envíe la respiración a la parte superior de la espalda y de la columna, a la zona situada entre los omóplatos y al corazón.

Inhale profundamente y, al exhalar, envíe la respiración a los hombros, al cuello y a la nuca. Retome el ritmo de respiración normal. Relájese.

Observe que con la relajación la espalda está mejor apoyada en el piso o colchoneta.

Inhale profundamente y, al exhalar, envíe la respiración al cerebro en su totalidad.

Inhale profundamente y, al exhalar, envíe la respiración a la mandíbula, eliminando de ella toda tensión o molestia. Relájese.

Inhale profundamente y, al exhalar, envíe la respiración a los labios y a la lengua. Relájese.

Inhale profundamente y, al exhalar, envíe la respiración a las mejillas y a la nariz. Relájese.

Inhale profundamente y, al exhalar, envíe la respiración a los ojos, al entrecejo y a los párpados. Deje que los ojos se ablanden y relájese.

Inhale profundamente y, al exhalar, envíe la respiración a la frente y a las sienes. Relájese.

Inhale profundamente y, al exhalar, envíe la respiración a las orejas y a los dos costados de la cabeza. Relájese.

Inhale profundamente y, al exhalar, envíe la respiración al cuero cabelludo. Retome el ritmo de respiración normal y observe que el rostro en su totalidad se ha ablandado y suavizado hasta asemejarse al de un bebé.

Inhale profundamente y, al exhalar, envíe la respiración a la mente, aflojando todo movimiento mental.

Observe el cuerpo en su conjunto. Note si hay alguna parte que aún no está relajada totalmente. Vuelva a ella, inhale y, al exhalar, estimúlela a relajarse.

Repare en que con la relajación todo el cuerpo se ha vuelto muy pesado. Note la pesadez de piernas, brazos, espalda, cabeza. Aunque usted sabe que puede moverlos cuando quiera si es necesario, no desea hacerlo. Disfrute de su sensación de entrega.

Tercera etapa: *Mano Maya Kosha*, el cuerpo de la mente y los sentidos

Observe nuevamente su respiración. Note cuán calma se torna cuando el cuerpo se relaja. Observe el vaivén carente de tensiones de la respiración, sin controlarla. Es tan suave que usted apenas se da cuenta de que el pecho se mueve.

Oriente esta suave respiración de modo que elimine cualquier tensión, pensamiento, sentimiento o recuerdo sutiles que haya en los pies;

limpie de la misma manera sus tobillos, pantorrillas, rodillas, muslos, caderas. Relájese.

Oriente esta suave respiración de modo que elimine cualquier tensión, pensamiento, sentimiento o recuerdo sutiles que haya en los dedos de las manos, las manos, las muñecas, los antebrazos, los codos, la parte superior de los brazos. Despréndase de cualquier cosa a la que esté aferrado con manos y brazos, y envíe la suave respiración a los hombros. Libérelos de su carga. Relájese.

Con esa misma respiración suave, roce las nalgas y la pelvis, ablande el vientre, toque el pecho, los pulmones y el corazón, aliviando todo dolor y herida. Toque la garganta, liberando las palabras que nunca expresó. Relájese.

Envíe la suave respiración a la base de la columna y deje que suba lentamente por ésta hasta las vértebras cervicales, liberando dolores profundos asentados detrás del corazón. Afloje los hombros y permita que el cuello conecte sin obstáculos el corazón y la cabeza. Relájese.

Afloje suavemente la mandíbula, las mejillas y la nariz. Ablande los ojos y dirija la mirada hacia el interior. Afloje los párpados, la frente y las orejas, que se vuelven hacia dentro para escuchar los sonidos interiores. Distienda todo el cuero cabelludo y dé un baño de relajación al cerebro entero.

Observe que los últimos restos de tensión se desprenden del cuerpo por la coronilla. Relájese.

Envíe la suave respiración a la mente y perciba los pensamientos más sutiles. Relájese.

Cuarta etapa: *Vijnana Maya Kosha*, el cuerpo de la sabiduría superior

Lentamente, lleve la conciencia a la respiración y observe cómo entra y sale del cuerpo.

Sienta la energía vital sanadora que trae consigo cuando entra.

Sienta que, cuando sale, se lleva sus pensamientos, sentimientos y tensiones.

Note su liviandad y la sensación de desapego respecto del cuerpo, la mente y todas las preocupaciones mundanas.

(Tómese un minuto de completa calma).

Quinta etapa: *Ananda Maya Kosha*, el cuerpo de la alegría

Ingrese despacio en su corazón en busca de ese lugar de placidez, paz y alegría, el manantial de energía sanadora que es la sede de la relajación suprema. Encuentre ese lugar y descanse allí.

(Deje pasar cinco minutos antes de continuar.)

Lenta y suavemente, vuelva a llevar la conciencia a la respiración. Así como antes relajamos poco a poco el cuerpo, ahora lo despertaremos poco a poco.

Comience a aumentar la extensión de las inhalaciones y sienta cómo la energía ingresa con cada una de ellas y despierta el cuerpo.

Note cómo se recarga éste de energía renovada y vital.

Inhale y sienta el ingreso de la energía por la coronilla. Guíela por la columna hasta la base de ésta. Exhale.

Inhale para revitalizar los órganos internos. Exhale. Inhale y abrace el corazón con energía sanadora. Exhale.

Inhale, llene los pulmones y abra la garganta. Exhale.

Inhale y lleve la energía por los brazos hasta los dedos. Exhale.

Inhale y lleve la energía por las piernas hasta los dedos de los pies. Exhale.

Note la vibración del cuerpo cargado de energía vital sanadora.

Con los ojos cerrados, continúe inhalando y exhalando profundamente, mientras poco a poco comienza a mover los dedos de los pies, los dedos de las manos, las piernas y los brazos. Haga girar suavemente la cabeza a uno y otro lado. Estire el cuerpo.

Observe la relajación profunda del cuerpo ya despierto.

Observe la relajación de la mente.

Lentamente entreabra los ojos y perciba que usted se encuentra en un lugar profundo de su interior, mirando a través de las ventanas del alma. Cuando entren a sus ojos los primeros rayos de luz, aprecie el aspecto que le ofrece el mundo.

Este sentimiento de paz y serenidad que es su naturaleza esencial puede impregnar toda su vida y ser compartido con las personas que conozca.

"¡Qué hermoso es no hacer nada, y después echarse a descansar!"

Proverbio español

Capítulo 4

Respiración:
la reafirmación de la vida

Los griegos la llamaban *"pneuma"* ('soplo anima-do'); en latín se la denominó *"animus"* ('espíritu'); los hebreos le dijeron *"ruach"*; para muchos, es "el don de la vida"; para otros, simplemente *la respiración*. Es, por cierto, el don que se nos ha dado a quienes fijamos residencia en la Tierra: la reafirmación de la vida.

Al comenzar a descender por el canal de parto hacia nuestro entorno terrestre, sabemos, en un nivel profundo, que en poco tiempo todo cambiará. Dejaremos el oscuro, cálido y protegido santuario del útero materno y seremos lanzados a la luminosa y fría Tierra. De inmediato, si queremos sobrevivir, tenemos que aspirar esta nueva atmósfera. Casi simultáneamente, anunciamos nuestra presencia con un llanto que reafirma la dependencia que acabamos de establecer con esa sustancia llamada "aire".

Y a lo largo de toda nuestra vida continuamos con el ritual de inhalar y exhalar. La cantidad de aire que inhalamos está determinada por nuestra voluntad de vivir, expresada a través de nuestros pulmones, sistema nervioso, postura y, en especial, nuestros productos físicos y emocionales. Cada vez que incorporamos el precioso aire (día y noche, a un ritmo aproximado de dieciséis veces por minuto), reafirmamos nuestro deseo de vivir en este planeta. Con cada exhalación, nos abandonamos. Y nadie sabe si habrá un próximo aliento.

Hacemos planes para dentro de diez o veinte años,

"La vida es un halo luminoso, una envoltura semitransparente que nos rodea desde el principio."

Virginia Woolf

despreocupadamente. Está bien que los hagamos, pero lo cierto es que nadie sabe con certeza si se concretarán. El único momento del que podemos estar seguros es el presente. Estoy aquí y ahora. Aquí y ahora soy feliz. Aquí y ahora mi respiración prosigue y la vida continúa. Si uno se da cuenta de esto, todo cambia. Cambia la idea que uno tiene sobre la vida.

Un día lanzaremos nuestro último suspiro y nos entregaremos por última vez. Abandonaremos este cuerpo terrenal y le devolveremos el aire a su legítimo propietario. Nos iremos como un espíritu. Cuando llegamos al mundo, nosotros lloramos mientras los demás lanzaban gritos de alegría; ahora nos iremos en paz y otros llorarán.

La respiración nos sacia, no sólo de oxígeno sino también de energía vital. Inhalamos ese preciado elemento al que se ha dado en llamar "*prana*", "*chi*", "*ki*". Es la misma fuerza vital que extraemos del alimento, la luz y el amor. El *prana* asegura la salud de nuestro cuerpo merced a la apropiada digestión de los alimentos, el combate contra las enfermedades y el fomento de una sensación general de bienestar. Cuanto más clara y fuerte sea la fuerza vital indispensable para nuestra supervivencia, mejor será nuestro aspecto y nuestra manera de sentirnos. Con la mente clara, las decisiones se adoptan más fácilmente; las emociones encuentran el lugar que les corresponde y aun las más pequeñas cosas que hacemos nos traen renovada satisfacción. Si esta energía está *equilibrada*, la vida puede transitar a un ritmo más suave y regular, sin tantas caídas ni sobresaltos.

Tal vez esta concepción de la energía a usted no le resulte familiar. Es una energía sutil y tranquila, pero dinámica y poderosa. Es un elemento clave para entender quiénes somos y por qué enfermamos.

Aunque incorporamos el *prana* por muchas vías, las prácticas respiratorias son la forma más eficaz de canalizar esa fuerza vital hacia todas las partes del cuerpo y de la mente.

Quizá usted recuerde lo que dijimos en el Capítulo 3: que el *Prana Maya Kosha* o cuerpo energético es nuestra segunda "vaina". La respiración es el puente entre el cuerpo y la mente, la materia que está en el medio del sándwich constituido por el cuerpo físico y el cuerpo-mente, y su función consiste en actuar como fuerza motriz de las dos capas externas del sándwich. Sin energía, el cuerpo físico no puede moverse: de ahí que, cuando la energía abandona a un organismo, lo consideremos muerto. Si estamos exhaustos, tal vez digamos "Estoy muerto de cansancio", con lo cual queremos significar que no tenemos acceso a una mínima cuota de energía que movilice nuestro cuerpo.

Los movimientos del cuerpo afectan la respiración. Si de pronto aceleramos el paso o nos echamos a correr, los requerimientos de oxígeno y de energía se incrementan y la respiración se acelera. Cuando volvemos a caminar a ritmo normal, la respiración se aquieta.

También lo contrario es válido: los cambios en los ritmos respiratorios afectan al cuerpo. Cuando nos sentimos cansados, una respiración profunda nos llena de energía vital y aumenta nuestro grado de atención.

Además, las pautas respiratorias gravitan en forma directa en la mente y son de gran ayuda para calmarnos o dinamizarnos. A veces nos sentimos "demasiado cansados como para pensar"; otras, la mente corre a gran velocidad. Para moverse, los pensamientos necesitan energía. Dentro de la mente hay millones de ondas de pensamiento, que se desplazan rápida o lentamente, de manera rítmica o caótica. El ritmo está relacionado con la respiración y el movimiento corporal. Si respiramos con lentitud –sobre todo en la exhalación–, nuestros pensamientos tienen más espacio para desplegarse. El espacio que existe entre una respiración y otra es el que existe entre los pensamientos; y al espaciarse éstos, el ritmo se aquieta, convirtiendo algo tensionante en algo disfrutable. En música, los silencios son muy importantes; cuanto mayores sean los silencios entre las notas, más relajante será la música.

La conciencia de la respiración aporta vitalidad y goce a cada momento de la vida. Cuando exhalamos despacio, sabemos de inmediato si alguna tensión o tirantez se ha filtrado en nuestro cuerpo o mente. La respiración se convierte así en un gran barómetro para medir el grado de relajación o de estrés.

¿No sería magnífico poder llevar adelante un proyecto o aventura cómoda y plácidamente durante todo el tiempo que queramos? La energía sustentada hace flotar cuerpo y mente como un barco en el agua, en lugar de tener que empujarlos en forma constante para que se muevan.

La regulación de la respiración puede ayudarnos en muchas situaciones cotidianas. Si uno se siente agitado por diversos factores irritantes que se presentan durante la jornada, debe reparar en su respiración: lo más probable es que la inhalación sea breve, se la contenga un instante y se deje salir el aire con rapidez. Tómese un momento para ajustar este patrón, de modo que el aire entre y salga sin vacilaciones ni tensiones. Si usted se siente muy trastornado por algo, es difícil que lo consiga. En lo posible, tan pronto note que comienza a ponerse tenso o que su respiración se torna irregular, haga unas cuantas inspiraciones y espiraciones profundas y advierta cómo se van calmando sus pensamientos y sentimientos. Hágalo durante un minuto o más, y le sorprenderá la eficacia del procedimiento.

Si un niño pequeño es testigo de un hecho aterrador (por más que a nosotros pueda parecernos trivial), corre hasta perder el aliento para contárnoslo. Tanto sus palabras como su respiración nos transmiten lo perturbado que está:

–¡Mamiiita! ¡*Abúa* (quejido) *ay abu* (sollozo) *waaaa!*

–Querido, me doy cuenta de que ha pasado algo, pero no entiendo lo que me dices. Por favor, cálmate. ¿Qué estás tratando de decirme?

Entretanto, nos cruza la mente la visión de algún horrible incidente que acaba de producirse. Nuestra imaginación vuela y el niño no nos da ninguna información concreta. Quisiéramos tranquilizarlo, pero ¿cómo? Lo tomamos en brazos y le decimos:

–Mi amor, respira hondo y deja salir el aire lentamente. Otra vez. ¡Bien! Ahora… ¿puedes contarme qué pasó?

Las palabras que emite se vuelven comprensibles. No sucedió nada tan terrible como habíamos imaginado.

¿Notó usted que cuando siente temor ante algo que pudo haber ocurrido su patrón respiratorio cambia? En el caso anterior, lo que vivenciamos fue la mente del niño expresándose a través de su patrón respiratorio: su respiración imitaba exactamente lo que su mente pensaba. Si la mente está confundida o atemorizada, la respiración la acompaña. El niño quería decirle a su madre lo que había acontecido, pero no podía porque su respiración –indispensable para hablar– era conducida por la mente y estaba muy trastornada.

De adultos, aprendimos a controlar nuestra respiración y lenguaje. Los traumas de la infancia se convierten en los hechos cotidianos de la adultez. Los compensamos conteniendo la respiración o tratamos de detener el pensamiento; pero, si esa contención no se hubiera vuelto un hábito, nuestro lenguaje sonaría como el habla farfullada de un niño. Los pensamientos continúan siendo un desorden caótico, pero hemos aprendido a conservar el estrés dentro. Éste puede ser el origen de una enfermedad.

Tomar profundo aliento es como peinar la energía que nos rodea. Cuando nos levantamos a la mañana y nos vemos en el espejo, lo más probable es que tengamos el cabello desordenado en todas direcciones. Desde niños aprendimos a peinarlo de manera que todos los pelos se alisasen y fueran en la misma dirección; luego de eso, nos sentimos más satisfechos, como si tuviéramos un mayor control (¡al menos del cabello!). Las prácticas respiratorias hacen lo mismo con el campo de energía inmediato: alineamos y "peinamos" la energía, la volvemos más suave, calma y centrada. Y esa energía focalizada es como un imán que atrae nuestras polaridades.

En un trozo de metal, todas las moléculas apuntan en diferentes direcciones; es una situación caótica. El imán las alinea perfectamente: el polo positivo está en un lugar, el polo negativo en la dirección contraria. Si se raspan dos trozos de metal en la misma dirección, el imán hará que todas las demás moléculas se alineen con él, y dará origen a un segundo imán.

Al practicar la respiración antes de una meditación o de llevar a cabo una tarea importante, los cinco cuerpos tienden a alinearse, y la consecuencia es que la energía, la mente y la sabiduría actúan de modo focalizado, como una sola cosa. Al retirar y redirigir conscientemente el *prana*, la mente se torna centrada y despejada.

Un joven, inteligente y exitoso abogado trabajaba en la oficina del defensor del pueblo del condado de Los Ángeles, tarea que aun en el mejor de los casos es muy tensionante. Me invitó para que viera cómo procede nuestra justicia. Visitamos los tribunales y la cárcel, y después fuimos a su estudio para tomar un té de hierbas. Mientras tomaba el té, noté que una de las paredes de la oficina estaba cubierta de premios y diplomas, que lo condecoraban por sus notables servicios y su trato amable. ¡Era un logro importante para un hombre tan joven! Me señaló que esos homenajes no provenían solamente de la oficina del *defensor del pueblo*, sino también de su rival, la del *fiscal de distrito*.

¿Cómo era posible?, ¿por qué razón sus adversarios le habían concedido premios? En la televisión solemos ver que, aun cuando fuera de los tribunales el defensor del pueblo y el fiscal de distrito puedan ser grandes amigos, dentro de ellos son enemigos.

Vio que yo miraba sorprendida los diplomas, y me preguntó, con un brillo en los ojos:

–¿Quieres saber mi método?

–Sí, dímelo.

–Bueno –comenzó a contarme con voz pausada–, suelo estar en el juzgado un poco antes que el resto de la gente. Mientras van entrando los demás abogados, de inmediato se ponen a discutir entre sí, mucho antes de que el tribunal inicie su sesión. Yo me quedo sentado en uno de los bancos de detrás y, tratando de no llamar la atención, practico la respiración polarizada. Esto me ayuda a centrar la mente y aclara mi energía. Cuando llega el momento de exponer el caso, me ocupo de los hechos, no de las personalidades de mis colegas. Y la mayoría de las veces gano.

He aquí un ejemplo perfecto de energía centrada puesta en acción.

Las alteraciones de nuestros pensamientos y sentimientos afectan nuestros patrones respiratorios. Cuando estamos relajados, respiramos más lento y profundo; al tensionarnos y acelerarnos con los incidentes de la vida corriente, nuestra respiración se vuelve más rápida y superficial.

La próxima vez que concurra a una reunión de negocios, se encuentre con alguien importante para usted o conduzca su automóvil por la autopista, controle su patrón respiratorio. Asegúrese de que sea regular. Cuando yo ingreso en la rampa de acceso a una autopista, siempre hago una inhalación profunda y exhalo lanzando el aliento y la energía bien hacia delante. Mi auto y yo seguimos luego el curso abierto por esa energía.

Utilice la respiración, asimismo, para tomar contacto con su mente. Tratar de serenar una mente agitada es difícil; el estado psíquico se refleja en el patrón respiratorio y también en el cuerpo. Si exhalamos con lentitud, iniciamos una reacción del sistema nervioso parasimpático; el pulso y la presión arterial se vuelven más lentos; y el movimiento prosigue enlenteciendo la mente. En ese punto, no es raro que nos preguntemos: "¿Qué era lo que me había puesto tan mal? ¡Ah, sí!, ya recuerdo. Bueno, después de todo, no es tan importante". Si no funciona la primera vez, funcionará la quinta o la centésima; no hay que rendirse. Nadie conquistó nada rindiéndose. Poco a poco, comenzaremos a recobrar el control de nuestra mente.

En momentos de estrés, muchas personas se repliegan de su cuerpo físico y se encierran en el cuerpo mental y en el emocional. Si la respiración superficial pasa inadvertida, en sí misma ésa es una señal de estrés. Cuando el cuerpo y el sistema nervioso reaccionan ante la respiración superficial, se genera aún más estrés. El ciclo se autoperpetúa.

En esas circunstancias, muchos recurrimos a sustancias externas para dominar el estrés y la ansiedad, enviándolos a zonas más profundas del cuerpo y de la mente. Gran parte de esas sustancias, que supuestamente deberían calmarnos, nos hacen más daño que bien. Beber alcohol puede sosegarnos un poco, pero en verdad suprime o exagera ciertas reacciones emocionales. Esta clase de supresión es como tomar una barra de dinamita, encenderla y echarla dentro de un tacho de basura con la tapa puesta: en algún momento, estallará. Y eso puede suceder en el plano físico, mental o emocional. Es mucho más difícil restaurar las piezas destrozadas por la explosión que remediar el problema de entrada. La mejor forma de interrumpir el ciclo es serenarse y controlar la mente con una respiración profunda consciente.

En ocasión del cumpleaños de un amigo, fui a visitarlo y lo encontré inclinado sobre la mesita del café, inquieto. Una segunda mirada me informó de que estaba llenando su declaración de impuesto a los réditos personales; y una mirada aún más atenta me mostró que estaba practicando la respiración polarizada.

–¿Qué haces? –le inquirí.

–Estoy tratando de permanecer en calma mientras lleno el formulario –me respondió.

En teoría esto puede ser bueno, pero en la práctica no le permitía tener una plena concentración ni en la declaración de impuestos ni en su respiración. Tendría mejores resultados dedicar unos minutos primero a la respiración consciente y luego trabajar en el formulario, porque la mente estará más focalizada y la tarea podrá hacerse en la mitad del tiempo. Si retorna el estrés (el hecho de llenar formularios impositivos suele tener un índice de tensión recurrente), uno puede volver a hacer una pausa para respirar. Ésta es una de las numerosas aplicaciones de las prácticas respiratorias, ¡que nadie computa como un regalo de la declaración de impuestos!

Cuando enseño yoga a fumadores para que traten de dejar el vicio, la respiración profunda es uno de mis métodos más habituales. En lugar de aspirar un aire tóxico y caliente, los hago aspirar aire fresco, oxigenado y rico en energía. La mayoría de los fumadores inhalan profundo para aspirar el humo; observando cuánto tiempo le lleva a éste salir por la nariz, puede inferirse lo profundo que ha llegado el humo a los pulmones. ¡Si pudiéramos lograr que aspirasen igualmente profundo pero *sin* el humo! Algunos fumadores afirman que la aspiración y la retención del humo les dan más tiempo para pensar, para evaluar una situación; hasta hay quienes dicen que los ayudan con la digestión. Unas pocas respiraciones profundas sin humo de cigarrillo brindan los mismos beneficios sin sus efectos colaterales dañinos.

Muchos estudios nos hablan de los fumadores pasivos y del grado de toxicidad de esta situación. ¿Notó usted qué superficial se torna su respiración cuando está cerca de alguien que fuma? Sucede lo mismo en un ambiente semiviciado, como el de un avión. Cuando le llega al cuerpo una señal de peligro, se activa su reacción natural de autopreservación.

En la respiración *superficial* corriente, inhalamos aproximadamente medio litro de aire, que pasa por los bronquios y llega al pulmón medio, donde se produce la mayor saturación posible de oxígeno puro. Como se ha inhalado una cantidad limitada, los lóbulos inferior y superior del pulmón no son provistos con la misma riqueza de oxígeno que el pulmón medio. Y la cantidad que nos resta para exhalar es más o menos la misma: medio litro. Los lóbulos superior e inferior no pueden liberar el aire privado de oxígeno que han acumulado.

En la respiración *profunda*, el diafragma (esa masa muscular abovedada que separa el tronco del abdomen) desciende a la cavidad abdominal, adhiriéndose a la columna, las costillas y el esternón. Al descender, el músculo deja un vacío parcial en la cavidad del tronco, que permite que entre a los pulmones una mayor cantidad de aire que cuando el diafragma no se mueve.

El diafragma describe un arco por debajo de los pulmones y luego retorna a su posición relajada del comienzo, permitiendo así que los pulmones exhalen todo el aire. De ahí que iniciemos todas nuestras prácticas con la respiración abdominal. Además, el diafragma está conectado al pericardio, la membrana que envuelve al corazón. Al inhalar profundamente, es como si le diéramos al corazón un suave masaje. El corazón es un músculo y le encanta ser masajeado, así como les encanta a los de nuestra espalda u hombros.

De niños respiramos con el vientre, y esto hace que desarrollemos en primer lugar los lóbulos pulmonares inferiores. En nuestros primeros meses de vida, pasamos gran parte del tiempo acostados; nuestra actividad física es ínfima si se la compara con nuestro rápido crecimiento y desarrollo *internos*. Al expandirse y contraerse el vientre, se produce un suave movimiento rítmico hacia dentro y hacia fuera. Esto permite que la parte inferior de los pulmones, que tiene una mayor proporción de alvéolos (pequeñas dilataciones en forma de bolsa), se desarrolle y reciba el tan necesario oxígeno. La próxima sección del tronco y los pulmones en desarrollarse es la media; luego, a medida que el niño pasa más tiempo sentado o de pie, se desarrollan los lóbulos superiores (vértice pulmonar).

De adultos, tendemos a mantener el vientre chato al respirar. A veces, ya sea por una moda o porque nos lo exige la disciplina militar, nos enseñan a hundir el vientre. La primera etapa de la respiración en tres etapas, a la que luego aludiremos, está destinada a relajar el vientre y a hacer de él un uso apropiado.

En la respiración profunda en tres etapas, tomamos una mayor cantidad de oxígeno, lo cual posibilita que la distribución entre los lóbulos superior, medio e inferior sea más eficaz. Esto nos brinda más oxígeno y, *a la vez*, más fuerza vital o *prana*. En general, la respiración profunda permite inhalar siete veces más oxígeno que la normal. Con esa respiración lenta y profunda, los pulmones se expanden por completo y todo el sistema se oxigena. Hay incluso una reacción especial que desencadena una respuesta fisiológica, la cual persuade al organismo de que debe *relajarse* con cada exhalación.

LA RESPIRACIÓN Y EL SISTEMA NERVIOSO

Todos recordamos algún momento en el que tuvimos miedo. Quizá caminábamos por la calle en la oscuridad cuando de pronto sentimos a nuestras espaldas unos pasos. Había que decidirse: luchar o huir; en ese instante inhalamos y contuvimos la respiración. Los pasos se aproximaron y siguieron de largo; lanzamos entonces, al exhalar, un audible suspiro: "¡Ahhh!". No era más que una persona que había salido a correr de noche. Nuestro cuerpo y mente se habían dispuesto a enfrentar el peligro.

Tomemos esta misma escena y cambiémosla levemente: puede tratarse de un auto que arranca en forma intempestiva delante de donde nos encontramos, o de un niño que se lanza a buscar su pelota a una avenida de intenso tránsito, o incluso de una llamada telefónica que nos hace salir corriendo.

Veamos cómo funciona la respiración después de cualquiera de estos episodios. La inhalación está relacionada principalmente con el sistema nervioso simpático, que nos alienta a actuar o huir; la exhalación se vincula con el parasimpático, y nos ayuda a entregarnos y a recuperar el equilibrio una vez que el peligro ha pasado: "¡Ahhh!". El equilibrio entre inhalación y exhalación nos permite mantenernos centrados y reaccionar de manera apropiada ante todas las situaciones que se presentan.

Cuando padecemos estrés crónico, le imponemos a nuestro sistema simpático una carga demasiado pesada casi todo el tiempo. Si estas situaciones tensionantes se tornan una parte regular de nuestra vida, nos afectan en un nivel físico y emocional profundo. Si contraemos el hábito de contener la respiración o de respirar en forma superficial, la salud no queda incólume. El cuerpo es privado del alimento y de la energía que necesita para vivir plenamente. Respirar en forma superficial o irregular dieciséis veces por minuto equivale a instaurar de continuo una reafirmación vital negativa.

En una oportunidad en que me había ido a enseñar a Italia, una colega me pidió que fuese a ver al padre. Sufría un enfisema pulmonar avanzado y tenía dificultades para respirar; mi colega confiaba en que yo podría enseñarle a hacerlo más profundamente. Como era un hombre muy orgulloso, nunca aceptaba los consejos de su hija.

Una tarde soleada, fui a visitarlo, llena de optimismo. El departamento en que vivía se hallaba a oscuras, con todas las cortinas cerradas. Me hizo sentar en un sillón de la sala; no fue, precisamente, una cálida bienvenida.

–Y bien, supongo que está aquí para decirme que no debo comer carne ni tomar vino –comenzó diciéndome en tono sarcástico.

–Nada de eso –le respondí con la mayor dulzura que pude.

–Entonces, ¿a qué vino? ¿A enseñarme a respirar?

–Sólo vine a charlar con usted un rato –le dije, con más dulzura aún.

–¿Charlar? ¿Charlar de qué?

–De nada en particular. Simplemente para conocernos uno al otro.

Me quedé quieta en mi asiento. En silencio recé por que se me ocurriera algo para poder serle útil a este hombre que sufría.

Comenzamos a conversar en forma cortés. En algún rincón de mi mente recordé que para la medicina china los pulmones se vinculan con la aflicción y la tristeza, y me pregunté qué podría tener que ver eso con ese hombre rudo, que obviamente estaba sufriendo. Se llamaba Tony. Como yo sabía que había nacido en Estados Unidos, inicié la charla con esta simple pregunta:

–¿Qué lo trajo a Italia, y por qué se quedó y crió a su familia aquí?

Me quedé inmóvil, a la espera de su respuesta, con oídos y corazón abiertos.

Su respuesta no sólo me sorprendió sino que me mantuvo bajo un hechizo las dos horas siguientes. Hasta hoy, la guardo en mi corazón. Tony había sido mayor del ejército norteamericano durante la Segunda Guerra Mundial y había estado al frente de las primeras tropas que ingresaron en Italia. Con más detalle de lo que yo hubiera querido, me relató las atrocidades que presenció. Sus palabras se iban convirtiendo poco a poco en apagados e irregulares dibujos emocionales, y yo quedé atónita. Comenzaron a correrle lágrimas por las mejillas. Tuve que contenerme para no levantarme y ofrecerle un pañuelo, por temor a que ese movimiento perturbara el frágil clima creado, tan frágil como un pañuelo de papel; sentía que, si tan sólo me movía un centímetro, ese clima se disiparía. Él continuó describiendo sin rubor el avance con sus tropas por las aldeas destrozadas, donde de tanto en tanto se topaban con algún recién nacido huérfano que seguía con vida.

Después de un tiempo que me pareció a la vez una eternidad y un segundo, el hechizo se quebró. Su rostro surcado por las lágrimas parecía varios años más joven que una hora atrás. Me miró con una expresión de gran vulnerabilidad y me dijo:

–Nunca le conté esto a nadie. No sé por qué ahora se lo estoy revelando a usted.

Ambos vacilamos sobre lo que correspondía hacer a continuación. Yo me sentía más segura que él y me levanté a buscar un pañuelo para secarle el dolor que recorría la piel de su rostro.

Una vez que le hice la solemne promesa de que no se lo diría a su hija ni a ningún otro miembro de la familia, el velo que nos separaba se rompió y pasamos al otro cuarto, que en rigor parecía otro reino. Sentí que todo el conocimiento que me había dado ese hombre estaba incorporado en mis células. Abierto a cualquier aprendizaje, Tony quería fortalecer cuerpo y mente tras la terrible experiencia que había revivido cada día de su vida en los últimos cuarenta años.

Me bastó observar su patrón respiratorio para saber cuál era su lucha física y emocional. Tenía una respiración trabajosa y superficial, y enseguida me resultó evidente que se trataba de una respiración invertida o paradójica. De este modo reaccionaban su cuerpo y su mente al procesamiento interior de su insondable dolor y de un reiterado temor que nunca le había contado a nadie. Con gran concentración y alguna ayuda mía, comenzó a tratar de corregir este antiguo hábito suyo, ese patrón respiratorio destructivo.

La respiración invertida es consecuencia de haber pasado una y otra vez por experiencias aterradoras. Cuando sentimos temor, la reacción "normal" del simpático es inhalar y contener el aire; esto permite que la sangre sea desplazada hacia las extremidades y les dé la energía necesaria para luchar o huir. Con tal inhalación, se hunde el vientre, como si nos hubieran quitado todo el aire. Es la posición opuesta a la que adopta el abdomen en una inhalación normal. Seguimos conteniendo la respiración hasta que pasa el peligro, y luego, rápidamente, con un suspiro audible, la soltamos y aflojamos el vientre.

En la respiración relajada normal, los pulmones se inflan cuando el vientre se expande. El diafragma desciende al abdomen para darles más espacio. En la respiración invertida, en cambio, el vientre se contrae, como si dijera: "Aquí no hay más lugar". Al respirar de esta manera, es como si lucháramos contra el flujo natural del organismo.

Cuando este patrón respiratorio se vuelve crónico, la respiración resulta limitada e insuficiente. Cada vez que inhalamos mal, desencadenamos sin quererlo una reacción de temor en nuestro cuerpo y mente.

En la mayoría de los casos, la respiración invertida puede corregirse *fácilmente* con sólo centrarse en la forma correcta de respirar. (Si usted supone que tiene una respiración invertida, más adelante, en este mismo capítulo, le explicaré cómo corregirla.)

Uno de los aspectos interesantes de este proceso es que, cuando uno duerme, la respiración invertida vuelve a la normalidad. ¿Ese recuerdo aterrador se acumula *en el cuerpo o en la mente*?

Tony practicó mucho conmigo y pudo enmendar su patrón respiratorio de antigua data. Supongo que, con mi actitud calma y compasiva, le permití fundir cierto dolor congelado y comenzar a vivir con esa esperanza e intrepidez que él había inculcado a muchos otros cincuenta años atrás.

Al comenzar a expandir el tronco y los pulmones con las inhalaciones profundas, vemos que el aire fluye fácilmente hacia el interior. Los pulmones se relajan y el aire parece dejar el cuerpo por sí mismo. En ese momento el diafragma presiona levemente sobre los pulmones para sacar de ellos la última cuota de aire. Cuando se controlan estos movimientos, se comprueba que la exhalación no causa ningún esfuerzo.

Observe su respiración y note si la inhalación es más prolongada que la exhalación, o al revés. Casi todos inhalamos durante más tiempo. Esto podría interpretarse como una metáfora sobre nuestra sociedad: queremos apropiarnos de lo más posible y dar de nosotros lo menos posible.

Si se persiste en las prácticas respiratorias, la exhalación aumenta gradualmente hasta llegar a ser el doble de larga que la inhalación. Hay que centrarse en la exhalación, en la entrega; luego, la inhalación sobreviene en forma natural. Para sentir qué significa una exhalación profunda, suspire diciendo "¡Ahhh!" mientras exhala lentamente. No es que larguemos el doble de aire, sino que nos tomamos *el doble de tiempo* para largarlo. Al fomentar la exhalación lenta y larga, se activa y tonifica el sistema nervioso parasimpático, lo que favorece la sensación de relajación.

Al respirar de este modo, el corazón descansa más. Como es un gran servidor, el corazón sólo descansa cuando su amo no lo llama. Las exhalaciones largas le dan más tiempo para distenderse.

Estas simples enseñanzas sobre el corazón y la respiración pueden modificar nuestra manera de vivir en el mundo. Si tenemos tiempo para descansar y nutrirnos, dar nos produce el doble de placer que recibir.

DISEÑO PERFECTO

La nariz es un vehículo perfecto para la respiración. Quienquiera que lo haya diseñado, hizo un trabajo magnífico. Tiene dos canales parejos para humedecer el aire y un intrincado sistema de fino vello para filtrarlo. Si usted o sus antepasados proceden de un clima cálido y seco, es posible que tengan la nariz larga y fina; de esta manera, hay más espacio interno para la humectación y el filtrado. Si proceden de un clima cálido pero húmedo, la nariz será más corta y tendrá grandes orificios nasales, ya que el aire necesita menor procesamiento para resultarles aceptable a los pulmones. Las regiones frías producen narices largas y anchas, que calientan el aire. La nariz está tan bien diseñada para esta tarea que no hay necesidad alguna de recurrir a la boca para respirar.

La boca ha sido creada para asimilar grandes cantidades de sólidos o líquidos, pero permanece muy atenta, como un jugador suplente, si tenemos un resfrío o por alguna otra razón la nariz está ocupada o cargada. Podría parecer extraño que tengamos dos orificios nasales siendo que la mayor parte del tiempo los usamos como si fueran uno. En verdad, la nariz está revestida de un tejido eréctil que hace que su interior se hinche y se encoja periódicamente durante el día, aunque es probable que la mayoría ni se dé cuenta de ello. Esto exige que el flujo de aire pase de un orificio nasal al otro, siguiendo un ritmo biológico.

El orificio derecho, gobernado por el sistema nervioso simpático, se corresponde con el hemisferio izquierdo del cerebro, con sus atributos de calor, mente pensante, intelecto y raciocinio, a veces considerados características masculinas. El orificio izquierdo, gobernado por el parasimpático, se corresponde con el hemisferio derecho y con sus atri-

butos de frialdad, intuición, sentimiento e instinto, a veces considerados características femeninas.

El calor o frío intenso pueden hacer que los orificios nasales se alte-
ren o se modifique su predominio. Dejando pasar el aire por el orificio
derecho o el izquierdo se obtiene un efecto de calentamiento o de en-
friamiento, respectivamente. Si uno está fuera en un frío día invernal, su
orificio nasal derecho permanecerá totalmente abierto y tratará de modo
desesperado de calentar el cuerpo –aunque uno ni lo perciba–. Si de pronto
cambia de ambiente y entra en una habitación hipercalefaccionada, el
orificio derecho se cerrará y entrará en acción el izquierdo.

Esta oscilación se torna más evidente cuando uno está resfriado y
con la nariz tapada. Por lo común, uno de los dos orificios por vez se
abre para dejar pasar el aire necesario.

Los estados mentales pueden, asimismo, cambiar este predominio.
Cuando sentimos ira o una pasión ardiente, es probable que prevalezca
el orificio derecho, en tanto que la depresión o la compasión hacen que
se abra el izquierdo. De noche, nos volvemos a uno u otro lado de la
cama a medida que cambia el predominio de los orificios. Si estamos
acostados sobre un costado cualquiera, se abre el orificio del lado opuesto. Si nos echamos a dormir una siesta en un día caluroso, el orificio derecho pierde predominio y nos deja descansar y aun soñar. En caso de que
de pronto suene el teléfono y nos despierte, el orificio izquierdo se con-
gestionará haciendo que se abra el derecho, de modo tal que estemos
atentos a la llamada. La conciencia del cuerpo está despierta aun cuando
creemos dormir.

El antiguo sistema del yoga valora la función separada de los dos
orificios. Se desarrollaron varias técnicas, en especial la de la respiración polarizada, para contribuir a "recuperar el equilibrio" de la respiración y de la mente. Al alcanzar la ecuanimidad, nos sentimos equilibrados en cuerpo, mente y espíritu.

Cuando los orificios nasales no están bien abiertos, hay formas de
abrirlos y de limpiar la nariz para que el aliento fluya bien. Los métodos de lavajes nasales ayudan a mantener los orificios despejados y con
un funcionamiento correcto. Consisten en aspirar o echarse con un
pulverizador una solución tibia y levemente salina (como las lágrimas)
de agua purificada (no clorada) en un orificio por vez. Se retiene la

solución en la nariz por un breve lapso y luego se la despide soplando fuerte. El agua salada suaviza, disuelve y elimina la mucosidad y fortalece las membranas mucosas, haciéndolas funcionar adecuadamente y evitando que se introduzcan virus, bacterias y alérgenos.

En los negocios de productos naturistas pueden adquirirse una especie de pequeñas teteras para estos lavajes; de lo contrario, en cualquier farmacia se encontrará una jeringa nasal para bebés. Es un hecho curioso que a los bebés se les limpie la nariz como cosa de rutina y, en cambio, los adultos no lo hagan nunca.

PRÁCTICA DE LAS TÉCNICAS DE LA RESPIRACIÓN

Respiración en tres etapas

La primera de las tres etapas de esta respiración abdominal puede practicarse acostado en posición relajada, o sentado cómodamente en una silla con la espalda erecta. Lo más importante es estar relajado, con el vientre distendido, y que la energía fluya por la columna. Debe respirarse en forma suave y continua, sin ninguna tensión. Si en algún momento uno se siente mareado, debe interrumpir la práctica y retomar la respiración normal. Recuérdese que hay que respirar por la nariz, que filtra y calienta el aire.

Primera etapa

Coloque su mano derecha de modo tal que el pulgar quede sobre el ombligo y los demás dedos cubran el vientre. Esto lo ayudará a cobrar conciencia de los movimientos del vientre al respirar. Comience exhalando totalmente por la nariz; el vientre y la mano derecha se desplazarán hacia dentro. Al término de la exhalación, contraiga levemente el vientre.

Comience la inhalación expandiendo el vientre y dejando que se levante con él la mano derecha; así se llenan los lóbulos inferiores de los pulmones. Al exhalar, contraiga el vientre. Al inhalar, se ex-

pande; al exhalar, se contrae. Continúe lo suficiente como para sentir que esta práctica no ofrece ninguna dificultad.

Con esto basta para sentirse más sereno y relajado. Cuando ya esta etapa esté superada, puede agregarse la segunda.

Segunda etapa

Coloque la mano derecha sobre el vientre y la izquierda al costado de las costillas inferiores. Exhalando completamente por la nariz, al inhalar expanda el vientre. Siga inhalando hasta sentir que se expande también la parte inferior de la caja torácica. Al exhalar, deje que el aire fluya desde la caja torácica y el pulmón medio; luego hunda el vientre. Al inhalar, el abdomen y la caja torácica se expanden; al exhalar, se contraen.

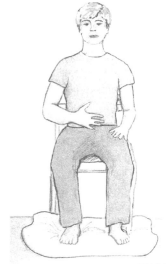

PRIMERA ETAPA

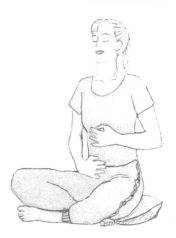

SEGUNDA ETAPA

Continúe practicando las etapas primera y segunda hasta sentir que las realiza con comodidad. Cuando usted sienta que ha llegado el momento, cierre esta etapa con una exhalación y vuelva a la respiración normal. Relájese.

Tercera etapa

Coloque la mano derecha igual que antes y la izquierda en la parte superior del tronco, cerca del hombro.

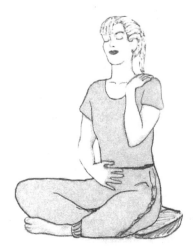

TERCERA ETAPA

Exhale. Inhale y expanda el vientre y el pulmón inferior; continúe inhalando hasta llegar con el aire a la parte superior del tronco. Sienta cómo se elevan apenas las clavículas. Al exhalar, largue el aire del pulmón superior, la parte interior del tronco y el abdomen, pasando con fluidez de cada una de estas secciones a la otra. Inhale y siga expandiendo el abdomen y la parte inferior del tronco, el tronco medio y superior, de modo que las clavículas se alcen levemente.

Continúe respirando de manera lenta y profunda durante unos minutos, y termine con una exhalación.

Respirando de esta manera, utilizamos toda la capacidad de los pulmones e incorporamos aproximadamente siete veces más cantidad de oxígeno que en nuestra respiración superficial normal.

Los músculos del tronco y los pulmones tal vez no estén habituados a esta expansión, por lo cual hay que estar atento ante cualquier señal de tensión o mareo. Si uno comienza a cansarse o a quedarse sin aliento, debe volver a la respiración normal por un breve lapso, y sólo retomar la de tres etapas luego de un descanso. Esto contribuirá a aumentar el vigor sin incrementar las tensiones. En rigor, la tensión o el estrés agotan la fuerza vital, suprimiendo muchos de los efectos favorables de la práctica respiratoria.

Si se siente cómodo con esta clase de respiración acostado, experimente sentándose con la columna erecta y note si le resulta igual o más difícil. Comience a habituarse a realizar la práctica sentado, ya que la mayor parte del tiempo estamos con la columna erecta. Si se practica con regularidad, poco a poco este tipo de respiración se volverá automático.

Corrección de la respiración invertida

Al realizar la respiración en tres etapas, si se advierte que el vientre se hunde al inhalar o se hincha al exhalar, es porque se está efectuando una respiración invertida. Será más fácil o más difícil corregir este problema según la cantidad de tiempo que se haya respirado así.

Coloque ambas manos, con los dedos recogidos, sobre el vientre, y, al exhalar, presione hacia dentro, aflojando la presión al inhalar. Si uno está acostado, puede utilizar un libro, un saco de arena o cualquier otro peso que ayude a obtener el movimiento correcto.

Para sentir el flujo del aire, imagine que tiene polvo en la nariz y quiere sacárselo. ¿Como lo haría? Lógicamente, soplando hacia fuera. ¿Y hacia dónde se desplazará el vientre? Hacia dentro.

Si esto se repite varias veces, puede corregirse la dificultad. A veces la reacción del cuerpo se ha vuelto tan automática que se necesita mucha concentración para enmendarla. No hay que desalentarse: la diferencia en materia de energía y de centramiento será notoria. El cuerpo quiere funcionar del modo para el cual ha sido preparado, y nos brindará a tal fin toda la ayuda posible.

Respiración polarizada

Cuando el patrón y flujo respiratorio se vuelvan más naturales, podemos comenzar a regularlo y a equilibrarlo. La respiración polarizada es una técnica poderosa para calmar y relajar mente y cuerpo.

Se la realiza en posición sedente y cómoda. Se hará la respiración en tres etapas como ya indicamos, sólo que utilizando un orificio nasal por vez. La mano izquierda descansa en el regazo; en la derecha, junte entre sí los dedos índice y medio, y deje sueltos el pulgar, el anular y el meñique. Ésta es una postura clásica del yoga denominada "Vishnu Mudra" ('foca'). Si le resulta incómodo hacerla con esos dedos, pruebe con el pulgar y el índice.

El pulgar cierra el orificio derecho mientras el izquierdo permanece abierto; a continuación, el anular cierra el izquierdo y al mismo tiempo el pulgar abre el derecho.

Al comenzar, exhale totalmente. Cierre el orificio derecho con el pulgar e inhale lentamente a través del izquierdo. Luego cierre el izquierdo con el anular y exhale por el derecho. Inhale por el derecho, ciérrelo con el pulgar y exhale por el izquierdo. Continúe siempre así: exhalar, inhalar, cambiar de orificio nasal; exhalar, inhalar, cambiar de orificio nasal. Al principio, hágalo durante un minuto pero poco a poco extienda este lapso a tres minutos o más.

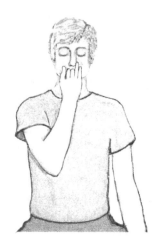

Si en algún momento siente alguna molestia, retome la respiración normal y, cuando ésta se haya normalizado por completo, vuelva nuevamente a la respiración polarizada. Con este método se incrementan el vigor y la resistencia.

Al término del período de tres minutos o más, mientras está respirando por el orificio derecho, finalice con una exhalación. Baje la mano hasta apoyarla en el regazo junto a la otra y observe, con los ojos cerrados, la quietud y serenidad, no sólo de la respiración sino de la mente. Examine la relación entre ambas.

Regulación respiratoria mediante el cálculo

Una vez que efectúe con comodidad la respiración polarizada, puede comenzar a regular y equilibrar ambos orificios nasales.

Comience contando cuánto tiempo lleva aspirar por el orificio derecho y cuánto espirar por ese mismo orificio; repita el cálculo para el orificio izquierdo. Es posible que las medidas sean muy diferentes, y aun que resulten cuatro cifras distintas. Empiece a inhalar de acuerdo con la menor de las medidas obtenidas para ello. Por ejemplo, si el cómputo de la inhalación para el orificio derecho dio 3 y para el izquierdo 4, ajuste este último de modo que también dé 3. Lo mismo es válido para la exhalación.

Use siempre al comienzo la medida menor; al relajarse, tal vez compruebe que el orificio cerrado se abre. En tal caso, puede incrementar la medida en ambos lados –en nuestro ejemplo, a 4–.

La situación puede variar de un día al otro, así que cada día debe empezar de nuevo. En lugar de comenzar por el punto en que se había dejado el día anterior, la ampliación de la medida debe ser gradual y suave: comenzar con 3, luego pasar a 4, quizás incluso a 5. No se trata de crear una situación conducente a la frustración y a la ansiedad, sino cómoda y apta para la conquista de lo que se busca. Convertir este desafío en una situación que nos favorezca en cualquier caso.

Continúe aumentando la inhalación y exhalación hasta que se equiparen. Cuando se sienta cómodo con un cómputo de 6 hacia dentro y 6 hacia fuera, puede empezar lentamente a aumentar la duración de las exhalaciones, pasando de 6-6 a 6-7, 6-8, etc., hasta que la exhalación sea el doble de larga que la inhalación. Saboree su propio aliento al disiparlo más lentamente. Irá ganando mayor control y le llevará más tiempo soltar todo el aire. Al equiparar de esta manera la respiración, se equilibran el simpático y el parasimpático, y este equilibrio produce paz y serenidad.

Respiración del zumbido de la abeja

Ésta es una técnica respiratoria divertida y muy eficaz para la concentración y la meditación. Contribuye a equilibrar y tonificar la glándula pituitaria, ubicada *en el centro de la cabeza.*

La pituitaria se parece a un guisante que cuelga en una montura protectora llena de sangre. Sabemos que, allí donde hay líquido, el sonido se desplaza con mayor rapidez y amplificado. Si se imita el zumbido de una abeja, se hace vibrar la sangre, y esto, a su vez, hace que vibre la pituitaria. El resultado es un efecto tonificador en la glándula y una real sensación de bienestar general. Pruébelo antes de realizar una meditación o en cualquier momento en que desee tener esa sensación.

Sentado con la espalda recta, realice la respiración en tres etapas que enseñamos antes. Al exhalar lentamente, con la boca cerrada, produzca un zumbido en su interior (debe sentirlo en el velo del paladar o detrás de éste). Cuando termine el zumbido, inhale y reitere la secuencia. Hágalo cinco veces con tres tonos diferentes: bajo, medio y alto. Observe en qué lugar vibra cada sonido. Quédese sentado, sereno, y disfrute de la sensación de que todo está bien.

Las prácticas respiratorias no sólo aumentan la eficacia de la respiración sino que la sincronizan con el cuerpo y la mente. Una de las grandes virtudes de la meditación es que su objetivo reside en la acción de quedarse quieto. Aun cuando lleguemos a los estadios más altos de la práctica respiratoria, seguiremos sentados solos, en su compañía.

Cuanto más realicemos estas prácticas, más nos demostrarán que la paz es nuestra naturaleza auténtica. Disfrutemos de eso.

"Lo que cuenta no son nuestros años de vida
sino la vida que hay en nuestros años."

Adlai Stevenson

Capítulo 5

Meditación: la quietud dinámica

En cierta oportunidad le preguntaron a Albert Einstein, uno de los más grandes científicos de todos los tiempos, cómo había descubierto la naturaleza de la luz. "La naturaleza de la luz", respondió Einstein, "no fue descubierta. Medité sobre la cuestión y se me reveló".

En los *Yoga Sutras de Patanjali* se dice que el yoga (palabra que significa 'yugo' o 'unión') consiste en dominar las ondas de pensamiento de la mente o en trascenderlas. Cuando la mente se encuentra "en estado de yoga", es como un profundo lago de montaña, transparente, quieto y sereno, y podemos ver en él reflejado nuestro ser auténtico y saber quiénes somos realmente. En todo otro momento los pensamientos que van y vienen nos agitan para todos lados, y confunden ese saber.

Para alcanzar dicho estado de quietud y placidez hay que aprender a aquietar la mente. Los *Yoga Sutras* definen tres etapas de la meditación. La primera es *Dharana* o concentración, el empeño inicial por tranquilizar la mente fijándola en un punto. La mente se aferra al objeto de la concentración durante unos instantes y luego sigue corriendo de aquí para allá como de costumbre. La segunda etapa es *Dhyana*, la meditación propiamente dicha, que es una concentración continua en un punto. En ella la mente se focaliza en

"La vida es toda recuerdo, salvo por el momento actual, que pasa a nuestro lado tan rápidamente que apenas podemos asirlo."

Tennessee
Williams

el objeto durante un período más largo sin sufrir fluctuaciones. Finalmente viene *Samadhi,* la etapa de la absorción, en la que la mente y el objeto se vuelven una sola cosa. En cada una de estas etapas se va alcanzando un grado mayor de paz, que luego se diluye en las exigencias de la vida diaria. Sólo en la etapa final, *Samadhi,* nuestros pensamientos y la propia mente son apaciguados para siempre. Una parte nuestra queda junto a nuestro ser auténtico. Como dice el *Bhagavad-Gita,* "la mano actúa en la sociedad y el corazón está con Dios".

Cuando concentramos toda nuestra energía en un solo pensamiento, los millares de ondas constituidas por otros pensamientos se tornan impotentes. En tales circunstancias, podemos desplazarnos por nuestra mente y vivenciar nuestro centro, un estado de consumación. Brilla allí nuestro verdadero ser.

Al sumergirnos en la práctica de la meditación, florece el anhelo de paz y tranquilidad. Esa semilla había sido plantada hace mucho tiempo y estaba profundamente oculta, pero ahora cobra un lugar importante en nuestra vida cotidiana. Algún suceso la hizo fructificar. Tal vez un accidente del que apenas escapamos con vida, o una enfermedad, o la muerte de un ser querido, o el hecho de haber estado un tiempo en contacto directo con la naturaleza, de haber sentido un llamado. Estos llamados nos conectan con nuestro ser espiritual. Luego tenemos que darnos tiempo para que la semilla se nutra y sea regada. Si la atendemos con dedicación, crecerá y nos permitirá ver el mundo en nuevos niveles, alturas y profundidades.

Cuando éramos bebés, teníamos la mente calma y clara. Siempre me atrae ver a un grupo de adultos, con sonrisas en sus rostros, observando cómo duerme una criatura. ¿Qué es lo que tanto nos atrae? Es que de la mente del bebé nos viene una sensación de paz y serenidad. Al observarlo, nuestra mente *recuerda* que en otro tiempo *nosotros* sentimos eso.

Gracias a su serenidad mental, la perspectiva que tiene el bebé sobre el mundo es muy distinta de la nuestra. A él lo alimentan, le cambian los pañales, lo acunan. Casi siempre, todo lo que tiene que hacer es sollozar o llorar, y al instante sus más imperiosas necesidades son satisfechas. Su pequeño tamaño, su indefensión y su serenidad hacen que su visión de la gente sea muy diferente de la nuestra. ¿Acaso no veríamos el mundo de otra manera si la mayor parte de las personas a las que nos acercamos nos sonrieran y dijeran palabras amables? A un bebé podemos decirle casi cualquier cosa y nos sonreirá... aunque lo que le digamos no sea tan agradable: "¡Pareces tan tontito sin un solo pelo en todo el cuerpo!". Lo que importa es la *forma* de decírselo: el bebé percibe nuestra sonrisa y nuestra vibración, aunque no entienda una sola palabra. Si le dijéramos eso mismo a un adulto, nos ganaríamos un enemigo para siempre. La mente del bebé aún no ha acumulado pensamientos extraños, temores y prejuicios. El lago sigue siendo transparente. Irradia satisfacción y felicidad, y por eso gozamos al estar cerca de él.

Cada vez que un pensamiento ingresa en la mente, es como si se hubiera arrojado un guijarro al lago: se forma una sucesión de ondas concéntricas. Si se sigue arrojando el mismo pensamiento-guijarro una y otra vez, comienza a modificar la condición de la arena o la tierra que está en el fondo del lago, próxima a la costa. Si la arena se acumula en un lugar, se forma un *túmulo*. Cada vez que llega una onda de pensamiento –por más que tenga la intención de permanecer independiente–, el túmulo de arena la arrastra hacia el decurso de ese pensamiento primordial, que con el tiempo cobra fuerza y se convierte en una tendencia, un rasgo de carácter o, a la larga, en nuestra personalidad.

De bebés, tenemos pocas preferencias y ondas de pensamiento: estamos contentos con lo que somos. Al crecer, nuestras opciones y distinciones se multiplican: las nenas usan ropa de color rosa; los nenes, de color celeste. Comienzan a gustarnos ciertas cosas y a disgustarnos otras. A las nenas les gustan las muñecas; a los varones, los camioncitos. Si una usa vestidos y juega con las muñecas es una buena chica; si le gusta jugar con camiones, no lo es. Nuestra mente y pensamientos se polarizan y se tornan prejuiciosos. Se instala la confusión, y la satisfacción y la paz que antes sentíamos comienzan a evaporarse. Nos volvemos conformistas o rebeldes; cualquiera de las dos alternativas se cobra su precio en nuestra serenidad mental.

Le comentaba a una amiga el asunto de las ondas de pensamiento, explicándole que ellas no permiten que el reflejo en el agua del lago sea claro, y vemos todo distorsionado. Me hizo un ademán y me dijo:

–Ven conmigo.

Fuimos a la orilla del mar. Era un día tormentoso. Apuntó al mar con el dedo y me dijo:

–Ésa es mi mente: no un lago con leves ondas, sino un mar embravecido. Siento que no tengo control alguno de mi mente o de mi vida.

Para muchos, tratar de dominar o trascender los pensamientos es como tratar de controlar las olas del mar en medio de una tormenta, más que las aguas de un lago. La propia *naturaleza* de los pensamientos que pueblan la mente consiste en desplazarse de un lugar a otro y saltar hacia todos lados.

No hay que permitir que la práctica de meditación se convierta en una batalla con la mente. Ésta debe ser nuestra amiga, no nuestra enemiga. Recordemos que la mente y nosotros estamos *en el mismo bando*: ambos anhelamos la paz y la quietud. Si la mente se transforma en nuestra enemiga, nunca tendremos paz, ya que siempre hallará la manera de agitarnos; mientras que, como amiga, sabrá ayudarnos a encontrar la paz. En lugar de *luchar* para controlar los pensamientos, hay que elevarse por encima de ellos como si tomáramos un avión. Visto desde arriba, a la distancia, ¡qué pequeño e indistinto parece todo! O, si se prefiere esta imagen, hay que sumergirse bien hondo, como un buzo o un practicante de submarinismo, por debajo de las bravas olas y la turbulencia, hasta el fondo silencioso, calmo y bello. Al aquietarse la mente, obtenemos un fiel reflejo de lo que nos rodea. Sumérjase hondo.

La meditación puede utilizarse para aliviar el estrés; pero es mucho más que una técnica para el manejo del estrés, y si *únicamente* se la emplea con ese propósito, equivaldría a usar un poderoso rayo láser para cortar una rodaja de pan. La meditación es una herramienta de *transformación total*. Nos abre a esa generalizada sensación de paz que vivenciamos como una "quietud dinámica".

Si practicamos la meditación para el manejo del estrés, es muy difícil que podamos evaluarnos o medir nuestro *progreso*. Los beneficios vienen del interior y afectan el exterior. Los beneficios de una práctica sutil son también sutiles. No es lo mismo que una dieta con pocas grasas, en la que uno puede ir midiendo los cambios que se producen en el colesterol, o una ejercitación física en la que sabemos bien cuándo nuestra fuerza muscular ha llegado al punto de alzar una pesa de cincuenta kilos. Uno de los beneficios obvios de la meditación, que cualquiera puede percibir, es que los "fusibles mentales" nos saltan con menor frecuencia.

Repárese en la forma que uno tiene de reaccionar ante una situación que, *normalmente*, lo habría puesto furioso. La ira es una onda de pensamiento muy poderosa, que puede aparecer en la mente muchas veces al día. Al principio, uno observa ese pensamiento airado: *"Creo que estoy empezando a enfurecerme"*. Sin involucrarse aún, sigue al mando y es capaz de modificar el pensamiento y la dirección de la energía. Después de dejar caer al lago ese pensamiento airado diez o veinte veces en un mismo día, la distancia desde la cual se lo observa y el período de observación se tornan menores: "Me *estoy* enfureciendo". Uno sigue observando cómo se aproxima su mente a la furia. Después de treinta o cuarenta veces, uno está tan próximo al pensamiento airado que parece que forma una unidad con él. "Yo *estoy furioso*" pasa a ser "Yo = furia". Muchas de las ondas de pensamiento que ingresaron en la mente contenían apenas cierto grado de furia, pero fueron arrastradas por la ola avasalladora. Entonces se vuelve cada vez más difícil controlar los pensamientos "apenas" furiosos.

Al enlentecer los pensamientos, tenemos la oportunidad de observar la mente. Esto ayuda a alargar los períodos entre los "saltos de fusibles" y actuar en forma apropiada incluso en situaciones perturbadoras.

Cuando las personas se enfrentan con alguna de estas situaciones que en el pasado fueron muy perturbadoras para ellas, suelen decirme: "Puede ser que la meditación sea útil, después de todo". Comienzan a ver tales situaciones con más calma y a darse cuenta de que no vale la pena que se dejen atrapar. "Estoy seguro de que hay alguna manera de manejar esto sin enfurecerse". A veces, en determinadas circunstancias, uno *necesita* enfurecerse. Esta introspección nos permite ir más allá de la mente y de los sentidos y ver *la perfección en cada acto*; y luego actuar en consecuencia. Éstos son los "resultados" que pueden obtenerse.

Cuando nos narran una historia o nos presentan un problema para que lo resolvamos, nuestra mente debe estar atenta y abierta, ya que de lo contrario nuestros pensamientos *colorearían* todo. Si miramos el mundo a través de lentes rosadas, todo nos parecerá color de rosa; si lo miramos cuando el cielo está invadido por negras nubes, todo nos parecerá negro. Debemos usar nuestro discernimiento para tomar cualquier decisión desde una mejor perspectiva.

Siempre me sorprende escuchar los comentarios de un pequeño grupo de personas que han visto un accidente de tránsito. Cada persona representa en *su* mente la onda mental prevaleciente, y desde ese lugar da su punto de vista u opinión. A veces, los testigos concuerdan en lo que vieron; más a menudo, no. Cada cual incluye sus propias experiencias, opiniones, ideas y emociones. No es raro que cada uno presente un relato totalmente distinto del de los demás.

En cierta oportunidad fui elegida para integrar un jurado y debí cumplir mi deber cívico. Como a la sazón yo usaba un nombre extraño (Swami Nischalananda) y un largo manto color naranja, me sorprendió que me eligieran para eso. El cargo contra el reo era que se trasladaba en moto y, ante el requerimiento de una agente de policía, había intentado huir. Había muy pocas pruebas directas en contra de él y el juicio duró apenas dos horas; al cabo de dicho lapso el jurado debió reunirse para decidir si era culpable o inocente. Lo hicimos en un cuarto aislado. Fue fascinante ver cómo salían a relucir historias y prejuicios de toda índole. Todos habíamos visto *Perry Mason, Matlock, L.A. Law* y otras series televisivas cuyos protagonistas eran abogados; algunos miembros del jurado *representaron el papel* de acusadores y otros, de defensores. Una mujer manifestó que estaba segura de que el reo era inocente porque en una mujer policía no podía confiarse; cuando le preguntamos por qué, respondió: "Llevaba un arma en la cintura, y eso no es propio de una mujer". Un hombre aseguró que el reo era culpable porque todos los que andan en moto huyen de la policía. Fue una maravillosa exhibición de la forma en que las ondas mentales influyen en las conclusiones supuestamente racionales. El debate continuaba; se acercaba la hora de la cena y había empezado a nevar. Yo manifesté que estaba totalmente convencida de que el sujeto era inocente y de que se había ido a su casa sin ningún apuro. Los otros integrantes del jurado estaban más ansiosos que yo por que el asunto terminara; uno por uno, a medida que iba avanzando la aguja del reloj, se pasaron a mi posición. Finalmente, se presentó el veredicto de "inocente".

Llevada por la curiosidad, le pregunté al abogado defensor por qué me había elegido *a mí* entre tanta gente "normal".

—Sentí que usted tenía un corazón abierto y sincero, y que obraría con justicia —me respondió.

La meditación es una práctica inusual y a muchos, sobre todo en

Occidente, les resulta difícil. Nuestra cultura y sociedad no alientan que nos quedemos quietos. No sé a cuántos de mis lectores, cuando eran niños, les dijeron que dejaran de fantasear y prestaran atención. Yo fui una de esos alumnos a los que junto con el boletín de calificaciones siempre les envían un mensaje para sus padres: "Es una alumna muy inteligente, pero nada aplicada. Se pasa el tiempo soñando". ¿Le resulta conocido? Al parecer, para los niños esto es natural; es un modo de tomarse unas minivacaciones del lugar o situación que les provoca estrés. A nuestra sociedad no le gusta; lo llama "perder el tiempo".

A menudo consideramos que nuestro tiempo "de descanso" es el que pasamos leyendo periódicos, revistas, libros, mirando televisión o escuchando música. Cierto es que nuestro cuerpo puede estar quieto, incluso mucho más de lo habitual, pero nuestra mente se encuentra en plena actividad.

Para los adultos, aprender a quedarse quietos y tranquilos es un proceso arduo, a veces tedioso y hasta –al parecer– antinatural. Quiero dejar sentado esto, porque es importante no desalentarse con la meditación. El cultivo de cualquier hábito nuevo lleva tiempo. Hable con algún buen cantante o pianista; ¿cuántos años practicó para llegar al grado de dominio de su arte que posee?; ¿cuánto luchó con su mente? Es probable que en lugar de estar siempre practicando hubiera querido hacer alguna otra cosa. Aun después de convertirse en concertistas consumados, el pianista y el cantante tienen que empezar de cero todos los días y practicar las escalas.

A veces pensamos: "Bueno, ya hace dos semanas que medito y no pasa nada". Aunque se haya practicado veinte o treinta años, los principales beneficios no se aprecian necesariamente en el plano físico sino en el cuerpo sutil.

Sucede con frecuencia que creemos que todos los demás logran concentrarse fácilmente y llegan a las profundidades, y que nosotros somos la excepción. En realidad, en esto nos parecemos todos: nuestras mentes andan corriendo de aquí para allá. Se ha descripto a la mente como un monito; a veces se agrega: "un monito borracho", y hasta se llega a decir que es un monito borracho "al que lo ha picado un escorpión". Se abalanza en todas direcciones menos hacia donde queremos: focalizada en la técnica de meditación.

En ocasiones, escuchamos decir esto a un experto, pero seguimos dudando. En una ocasión, Su Santidad el Dalai Lama dirigió un retiro para mucha gente. Todos los días hablaba sobre los distintos aspectos de la meditación y su vigencia en la vida diaria. Pacientemente explicaba que la única forma de obtener beneficios era practicar, practicar y practicar. Puede llevar años experimentar esa sensación de paz que impregna la vida cotidiana.

Cada día, antes y después de sus charlas, había un período de meditación. Al caer la tarde, con paciencia y compasión respondía las preguntas de los asistentes. Un individuo que había estado en el retiro toda la semana alzó la mano y preguntó:

–Todo esto lleva mucho tiempo... ¿No existe una manera más fácil y rápida de alcanzar ese lugar de paz?

El Dalai Lama se tomó la cabeza entre las manos y permaneció en esa posición durante unos cinco minutos. Cuando al fin alzó la cabeza, su rostro estaba surcado de lágrimas. Sus ojos iluminaban los rostros de los allí presentes, como para absorber comprensión.

Tras lo que nos pareció un largo tiempo, comenzó a hablar con lentitud. Cerró las manos y con los puños bien alzados, repitió: "¡No hay ninguna manera fácil y rápida! ¡No hay ninguna manera fácil y rápida! ¡No hay ninguna manera fácil y rápida!".

No hay que renunciar a la meditación ni desilusionarse. Si se buscan resultados, que sean de largo plazo, no inmediatos. Todas las grandes realizaciones llevan tiempo. Con una práctica diaria atenta, los beneficios se verán en una transformación de cuerpo, mente y espíritu.

A medida que la ciencia médica estudia los efectos que tiene la meditación en el cuerpo, comenzamos a entender por qué muchos sabios de la antigüedad llegaron a vivir muchos años con salud. En la meditación, cuerpo y mente se relajan y se tornan más eficaces, lo cual disminuye la presión arterial, mejora la función inmunológica y hace que nos sintamos vitales y con la sensación de controlar mejor nuestra vida. En el llamado "Ensayo del Estilo de Vida para el Corazón", comprobamos que las personas que más practicaban el yoga y meditaban durante el día eran las que obtenían los mejores resultados en lo concerniente a revertir sus trastornos coronarios. Otro estudio indicó que los individuos que, después de un primer ataque al corazón, aprenden a manejar su estrés tienen muchas menos probabilidades de sufrir un segundo ataque. La mente gravita en el cuerpo.

Tal vez lo que ocurra es que en nuestra sociedad no nos damos tiempo para encaminarnos hacia dentro e ignoramos que estamos desarrollando numerosas enfermedades ligadas al estrés. Quizás estas enfermedades sean la forma moderna de apartarnos del "ajetreo" de la vida y darnos otra vez tiempo para nosotros mismos, para "sentirnos cómodos dentro de nuestra piel" (como dicen los franceses) y para sanar.

Peg era enfermera y estaba segura de que el pronóstico de los médicos implicaba su pronto canto del cisne. En su familia había habido una sucesión de mujeres con cáncer de mama, y esto la aterraba tanto que resolvió hacerse extirpar ambos pechos.

–Lo que hice nada tiene de raro –me aseguró–, si has tenido una madre, hermana, tías y abuelas que murieron todas de cáncer de mama. Lo hice para tener un poco de paz mental.

Resultó ser que, con su mente tan absorbida por la idea del cáncer, después de la cirugía de mamas le apareció un cáncer de ovario. Y, aun antes de ser diagnosticado, ya había metástasis en el hígado y en los pulmones. Una parte de Peg aceptó esto como un destino ineluctable, pero otra parte ansiaba prolongar su hasta entonces corta vida.

A partir de ese momento puso todas sus energías en lo espiritual y permitió que emergiera en ella una nueva estructura vital interna. Vino a trabajar conmigo porque *intuyó* que ése era el camino correcto.

–Sé muy bien que pronto el cáncer se extenderá a todo mi cuerpo y voy a morir –me dijo–. Todavía soy una mujer joven. Antes, tenía la esperanza de que vería crecer a mis hijos, pero ahora la perdí. También sé que una gran parte de lo que soy continuará viviendo. ¿Me ayudarás a ponerme en contacto con ese espíritu interior?

Después de unas pocas sesiones iniciales de enseñanza de la meditación, se la veía a Peg sentarse en el suelo o en la cama a cualquier hora de la mañana, meditando. Claramente, gracias al entorno que la rodeaba comenzó a tomar contacto con lugares profundos de sí misma, lugares de consuelo y sanación.

Una mañana bien temprano, sentí que golpeaban a mi puerta. Antes de que pudiera responder, Peg entró en mi cuarto y se sentó en mi cama con los ojos desmesuradamente abiertos.

–¿Qué pasó? –le pregunté, tan aturdida por el sueño como por la sorpresa.

,–Acabo de recobrar una experiencia que había olvidado o enterrado en lo más profundo de mí –me respondió–, tan horrible que todo mi cuerpo, mente y alma se sacudieron.

Me incorporé y convoqué la energía y las palabras que me permitieran ayudarla.

Me contó que hacía mucho tiempo, su novio había ido a visitar a unos amigos en una ciudad que quedaba como a tres mil kilómetros de distancia. El muchacho se fue una mañana temprano, cuando ella todavía estaba en la cama, medio dormida. Le dio un beso en los labios y le prometió que esa noche la llamaría.

En efecto, a la noche recibió una llamada telefónica, pero no era la que esperaba.

A las siete de la tarde, Peg había tenido una especie de desvanecimiento. El mundo físico súbitamente se había vuelto translúcido, y ella veía a través de unos velos. Inquieta, "vio" que su amado estaba sentado en un lugar extraño. De pronto, le apuntaron con un arma y hubo dos disparos. El novio se tomó el vientre con las manos y su dolor era el dolor *de ambos*. Peg sintió como si un hierro candente se le metiera en el vientre y le hiciera estallar las vísceras. El temor, el horror, el pánico la mantuvieron paralizada hasta que la campanilla del teléfono la hizo retornar a la realidad física. Una voz, en el otro extremo del tubo, le decía que habían matado a su novio de dos disparos en el abdomen. Ella colgó y a partir de entonces corrió una pesada cortina para ocultar el doloroso recuerdo de esa escena horrible.

Durante cinco años, no recordó nada del asunto; pero ahora, al replegarse hacia los recovecos internos de su alma, había descubierto un monstruo que, sin que ella lo supiera, la devoraba día y noche. Fue como descubrir una parte de sí misma cuya existencia había olvidado. Se encontró con un antiguo amor perdido que había sufrido mucho... con el consiguiente temor, llanto y sorpresa.

La asimilación física y emocional de este suceso fue a la vez difícil y fácil para ella. Poco a poco comenzó a hacer suya esa parte importante de su vida emocional y espiritual, y continuó practicando la meditación. Tal vez por primera vez en muchos años, se estaba conociendo *entera*.

Meses más tarde recibí una llamada telefónica.

–¿Sabes lo que le pasó a Peg? –me preguntaban.

–No –contesté, preparándome para lo peor.

–Bueno, fue a ver a su médico y descubrieron que ya no tenía más cáncer. Se había liberado de él. ¡Tuvo una remisión espontánea, total e inexplicable, de su enfermedad!

Tal vez no sepamos nunca qué fue *realmente* lo que la curó a Peg. Es una de esas situaciones que vacilamos en llamar "un milagro" porque pensamos que Dios, o cualquier poder superior, tiene que permanecer *anónimo*.

Más adelante me enteré de que en Estados Unidos se ha *informado* acerca de más de cincuenta mil remisiones espontáneas *inexplicables* como ésa por año. Ignoramos cuántas más suceden sin que nadie se entere. Tal vez un médico le diga a su paciente que se vaya a la casa y haga los preparativos necesarios porque está por morir. Dos años después, ¡la ve comprando zapallitos en el supermercado! Lo más extraño es que no hay nadie en la comunidad *médica* capaz de explicarlo.

En nuestra vida "normal", la mayoría de nosotros giramos en una rueda; a veces estamos en el punto más alto del círculo y nos sentimos felices; luego empezamos a descender y al poco tiempo alcanzamos el punto más bajo, como si algo nos aplastara. Pero lentamente salimos de allí y volvemos a subir. Estos ciclos pueden ser más largos o más cortos según la vida que uno lleve y su poder de rejuvenecimiento. En la meditación, nos desplazamos hacia

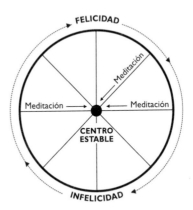

dentro, hacia el cubo de la rueda, que es siempre estable. Pase lo que pase, pasa a nuestro alrededor, sin afectarnos en forma directa. Sentados y estables, observamos las situaciones y dramas que se suceden. Participamos en ellos, pero *a la distancia*. Sabemos permanentemente que, suceda lo que suceda, estaremos en el centro, observando.

Había una vez un monarca poderoso que poseía todas las riquezas del mundo. Nada material estaba fuera de su alcance, pese a lo cual el rey era infeliz. Sabía que podía lograr una felicidad pasajera conquistando territorios y adquiriendo joyas, o suntuosas comidas o bebidas, pero siempre esa felicidad era fugaz. Convocó a todos los sacerdotes, a los curanderos y hasta a los bufones del reino para que lo hicieran feliz. Muchos acudieron para ofrecerle consejo, hechizos o artilugios, pero nada parecía darle la felicidad permanente que él anhelaba.

Después de varias semanas de entrevistas agotadoras, se presentó ante el rey una pequeña y humilde mujer.

–¿Qué puedes darme tú que no me hayan dado todos los grandes hombres y mujeres a quienes he llamado? –le preguntó.

La mujer extendió las manos, en las que sostenía un cofre de terciopelo. El rey soltó una carcajada:

–¿Le traes joyas a este rey? ¡Tengo las más preciosas del mundo!

–Perdóneme, Su Majestad –acotó la mujer–, pero ninguna hay más preciosa que ésta. Ella puede aliviar todas sus aflicciones y darle regocijo en épocas difíciles.

El rey sintió que le picaba la curiosidad. Tomó el cofre y lentamente abrió la tapa. Dentro había un anillo de oro.

–¡Un mero anillo de oro! –exclamó, y estuvo a punto de arrojarlo lejos.

–Le ruego, Su Majestad, que lea la inscripción que tiene el anillo. Léala ahora y cada vez que se sienta alegre o triste.

El rey la leyó, y volvió a leerla mientras se instalaba en el trono. Decía: **"También esto pasará"**.

Lo bueno y lo malo, lo alegre y lo triste, todo pasará. De hecho, uno de mis discípulos me regaló un cristal grabado con esa misma leyenda: **"También esto pasará"**. Lo puse sobre mi escritorio para tenerla siempre presente.

La práctica de la meditación nos permite distanciarnos de la parte exterior de la rueda. Nos lleva literalmente a nuestro centro, a nuestro espíritu, a nuestro ser propio, a aquello que verdaderamente somos. Ésa es la finalidad de la meditación: recordarnos nuestros orígenes.

La meditación no es algo que *hagamos*. Empezamos con ciertas técnicas a fin de llegar a ese punto de quietud; una vez allí, ya no *hacemos*, sino que *somos*.

Al comenzar la práctica, a menudo tenemos la expectativa de que podremos detener o controlar nuestros pensamientos de inmediato. Cuando eso no ocurre, decimos: "Me es imposible detener mis pensamientos". Esperamos que ideas que han saltado como locas de uno a otro lado durante toda la vida se vuelvan de pronto dóciles en una o dos sesiones.

En la meditación, dejamos pasar los pensamientos, dejamos que pierdan importancia. De todos modos, la mayor parte de lo que pensamos nunca se hace realidad. Más de la mitad de nuestros planes no se concreta. Tampoco suceden todas las cosas que nos preocupan. ¿Para qué, entonces, perder el tiempo? Nos sentimos frustrados y creemos que somos las únicas personas en el mundo incapaces de gobernar sus pensamientos. Lo mejor es, pues, apartarse de las pruebas a que nos somete la vida, observarlas y, llegado el caso, reírnos un poco de ellas.

Comencemos a contemplar la mente y sus pensamientos como si fuera la pantalla de un cinematógrafo. Cuando entramos al cine en la oscuridad, sólo vemos la pantalla blanca. De repente, algo se proyecta en ella y la película nos atrapa. Así como en un filme las escenas cambian, también lo hacen los pensamientos y emociones en la mente. A la larga, nos damos cuenta de que *la vida* es como una película: una *proyección* de nuestra mente.

Cierta vez, un gran maestro espiritual trataba de enseñarles esto mismo a sus discípulos. Llevó a un grupo de ellos al cine a ver una película de terror y se sentó en la fila de atrás para poder observarlos.

–Recuerden –les repitió antes de que empezara la función– que es sólo una película.

–Sí, claro –le contestaron–, ya lo sabemos, es sólo una película.

A medida que progresaba el filme y se sucedían las escenas espantosas, vio que sus alumnos se inclinaban hacia delante con el cuerpo tenso y algunos con expresiones de dolor en el rostro. Entonces el maestro soltó una carcajada:

–¡Ja, ja, ja! ¡Lo olvidaron! ¡Es sólo una película!

En ese momento los discípulos tomaron conciencia y volvieron a relajarse en sus butacas, pero pocos minutos más tarde ya estaban tensos otra vez; y así hasta que el filme terminó. Entonces se encendieron las luces y vieron que delante de ellos no había más que una pantalla blanca. ¡*Era cierto:* sólo una película!

Nuestro principal objetivo en la vida es recordar: recordar quiénes somos en medio de todo el ajetreo del mundo externo *y* del mundo interno.

El retiro de los pensamientos, sentimientos y sentidos del mundo exterior se llama *"pratyahara"*; ya lo hemos visto en el capítulo sobre la relajación profunda. Al principio de la práctica, estamos atentos a lo que nos proporcionan los sentidos. Nos distrae un camión que pasa, alguien que enciende una luz o un cambio notorio en la temperatura del cuarto. Con frecuencia, nos desentendemos de todos esos ruidos y movimientos, sin incorporarlos.

Nuestros sentidos tienen dos elementos componentes. Al desplazarnos hacia dentro, reconocemos el componente interno. Por ejemplo, el sentido del oído se extiende hacia fuera y hacia dentro. Si en este preciso instante usted se aprieta los oídos con los pulgares, suprimirá los sonidos externos y es probable que escuche el latido de su corazón. Si uno mira con los ojos abiertos la llama de una vela y luego los cierra, seguirá viendo la llama en el ojo interior. ¿Nunca le sucedió que al tomar una fotografía estallara de pronto el *flash* de la cámara delante de usted? Por unos minutos ve puntos rojos y amarillos, tanto si mantiene los ojos abiertos (visión externa) como si los cierra (visión interna).

Hay que empezar por apartar los sentidos del mundo externo. Cuanto más llevemos los sentidos hacia el interior, menos nos distraerán las cosas del mundo y más serena se tornará la mente.

En tal caso, tomamos conciencia de los sonidos *internos*, de las ideas que oscilan de un lado al otro de la mente. Al aquietarnos, nos damos cuenta de la gran cantidad de ruido creado por el movimiento mental. Si conducimos en forma constante los sentidos hacia el interior, hasta los ruidos internos se apagarán.

Muchos *preferimos* estar rodeados por toda clase de ruidos. Tenemos permanentemente encendida la radio, la televisión o el estéreo. Parecería que pretendemos ahogar el ruido de la mente con un mayor ruido exterior, al que *podemos* controlar. En la sociedad moderna, es

difícil encontrar verdadera quietud. Tómese un momento para comprobar, ahora mismo, si su casa o el lugar donde ahora se encuentra están
quietos y tranquilos. ¿No percibe acaso el leve zumbido de la nevera?
¿Nadie pone en marcha el motor de su auto? ¿El vecino no ha puesto
música? Hasta el gorjeo apaciguador de un pájaro es ruido exterior. Para
experimentar la verdadera quietud tenemos que ir hacia dentro.

Hace unos años tuve el privilegio de dictar unos seminarios en Aus-
tralia. El lugar donde habría de efectuarse el retiro estaba muy lejos de
las ciudades y pueblos más cercanos y, de acuerdo con nuestros criterios, era bastante primitivo. No había radio ni televisión. Llegué allí
después de viajar treinta horas en medio de la turbulencia y de las
sacudidas del avión y me quedé inmóvil, bebiendo esa quietud absoluta que hoy día rara vez experimentamos. El solo hecho de estar en un
lugar tan calmo infundió serenidad a mi mente. Fue como unas vacaciones fugaces.

¿No ha notado que, incluso en países muy pobres, los lugares de
culto son siempre notablemente bellos? Allí encontramos las más hermosas obras de arte, la música más sublime, un verdadero festín para
los sentidos. ¿Por qué piensa que sucede esto? Sea cual fuere la religión, es una forma muy sagaz de atraer a la gente para que adhiera a
las actividades del templo. En nuestra casa, es muy difícil que podamos
disfrutar de *vitraux* o asistir en persona a un espléndido concierto; en
las iglesias o templos, empero, sucede a menudo. Aun cuando no recemos, nuestros sentidos se complacen contemplando esa bella arquitectura o escuchando una música celestial. Y, al estar más satisfechos y
apaciguados los sentidos externos, nos es más fácil encaminarnos hacia
nuestro interior.

Una vez estaba sentada inmóvil en una de mis iglesias predilectas,
Notre Dame de París, cuando ingresó a ella un grupo de turistas para
apreciar su arquitectura y los soberbios *vitraux*. Cuando vi que se sentían obligados a *sentarse en los bancos* para ello, me reí entre dientes.
Estuvieron sentados un buen rato, algunos a pesar de sí mismos, gozando no sólo de los grandes ventanales sino también de la sublime
vibración que era palpable allí. Habían acudido a la catedral con un
propósito más superficial, pero su ser superior comprendió que tenía
ante sí la oportunidad de ser alimentado.

La experiencia será tanto más intensa cuanto mayor sea el número de sentidos involucrados. Hoy lo apreciamos con los multimedios. Vamos al cine y no sólo *vemos* una película, sino que además sus sonidos nos llegan de una serie de altoparlantes que nos rodean. ¡En una sala, hasta sentí llover! Son muchos los sentidos que podemos convocar en lo exterior; llevémoslos hacia dentro para que nuestra meditación se torne más intensa.

Cada vez que elegimos una herramienta o utensilio para trabajar o jugar, nos tomamos el tiempo de comprobar que sea del tamaño, forma, textura y uso correctos. A mí me puede encantar la forma y textura de los esquís que utilizan los esquiadores avanzados, pero, como soy principiante, es más atinado que elija los destinados a los novatos. Al elegir los alimentos que integrarán una comida especial, no sólo buscaremos los más nutritivos sino también los más sabrosos. Con ese mismo grado de atención tenemos que abordar las técnicas de meditación. En la actualidad existen muchas para elegir, pero el objetivo de todas ellas es el mismo: lograr que la mente participe y se concentre hasta aquietarse.

Los *Yoga Sutras de Patanjali* eran y son, en este sentido, muy eficaces y carentes de limitaciones. En ellos se sugieren sólo dos criterios para seleccionar un objeto de concentración o meditación.

El primer criterio es que el objeto sea tal que el solo hecho de pensar en él nos inspire y eleve. A partir de ahí, puede elegirse casi cualquier cosa: un lugar o rincón de la naturaleza, que tal vez nos haga recordar el momento en que contemplamos un crepúsculo, fascinados por su belleza; o una hoguera que nos captura con su irradiante calor; o el recuerdo de un gran ser al que hemos admirado. Tiene que ser algo cuyos atributos, cuando meditamos en ellos un tiempo suficiente, eleven nuestro carácter y nos produzcan un mayor bienestar.

El segundo criterio para elegir el objeto es que nos guste mucho, que nos haga sentir felices. Cuando se escoge una técnica de meditación que nos gusta, la repetimos con más frecuencia y poder de concentración.

Muchos nos hemos enamorado alguna vez. Cuando eso aconteció, toda nuestra atención y nuestro mundo íntegro –nuestros sentidos, nuestras ideas– estaban concentrados en la persona a la que amábamos, y el solo hecho de pensar en ella nos inspiraba y nos hacía sentir felices. "¿Qué querrá comer hoy en el almuerzo?", nos preguntábamos. "Le llevaré un ramo de estas flores, que son sus favoritas". Imaginemos estar en un aeropuerto esperando a esa persona que tanto amamos. Mientras aguardamos de pie que llegue el avión, tal vez comiencen a dolernos los pies o la cintura, pero, tan pronto vemos a esa persona aproximarse, toda la energía que tenemos sube desde los pies hasta el resto del cuerpo, pasa por la cintura y llega al corazón.

Quién más, quién menos, ha tenido esta experiencia alguna vez en su vida. La de la meditación quizá sea menos espectacular, pero con tiempo y disciplina los centros de conciencia superior de nuestra mente y corazón se abren y nos permiten sentir y conocer las verdades más altas.

Lo mejor es adoptar una técnica de meditación que a uno le resulte conocida y cómoda, a la que pueda abrazar como a un hermano.

Un amigo mío que ha hecho una gran carrera como cardiocirujano participó en un retiro de meditación que duró diez días. Cuando volvió, le pregunté como al pasar qué tal le había ido en esa experiencia.

–Fue buena –me respondió, aunque daba muestras de cierta preocupación–, pero quiero que me aclares algo. Nos dijeron que debíamos meditar pensando en el *hara* [centro de energía utilizado en ciertas técnicas budistas]. Me la pasé todo el tiempo tratando de imaginar dónde estaba exactamente. Recurrí a mi memoria y repasé mi ejemplar de *Anatomía* de Gray, pero no pude darme cuenta de si estaba a la derecha o a la izquierda del páncreas, arriba o abajo. ¿Me lo podrías explicar?

Riéndome para mis adentros pero sin dejar de reconocer el dilema en que él se hallaba, le dije:

–Hagámosla fácil. ¿Sabes dónde está el corazón?

–Por supuesto –me respondió el experto cardiocirujano–, todo el mundo lo sabe.

–Entonces –proseguí–, pon toda tu atención en el corazón, y en todo el amor que fluye de él. Ése es un grandioso objeto de meditación.

Lanzó un suspiro de alivio y pareció sonreírme con los ojos brillantes.

Cuando se elige una técnica, hay que experimentar hacia ella una cierta devoción unívoca. A veces, impacientes, nos decimos: "Ah, esta técnica no sirve"; leemos un libro o alguien nos cuenta de un método diferente, y decidimos cambiar. Es preciso darle a la técnica que hemos elegido suficiente tiempo como para llegar a lo hondo. Hay un dicho popular referido a las excavaciones de pozos para encontrar agua: Si uno cava un pozo de tres metros y se topa con la roca, y cava otro de tres metros y vuelve a sucederle lo mismo, podrá seguir cavando infinitos pozos de tres metros y nunca llegará al agua. Pero si cava bien un solo pozo, hasta los diez o quince metros de profundidad, seguro que la hallará.

Al cambiar permanentemente de técnica, no se logra la estabilidad y la profundidad que uno requiere. Es como si compráramos un extinguidor de incendios y todas las semanas lo pusiéramos en un lugar distinto: cuando realmente se produzca el incendio, no sabremos adónde ir a buscarlo. La familiaridad con una misma técnica nos permite avanzar con mayor rapidez hacia la quietud y serenidad interiores.

Habrá que abrazar, pues, la técnica que uno considere más próxima a su propio temperamento y darle un tiempo. No es indispensable casarse con ella para siempre, pero sí hacer de ella una compañía constante. Si después de tres o cuatro semanas resulta que no es para nosotros, elegiremos otra y, nuevamente, tendremos que practicarla alrededor de un mes. Tras dos o tres intentos de esta índole, ya habrá que trazar los planes de casamiento. Con la misma devoción que sentimos hacia un esposo o esposa, iremos con ella hacia dentro.

Es bueno no hablar demasiado de la técnica elegida a los demás, para preservar su carácter sagrado. Mucho se ha hablado al respecto y hay gente que se burla de ello; pero el solo hecho de apreciar y valorar un objeto le da ese carácter. Si yo sacase de pronto un anillo de oro y esmeraldas de un paquete de galletitas, usted dudaría de que el anillo fuera realmente valioso. Si, en cambio, lo invito a pasar a mi habitación, cierro la puerta, abro un cajón y de su interior tomo un cofre de terciopelo, usted conjeturará de inmediato que voy a mostrarle una joya preciada. Gran parte de nuestra consideración por los objetos proviene de nuestras intenciones hacia ellos. Por eso, bastará creer que la técnica de meditación elegida es muy especial y poderosa, para que lo sea.

DISTRACCIONES DURANTE LA MEDITACIÓN

Casi todos vivimos muy ocupados: con agendas completas, colmados de listas de actividades y con poco tiempo para dedicarles. Al sentarnos a meditar, todo esto pasa a primer plano. Hay tres maneras de desembarazarse de estos obstáculos (los pensamientos que nos vienen a la mente y demandan nuestra atención).

A veces es más fácil aprender cómo funciona nuestra mente adulta observando a los niños pequeños. Ellos aún no encubren lo que hacen, como los adultos. En la calma meditativa, nuestra mente tiende a perder los mantos que la encubrían y a tornarse tan transparente como cuando éramos niños. Vea si puede relacionar los obstáculos que se oponen a su meditación con esta observación de los niños pequeños.

Una vez yo estaba charlando con una amiga rodeada de sus hijos pequeños, que se sentían excluidos, dejados fuera por nuestra charla. Interrumpían a cada momento diciendo: "Mami, mami, ¡mami!". Lo primero que hizo mi amiga fue tratar de ignorar esas interrupciones. Es también lo primero que debemos hacer con los obstáculos que se oponen a la meditación.

Por ejemplo, un buen obstáculo es el dolor de espalda. Uno se sienta, bien cómodo, y piensa: "Voy a quedarme sentado aquí quince minutos sin moverme". Pero el cuerpo protesta: "Ah, ¿sí? ¡Eso es lo que tú crees! ¡Vamos, espalda, cumple con tu trabajo: comienza a doler para distraerlo!".

Y la espalda, obediente, se dirige al estrado donde le entregarán el Premio de la Academia a la Mejor Actuación de una Espalda Dolorida. Si procuramos ignorar el dolor de espalda, diremos: "Estoy concentrado en... [cualquier técnica de meditación]. Siento el reclamo de la espalda, pero no voy a prestarle atención". Ése es el primer paso.

Quizás el chico que reclamaba la atención de la madre se canse y se vaya a esta altura, pero casi siempre los niños son muy tenaces. En lugar de decir simplemente "Mami, mami, ¡mami!", comenzará a tirarle de la falda, a pellizcarla o a elevar el tono de la voz. Tal vez en ese momento nuestra amiga nos diga "Discúlpame un momento", se vuelva hacia su hijo y le diga: "Más tarde hablaré contigo, ahora no puedo. Estoy hablando con Susan". Todavía mantiene la calma y no ha perdido su grado de conciencia, ni mucho tiempo de conversación; por el contrario, zanjó el problema de las interrupciones rápidamente. Si este mismo tipo de distracción se presenta a su mente cuando medita, comprométase a atender cualquier asunto *urgente* cuando termine la meditación. Ésta es la segunda manera de hacer frente a las distracciones.

Algunos niños se emperran en hablar en voz cada vez más alta y hasta tienen un berrinche. (¡Hay espaldas que pueden actuar del mismo modo!) Mientras uno medita, siente que la espalda le sigue doliendo y le dice: "Está bien, dentro de un rato me estiraré, pero quiero que hasta ese momento te quedes tranquila". La mente trata de convencernos de que, si no movemos un poco la espalda, dejará de afluir sangre a ella, y de que esto puede provocarnos una lesión permanente, incluso quizá no nos permita volver a sentarnos. Nos damos cuenta de que la mente no se detendrá hasta habernos distraído por completo. Lo mejor tal vez sea dejar de meditar por un momento, estirarse, colocar la espalda en otra posición o buscar un almohadón para ubicarlo en el sitio estratégico. Le haremos a nuestra espalda la promesa de que, cuando terminemos de meditar, la masajearemos con algún ungüento o le daremos cualquier otra cosa que necesite. Hecho esto, volvemos a meditar.

No todas las distracciones son físicas; muchas son mentales o emocionales. "Se me ocurrió algo y sé que, si no lo pongo por escrito en este mismo instante, se me irá de la mente por completo y nunca tendré ese millón de dólares que podría haber ganado en la Bolsa". ¡Tal la importancia que asume el pensamiento en la meditación! Cuanto más intensas sean las ideas, mayor poder de distracción poseerán. Solución: colocar al lado, cuando se medita, un anotador y un lápiz, y como último recurso, si aparece una de esas "ideas *brillantes*", escribirla. Sugiero intentar primero la técnica de ignorar, luego pasar a la técnica de razonar, y en el peor de los casos, a la de anotar y decir: "Bien, mente, volvamos ahora a nuestra meditación".

Notará que, después de una distracción cualquiera, le resulta más difícil concentrarse. Lo mismo ocurre cuando estamos charlando y nos distraen: "Bueno, ¿en qué andábamos?".

Conozcamos a nuestra mente y seamos amables con ella. Si se rebela ante las "obligaciones" y el uso de la fuerza, usemos recompensas en lugar de castigos: "Luego podremos dar un paseo más largo" o "Podremos pasar más tiempo charlando con nuestra amiga en la cena", o cualquier otro factor que constituya para nosotros una recompensa saludable. No forcemos a la mente increpándola: "Mire, señorita, se sentará aquí y meditará, pase lo que pase. ¡Esto es bueno para usted!". Casi siempre, a la larga estas exigencias no funcionan.

Sucede que durante muchísimos años ni se nos ocurrió controlar la mente, y ahora, de pronto, queremos que se comporte a la perfección. ¿Por qué habría de escucharnos? Si hubiéramos comenzado a adiestrarla en primer grado, cuando estábamos aprendiendo a leer y escribir, ahora nuestras ondas cerebrales serían más calmas y fáciles de controlar. Por naturaleza, la mente es tumultuosa y, por naturaleza, nosotros queremos controlarla.

Convierta la meditación en un buen hábito permanente. La practica es útil cuando se la realiza durante *un período prolongado, regularmente, sin interrupciones, y con toda la honestidad o el amor de que uno es capaz.*

"Un período prolongado" significa meditar lo suficiente como para que nos resulte tan natural como hablar, caminar y respirar. No se lo logra en uno o dos meses. Siéntese un cierto lapso cada día. Sea realista: si se fija metas demasiado altas y no puede cumplirlas, se sentirá un fracasado. Las metas realistas nos hacen sentir bien cuando las alcanzamos. Para empezar, bastará con diez minutos una o dos veces por día, reiterados sin defeccionar. Permita que esto se convierta en una *buena* costumbre. Después de cierto tiempo (tal vez un mes, o más), si ha logrado mantener la regularidad de los diez minutos, agrégueles cinco, y empiece a crear lenta pero seguramente una estructura sólida.

Al sentarse, hágase a sí mismo la promesa firme: "Me voy a sentar durante quince minutos todas las mañanas y tardes". No importa lo que suceda en ese lapso, no importa qué considere usted importante, se quedará sentado sin moverse. Hasta puede planear la tarea para una hora particular del día: a las ocho de la mañana, a las seis de la tarde.

Que cada día la meditación rítmica, regular, se convierta en una rutina como la de levantarse y lavarse los dientes. ¿Se le ocurriría acaso salir a la calle sin lavarse la cara y los dientes? Así fuimos criados. La meditación se convierte, de la misma manera, en una buena costum-

bre. Levántese, lávese la cara y los dientes, y medite. Al volver del trabajo, medite, cene y váyase a dormir. Al tiempo se habrá establecido
una progresión natural y, si por algún motivo cierto día no podemos
meditar, nos sentiremos mal, como nos sentimos mal cuando no podemos lavarnos la cara y los dientes. Está la limpieza del cuerpo y está la
limpieza del alma.

Nuestra mente pone muchas excusas para evitar la *regularidad*.
Una vez oí a una profesora de yoga decirles a sus discípulos que meditar cuatro o cinco veces por semana era suficiente. Según mi experiencia, esas cuatro o cinco veces pronto se tornan tres o cuatro, después
una o dos, y al fin nada. "Si estoy de vacaciones, relajado, no necesito
hacerlo, ¿no?". Es al revés: los días de vacaciones y los feriados, en los
que no tenemos que cumplir con horarios tan estrictos, podemos meditar *más*. Un mayor lapso de meditación estimula una conducta más
apropiada.

¿Qué quise decir antes cuando comenté que debía meditarse "con
toda la honestidad posible"? Según algunos maestros, en lugar de práctica honesta, debe hablarse de *amor* por la práctica. Cuando amamos
algo, lo hacemos con todo el corazón.

El discípulo de un gran maestro le preguntó una vez qué significaba poner toda la honestidad posible en su práctica... ¿Qué debería sentir al hacerlo? El maestro no le contestó, pero le solicitó con un ademán
que lo siguiera hasta el lago. Le dijo que se metiera en el agua, que él
lo haría detrás. Así lo hicieron, y fueron hundiéndose más y más. Cuando ya el agua les llegaba a los hombros, el maestro apoyó la mano en la
cabeza del discípulo y se la hundió en el agua. Al principio, el discípulo
pensó con entusiasmo que era una forma de iniciación secreta, y se
aflojó; pero después de un tiempo la falta de aire le borró de la mente
toda otra suposición. Agitando desesperadamente brazos y piernas,
luchaba por que se le restituyera el maravilloso aliento. Incapaz de moverse, angustiado, pegó un brusco salto hacia arriba al mismo tiempo
que el maestro tiraba de él para sacarlo.

–¿Qué pensaste mientras estabas bajo el agua? –le preguntó.

Todavía jadeante, el alumno sólo atinó a gritar una palabra:

–¡Aire!

–¿Algo más? –insistió el maestro.

–No, lo único que quería era aire, era la única cosa en la que pensaba.

–Bien –sonrió el maestro–. Cuando quieras conocerte a ti mismo con el mismo afán con el que querías ese aire, lo conseguirás.

Si se reúnen los tres requisitos –un tiempo prolongado de práctica, regularidad y honestidad–, nos sentimos fluir en comunión natural con nuestro espíritu.

Al concluir la meditación, tómese un minuto para desear paz y felicidad al mundo entero. Utilice en esa plegaria las palabras que desee; puede tratarse de un rezo *oficial* o de un rezo *oficioso* salido del corazón. Si sabe de alguna persona que necesite particularmente esos buenos deseos, inclúyala en sus pensamientos y cobíjela en su corazón. Este momento es semejante, para mí, al inmediatamente posterior a regar una planta. Si se mueve demasiado la planta después de regarla, el agua que tiene el recipiente se volcará y no habrá tenido tiempo suficiente para ser absorbida. Parecería que lo mismo sucede con la meditación: deje que la paz sea absorbida por su alma como si la regara.

CREACIÓN DE UN ESPACIO SAGRADO

Es muy conveniente que uno genere en su hogar un espacio que lo atraiga y lo inspire a dedicar un tiempo al yoga y a la meditación. Puede ser un rincón de una habitación, o una habitación entera si es posible, que será dedicada a su ser interior. Coloque en ella almohadones o una silla si es que va a utilizarla, algunas mantas, un candil con una vela, flores o plantas de interior, cuadros o libros inspiradores: todo lo que lo estimule a mantenerse en calma y a bucear en su interior. Cada vez que pase por ese lugar, le recordará la paz que puede haber dentro de usted. La mayoría de los cuartos de una casa cumplen funciones específicas: el dormitorio es para dormir o descansar; el baño, para higienizarse; al entrar en la cocina, aunque no tengamos hambre, la vibración de los alimentos la estimula. Del mismo modo, el solo hecho de ver y sentir nuestro espacio de quietud debe despertar en nosotros el hambre de paz.

Lo mejor es elegir para la práctica una hora del día en que uno esté plenamente despierto y con el estómago liviano. La comida que ingerimos desempeña un papel importante en la capacidad de sentarnos cómodos para meditar (nos explayaremos sobre este punto en el Capítulo 7, "Comida para el ser integral"). Las comidas sencillas, limpias y de fácil digestión mantienen cuerpo y mente más sanos y pacíficos. Debemos comer sólo lo necesario para conservar la salud y una sensación de liviandad; las comidas pesadas producen adormecimiento y, en vez de alcanzar una conciencia superior, se cae en el estado de conciencia propio del dormir. Trate de experimentar con una dieta más liviana que la actual, incluyendo una mayor cuota de hortalizas y verduras, frutas y cereales, y repare en la diferencia que esto introduce en la calidad de su práctica meditativa.

No permita que el mundo se entrometa en su espacio especial. Cuando se ponga a meditar, baje la campanilla del teléfono. Nadie, ni siquiera sus familiares o amigos, debe interrumpirlo. Deje atrás sus pensamientos y preocupaciones mundanos y abra su mente a la paz interior.

PREPARACIÓN DEL CUERPO PARA LA MEDITACIÓN

Muchos estamos poco acostumbrados a sentarnos quietos y (al menos por lo que se ve exteriormente) no hacer nada. Al principio, uno puede sentir molestias, dolores, rigideces de cuya existencia no sabía nada. Es muy útil crearse una rutina diaria regular de ejercicios físicos de estiramiento para aliviar tales molestias (véase el Capítulo 6, "Posturas: movimiento y sanación"). Un poco de estiramiento previo puede favorecer notablemente la capacidad para la quietud del cuerpo; y, si el cuerpo no permanece quieto, la mente tampoco lo estará.

Una pregunta frecuente es la siguiente: "¿Por qué no puedo meditar en un sillón cómodo o incluso en la cama? ¿Por qué razón debo sentarme con la columna recta?".

Somos lo que conecta el cielo y la tierra. Por nuestros pies ingresa la energía terrestre y por la coronilla desciende a nosotros la energía celeste. Estas corrientes de energía circulan de abajo arriba y de arriba abajo por toda la columna. Al sentarnos con la columna recta, fomentamos el flujo ascendente de dicha energía. Es un principio de la física elemental: el aire cálido se eleva. Al sentarnos en el piso, la temperatura es menor que si lo hiciéramos sobre un sillón o si nos quedáramos de pie. En la meditación, esta particular energía va creciendo y, si se le permite subir, abre espacios de mayor conciencia, de los cuales fluye luego nuestro equilibrio físico, emocional y mental. Experimentamos un distanciamiento placentero respecto de nuestros pensamientos y sentimientos, y aun de nuestros cuerpos.

Esto se logra con mucha más facilidad en posición sedente. Si para relajarnos nos acostamos, la energía se disipa; en este caso, deliberadamente tratamos de desprendernos de la energía, de modo que podamos relajarnos. En cambio, en la meditación focalizamos la energía y la vamos llevando hasta el centro o *chakra* del corazón, el de la garganta, el del entrecejo o el de la coronilla. Los beneficios consisten en la compasión y en una mejor discriminación.

¿Nunca reparó en la postura que adopta cuando está en una reunión de negocios o asiste a una conferencia? Tal vez al comienzo esté relajado en su butaca, pero de pronto se aborda un tema que lo afecta de cerca. Imagine que alguien le ofrezca firmar un contrato por cuatro millones de dólares. ¿Qué sucederá con su postura? Usted se endereza; sabe de manera instintiva que si se yergue en su asiento la energía fluirá mejor hacia su cerebro y le permitirá comprender, seguir a su interlocutor y hacer los comentarios y juicios que correspondan. El cuerpo erecto cumple un papel decisivo en lo que toca a permitir el flujo energético. La forma se atiene a la función.

Si usted se sienta en una silla, sus pies deben tocar el piso; si no lo hacen, tendrá que adelantarse un poco o bien colocar una almohada debajo. Si le resulta cómodo, siéntese con la espalda contra la pared y las piernas estiradas. En este caso, necesitará una almohada en la pared para apoyar la parte inferior de la espalda y otra debajo de las rodillas. Muchos se sientan en el piso con las piernas cruzadas porque han visto esta postura en muchas fotos, pero pronto advierten que desarrollar la capacidad para mantenerla lleva un tiempo. Si igualmente decide adoptar esta postura, coloque una almohada firme bajo las nalgas, de modo que la pelvis se incline levemente hacia delante. A fin de que la tensión sea mínima, las rodillas deben estar a la misma altura

que las caderas o un poco más abajo (si están más altas, comience sentándose en una silla, hasta que su cuerpo adquiera mayor flexibilidad).
O tal vez prefiera sentarse encima de sus piernas flexionadas, con los
pies formando una suerte de "asiento", o en un banco de meditación
con las piernas plegadas por debajo. Experimente hasta encontrar lo
que es más cómodo para usted.

Apoye los brazos sobre las piernas
con las palmas hacia arriba, en actitud
de recibir. Las manos abiertas y dirigi-
das hacia arriba nos sitúan simbólica-
mente en dicha actitud. Si le resulta
cómodo, una el pulgar y el índice, y deje
los otros tres dedos relajados, en la postura tradicional denominada "*mudra*".
Un *mudra* es la representación física de
un trayecto o estructura sutil que contribuye a encaminar y focalizar la energía. Otro *mudra* tradicional consiste en
descansar ambas manos en el regazo,
una sobre la otra, y hacer que se rocen
levemente los pulgares. Si en cualquiera de estos *mudras* los pulgares se separan, es señal de que la mente está
divagando; si se vuelven a juntar pulgar e índice, o pulgar y pulgar, es como
si se instara a la mente a focalizarse.

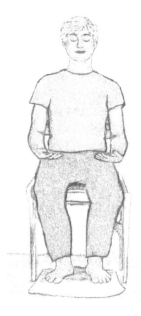

Si ninguna de estas posiciones de las manos le resulta cómoda, simplemente relájelas. Sea cual fuere la posición elegida para las manos,
hay que cerciorarse de que los hombros no estén hundidos y de que la
columna permanezca erecta. El mentón debe mantenerse paralelo al
piso y levemente recogido en dirección al pecho. Esto hace que el cuello se alinee con el resto de la columna.

Observe su columna, desde la base hasta el extremo superior, donde la cabeza se balancea perfectamente equilibrada en su punto de
apoyo. Tome conciencia de cada vértebra que lo mantiene erguido y lo
sustenta. Como el estado mental se refleja en el cuerpo, sobre todo en

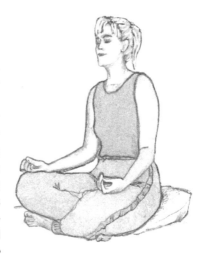

la cara, relaje la mandíbula, ubique el mentón en su posición apropiada, afloje el rostro con una suave sonrisa, que contribuirá a reflejar su contento interior y exterior.

Los ojos pueden quedar abiertos o cerrados. En el primer caso, no los enfoque en ningún objeto en particular, sino en un punto cualquiera situado frente a usted. Ojos abiertos y quietos permiten estabilizar el foco mental, lo cual es particularmente útil si la mente está muy invadida de pensamientos o si uno está cansado. Los ojos abiertos ayudan a focalizarse al meditar.

Los ojos cerrados, por otro lado, permiten sumergirse mejor en uno mismo. También aquí descansan en un punto, pero es un punto interior: la coronilla, el tercer ojo –en el entrecejo–, el *chakra* del corazón o bien el *hara* o *dan tian*, situado unos cuatro dedos por debajo del ombligo. El hecho de mantener la mente y los sentidos focalizados en un *chakra* o centro de energía incrementa los beneficios de cualquier técnica meditativa que se utilice.

Es interesante notar que, cuando la mente divaga, los ojos se apartan del centro; a la vez, cuando volvemos a centrar los ojos, la mente los sigue. Durante el dormir, los REM (movimientos oculares rápidos) [*rapid eye movements*] se producen cuando soñamos: los ojos saltan de un lado al otro, tratando de acceder a pensamientos y recuerdos. Estos mismos REM se producen en la mente durante la vigilia y también al meditar, antes de que la mente esté fijada en un solo punto. De ahí que fijar la mirada sea útil para los meditadores, más allá de su nivel de práctica. Durante el dormir, la mente permanece inconsciente; en la vigilia está consciente; en la meditación, alcanza un estado de conciencia superior –el aspecto es el mismo, pero se trata de polos opuestos–.

A fines de la década de los setenta se realizó en la Universidad de

California, en Los Ángeles, un estudio comparativo de tres de las principales tradiciones meditativas. El Instituto de Yoga Integral (IYI) de Los Ángeles, del que a la sazón yo era directora, un instituto de meditación trascendental (MT) y un centro Zen eligieron cada uno diez meditadores avezados que hubieran desarrollado la práctica en forma ininterrumpida y honesta durante cinco años, como mínimo. El propósito de los investigadores era determinar si había alguna diferencia entre estos tres tipos de meditación cuando el sujeto era expuesto a estímulos externos. ¿Serían capaces de replegarse realmente en su interior hasta punto tal de no *oír* nada ni *reaccionar* ante ningún ruido exterior? En otros términos, ¿estaban los sujetos verdaderamente meditando?

Los practicantes de la MT y del IYI tenían el convencimiento de que en el estado de repliegue sensorial llamado *"pratyahara"* los oídos ya no oyen y el cuerpo deja de reaccionar a los sonidos. Los budistas Zen, por el contrario, afirmaban que ellos no dejaban de estar presentes en ningún momento, y que siempre oirían y reaccionarían. Sobre esta base se realizó el estudio.

Yo había sido elegida para el *"test"* y el día de la prueba llegué al lugar establecido para el experimento con inquietud y entusiasmo, llevando una almohada y una manta. Me solicitaron que me sentase y que hiciera mi "rutina meditativa" habitual, sólo que, antes de comenzar, conectaron mi cuerpo a un electroencefalógrafo, un aparato que mide las ondas cerebrales. Durante la meditación, las ondas beta que normalmente aparecen en la mente activa son reemplazadas por las ondas alfa, más tranquilas, y, si la práctica es lo bastante profunda, por las ondas theta. También me conectaron a un electrocardiógrafo (para medir el ritmo y las fluctuaciones cardíacas), me sometieron a una prueba de sensibilidad de la piel a la humedad y colocaron en mis orejas un par de audífonos. Una cámara de video vigilaba cada uno de mis movimientos.

El investigador me dejó sola, con la instrucción de que me pusiera a meditar. Claro que el ambiente del laboratorio no era el lugar ideal para la práctica. Sus vibraciones nada tenían de sublimes. Me transporté mentalmente a una caverna de los antiguos Himalayas. Con esta imagen, pasé la hora siguiente haciendo *pranayama* (práctica respiratoria) y meditando. En cierto momento comencé a escuchar pequeños golpecitos a intervalos regulares, que luego se volvieron irregulares y cada vez más molestos. En cierto punto se desvanecieron.

Al término de la hora, se encendieron las luces y me dejaron salir de esa prisión de cables. Uno de los investigadores me preguntó, inquieto, si me sentía bien.

–Sí, estoy perfecta –le respondí–. ¿Hubo algún problema?

–En cierto punto –me respondió el investigador–, su electroencefalograma y su electrocardiograma disminuyeron tanto que llegamos a preocuparnos. Estuve a punto de entrar al cuarto e interrumpir la meditación; pero la observé a través de la cámara y, como seguía sentada y erecta, resolví no hacerlo.

Sonriendo, le pregunté por los golpecitos. Parece que, aunque yo creía haberlos escuchado durante todo el período, mi cuerpo y mi cerebro dejaron de reaccionar al cabo de unos minutos. A mí me habían parecido irregulares en cuanto al momento en que se producían así como en su duración, pero en verdad eran regulares y se los había espaciado en forma pareja. Aparentemente, hubo consenso con los otros meditadores. Según el estudio, no existía ninguna diferencia evidente entre las tres técnicas de meditación o derivada de la diversa experiencia de los meditadores. Una vez más se confirmaba que, como rezaba en una escritura antigua, "La verdad es una; los caminos para llegar a ella son muchos".

PRÁCTICA DE LAS TÉCNICAS DE MEDITACIÓN

En la época moderna, tenemos la gran fortuna de contar con muchas técnicas de meditación. *La mejor técnica es, para una persona, la que mejor se amolda a ella*, en tanto y en cuanto sea inspiradora y placentera. Algunas técnicas atraen a las personas de tipo más cognitivo, analítico (hemisferio izquierdo del cerebro), en tanto que otras parecen más adecuadas para las de tipo más abstracto e intuitivo (hemisferio derecho). Algunas son buenas para todos. En la elección, no hay que dejarse llevar por la popularidad de una técnica o su conveniencia para otros, sino para uno mismo. Existen numerosos métodos sumamente probados, que han sido utilizados durante milenios y por ende tienen un cierto poder intrínseco, una energía acumulada. Uno puede elegir tomar primero la autopista (lo ya probado) y luego desviarse por un pequeño sendero (el camino individual).

Hay muchas técnicas de meditación valiosas; aquí sólo describiré unas pocas. Pueden practicarse por separado o combinadas. Como ya dijimos, hay que escoger la que más se adapte al propio temperamento.

Adopte una técnica y permítale que lo lleve hasta el estado de meditación profunda. Una vez alcanzado dicho estado, deje la técnica a un lado y entréguese a la quietud dinámica.

El ojo del observador

La observación, contemplación o *tradak* es una técnica fantástica para los principiantes o para aquellos días en que la mente está hiperactiva. Es la que más he utilizado con niños. Se parte de un objeto externo y luego se pasa al mundo interno. Se hace que la mente inquieta observe algo real y concreto. La visión exterior y la interior son empleadas en forma alternada, lo cual hace que ojos y cerebro trabajen juntos. Elija cualquier objeto que le guste y le resulte inspirador. Puede ser una flor delicada, la simple llama de una vela, una foto, un *mandala* o un *yantra* (dibujo geométrico), una puesta de sol... cualquier cosa que lo lleve a un estado de quietud y paz.

Todas las tardes, después de mi tarea agotadora en la clínica médica en la que trabajaba, me sumaba a varios centenares de otras personas y hacíamos una pequeña peregrinación para ver el crepúsculo sobre el mar. Dejábamos los automóviles en la playa de estacionamiento y junto con ellos nuestras preocupaciones; y corríamos para ocupar una platea sobre las rocas o en la playa. Durante varios minutos, parecíamos todos unidos en cuerpo y mente, sentados con total quietud, contemplando este milagro de belleza cotidiano. Cuando el último rayo de sol se había desvanecido en el mar y se iniciaba una nueva noche, la unidad de los observadores comenzaba a diluirse. Algunos continuaban sentados, en tanto que otros caminaban, corrían o se deslizaban lentamente hacia sus autos (sin las preocupaciones). Para muchos, se había convertido en un ritual vespertino de meditación y aflojamiento de las tensiones.

Como el sol que se pone, el objeto inspirador debe estar directamente frente a uno, al nivel de los ojos, y lo bastante próximo como para ver su forma y percibir la sensación que produce. No es necesario distinguir los detalles. Si uno usa lentes de contacto o gafas, debe sacárselos, para que los ojos también puedan relajarse y ablandarse.

Práctica de la meditación contemplativa

Coloque el cuerpo en una posición cómoda, ya sea sentado en una silla con los pies apoyados en el suelo, o sobre el piso, con las piernas cruzadas. La columna debe estar recta, los hombros derechos, sin inclinarse hacia un lado ni hacia el otro, hacia atrás o delante. Comience por observar su propio cuerpo. Vea si tiene relajados los dedos de los pies, luego los pies, tobillos, pantorrillas, rodillas, muslos, caderas, manos, muñecas, antebrazos, etcétera.

Inhale por la nariz, y al exhalar deje que su aliento salga lentamente, llevándose consigo cualquier tensión que sintiera. Tome aire de nuevo y déjelo salir aún más lentamente. Siéntase relajado. Es importante repetir esta clase de respiración y de aflojamiento de tensiones cuando sienta que éstas se infiltran en el cuerpo o la mente.

Cierre los ojos y deje el cuerpo quieto. Poco a poco abra los ojos más o menos hasta la mitad. Mantenga los párpados blandos, relajados. Al principio, los ojos deambularán hacia uno u otro lado. Con suavidad haga que se posen en el objeto que usted ha elegido y, al ir hacia dentro, retenga las características del objeto. Mantenga los ojos abiertos hasta tanto parpadeen, lagrimeen o den indicios de alguna incomodidad. Luego ciérrelos con suavidad y déjelos descansar. Observe la imagen que aparece en el ojo de la mente; cuando ella comience a desvanecerse, abra los ojos y vuelva a mirar el objeto externo. Repita esta secuencia varias veces.

Si la mente empieza a divagar y le ofrece historias relativas al objeto, desentiéndase y con suavidad lleve su atención al objeto que tiene enfrente.

Respire normalmente, por la nariz. Resista la tentación de estirarse y agarrar la imagen con su visión. En lugar de ello, deje los ojos flojos y permita que la imagen se introduzca en éstos.

Ahora imagine las sensaciones que podría producir esa imagen: su calidez o frialdad, su textura, su belleza, su simplicidad.

Continúe el proceso de observar afuera y adentro. Trate de dejar ir todos sus pensamientos y sentimientos y concentrarse exclusivamente en su objeto de meditación. Si comienza a sentir alguna tensión en el cuerpo, respire profundamente varias veces y deje que desaparezca.

Cierre los ojos. Vea la imagen con su vista interior, mientras se interna para una meditación más profunda. Quédese unos minutos quieto y goce de su paz interior.

Con los ojos cerrados, suave y lentamente una las manos y roce fuertemente una palma contra la otra, hasta que se genere calor. Cuando sienta las manos cálidas, tápese con ellas los ojos. Deje que la oscuridad y la calidez de las palmas impregnen los ojos y lo que está tras ellos, disolviendo toda tensión que pudiera sentir. Muy lentamente baje las yemas de los dedos y mueva los párpados en dirección a las orejas, eliminando toda tensión de los ojos.

Finalmente, vuelva a colocar las manos en su regazo. Relájese. Estire el cuerpo. Observe su centramiento y su paz.

El aliento de la vida

En la siguiente técnica meditativa, se observa la respiración y se comienza a unir el mundo exterior con el interior. Así como las olas se abalanzan sobre la tierra y luego retornan al mar, así también la respiración entra en el cuerpo para luego retornar al mundo. Lo normal es que haya dieciséis inspiraciones-espiraciones por minuto, en un vaivén suave y parejo que entra y sale. Solemos emplear el término "inspiración" para referirnos a algo que nos viene de algún lugar superior; pero "in-spirar" es también respirar hacia dentro, a la par que "expirar" es abandonar el cuerpo, exhalar y dejarse ir.

El ritmo respiratorio es un instrumento maravilloso para relajar la mente. Muchos hemos pasado horas observando y escuchando cómo rompían las olas contra la costa; ahora tenemos la oportunidad de observar la marea corporal. El aliento reafirma la vida al ingresar en nuestro cuerpo, y al abandonarlo nos insta a entregarnos y confiar. No es difícil percibir la frialdad del aire que entra y la calidez del que sale. Experimente la expansión y contracción del vientre y cómo el cuerpo entero parece moverse al unísono con el aliento. Con cada inhalación asimilamos algo del mundo, y con cada exhalación le devolvemos una pequeña parte de nosotros mismos.

Al sentarnos en quietud observando la respiración percibimos nuestra unidad con todo lo creado. Nuestro aliento es el mismo que el de todo ser vivo. Entra y sale para ricos y pobres, buenos y malos. Tal vez usted sienta que todo juicio comienza a diluirse y es reemplazado por una apertura, un sentimiento de aceptación del perfecto fluir de la vida. Siga enfocándose en el ritmo de la respiración, que lo une con el de su corazón y con el océano de la vida.

Esta práctica es muy antigua y pertenece a la tradición budista.

Un joven discípulo le preguntó a su maestro qué cabía esperar después de muchos años de práctica; quería cerciorarse de que *valía la pena*.

–Si comienzo a observar de cerca mi respiración, ¿qué pasará dentro de dos años? –le preguntó.

–Observarás tu respiración –le respondió el viejo sabio.

–Y si observo mi respiración durante diez años, ¿qué pasará?

–Observarás tu respiración –repitió el anciano.

–¿Y dentro de cincuenta años?

–¡Ah! –exclamó entonces el sabio, con una gran sonrisa–. Dentro de cincuenta años tú y tu respiración se observarán mutuamente.

Un buen agregado a la meditación del aliento de la vida es observar el sonido que hace la respiración en su viaje hacia dentro y hacia fuera. Al observar la respiración, escúchela también. ¿Puede oír cómo entra el aire en las fosas nasales? Escuche atentamente el sonido que hace al dejarlas. ¿Es distinto del anterior? Tal vez oiga un leve susurro, un sonido parecido a "suuu", cuando el aire entra, y un leve zumbido, más parecido a "jmmm", cuando sale. Mediante la combinación de dos de sus sentidos, usted percibe la sensación que le produce su aliento a la par que oye su sonido.

Práctica de la meditación a través de la respiración

Observe su postura. A esta altura, el solo hecho de pensar en la medita-
ción lo llevará a enderezar la espalda y dejar sueltos y cómodos
hombros y brazos. Mantenga los ojos abiertos sin enfocarlos en
nada en particular, o ciérrelos suavemente. Tome aire profunda-
mente varias veces y déjelo salir con lentitud. La respiración debe
tener un ritmo normal, lento y tranquilo. Observe cómo entra y
sale de las fosas nasales sin tensión ni vacilación: es la respiración
que reafirma la vida.

Comience por notar si siente algún cambio de temperatura en las fosas
nasales. Al entrar, el aire es un poco más frío, y al salir, algo más
cálido. Repare en el vaivén de esa frialdad y calidez. La inspiración
lleva el aire hasta el fondo de los pulmones y hace que el pecho se
expanda. Note cómo se hincha y achata el vientre, sin controlar la
respiración en modo alguno, sólo observando su aflujo y eflujo,
como el de las mareas, el de las olas que llegan hasta la playa sin
vacilación alguna. Se rompen y suavemente se retiran. Al introdu-
cir el aliento del mundo exterior en su cuerpo, note cómo éste se
expande, y cómo se contrae levemente al enviar de vuelta al mun-
do el cálido aliento. Deje que su mente se focalice sin forzarla en el
movimiento de la respiración.

El cuerpo íntegro parece moverse al mismo ritmo que la respiración.
Sienta la liberación y relajación que experimenta el vientre cuando
el aire sale. Continúe observando el flujo natural de la respiración
sin forzarla ni controlarla.

Si la mente comienza a distraerse, apartándose de la respiración, vuél-
vala a ésta. Repare en el resto del cuerpo. ¿Hay alguna tensión? Si
empieza a perder sensibilidad respecto de la respiración, inspire
un poco más profundo. Sienta otra vez la alternancia del frío y el
calor.

Note cómo ciertos sonidos parecen más lejanos cuando usted se vierte
en su propio interior.

Cuando cuerpo y mente se relajan y usted llega a ese lugar interior de
calma y paz, puede ocurrir que una sonrisa se esboce en su rostro.

Observe la tranquilidad de la respiración. Observe la tranquilidad de la mente, y la relación entre ambas.

Cuando esté dispuesto a terminar la meditación, poco a poco incremente las inhalaciones, permitiendo que el mundo externo ingrese en su mundo interno. Con cada exhalación, envíe un mensaje de paz a todos los seres humanos. Entreabra los ojos y verá al mundo algo cambiado.

En el principio era el Verbo

En nuestros días, la palabra "mantra" ya ha llegado a ser de uso corriente. Me divierte mucho abrir el periódico y encontrarla en la sección financiera o en la de las historietas. Se la usa para designar cualquier palabra que, al enunciarla, porta poder. En el sánscrito antiguo, "*man*" quería decir 'mente', y "*tra*", 'trascender'. Un mantra es una palabra, sonido o frase que, al repetirse, nos permite trascender los pensamientos, la mente, y nuestra visión común y corriente del mundo. La repetición constante del mantra se denomina "*japa*".

Estas palabras o sonidos inspiradores pueden provenir de numerosas tradiciones, antiguas y modernas. Las que encontramos en las lenguas antiguas o en los libros sagrados poseen un carácter vibratorio enaltecedor. En el caso de estas palabras, no se trata sólo de su significado sino de una característica muy particular, que ha vibrado desde los comienzos de los tiempos.

En la tradición católica romana, la repetición de una palabra o rezo se presenta intensamente en el rosario. En la Iglesia Ortodoxa Rusa, se estimula a los fieles a repetir permanentemente la plegaria del Señor Jesús. En la tradición islámica, los rezos sagrados se reiteran cinco veces por día. En el judaísmo, las bendiciones de la hora de la comida, del *sabbath* y de las festividades religiosas son el eco de algo que viene repitiéndose desde hace milenios.

La Biblia nos dice: "En el principio era el *Verbo* y el Verbo estaba con Dios, y el Verbo *era* Dios"[1]. ¿No siente usted una particular vibración cuan-

---

[1] Evangelio según san Juan, 1:1 (*Biblia de Jerusalén*). [N. del T.]

do entra en un antiguo lugar de culto? Es palpable. Basta que nos sente-
mos en una iglesia o templo para que de inmediato nuestra mente y
nuestro corazón se eleven. Podemos percibir a muchos miles de fieles
devotos cargando esa atmósfera de vibraciones sanadoras. Aun cuando
uno no sea religioso, es difícil negar la sensación de confortamiento que
brindan tales lugares.

Las palabras o plegarias en lenguas antiguas son especialmente poderosas si se las repite con la mente y el corazón. La palabra sánscrita
"om", que hace referencia a la conciencia universal, se canta como el
sonido a partir del cual resuenan todos los demás sonidos. La palabra
"Shanti", por su parte, produce una sensación de paz. De ahí que *"Om
shanti"* sea 'la conciencia universal en tanto paz'. La palabra hebrea
"shalom" también resuena con un profundo sentimiento de paz.
Adviértase que *"om shanti"* y *"shal-om"* tienen sonidos similares, y también significados semejantes. En la tradición cristiana, las plegarias que
se alzan a Jesús y a su madre, María, como en el avemaría, se repiten
con devoción, lo mismo que el término final, "amén". *"Om"*, "amén" y
"ameen" parecen unir en sonido y vibración a personas pertenecientes
a muy diversas tradiciones.

Para el no creyente, la idea de que el sonido contenga una conciencia universal puede carecer de sentido. Una vez me encontré con
un no creyente, un físico nuclear, que estaba trabajando en un acelerador de neutrones en una universidad importante. Su esposa era profesora de yoga y me invitó a dar una charla en la universidad. Con tal
motivo, después de la charla fui a su casa y pude intercambiar muchos
puntos de vista con el científico. Al principio parecía que habláramos
diferente lenguas, aunque ambos lo hacíamos en inglés. Yo estaba fas-
cinada por la física avanzada... ¡a pesar de que no había podido apro-
bar la física elemental de la escuela secundaria!

El científico me contó que recientemente se había recibido un sonido enviado por una sonda desde un lugar muy distante del universo.
Esto sorprendió a todos los hombres de ciencia, ya que la mayoría suponía que el espacio vacío estaba también desprovisto de todo sonido.
Cuando me describió cómo era ese sonido, sonreí: ¡era el cósmico *om*!

La ciencia y la espiritualidad sólo se hallan en los extremos opuestos del espectro si este último es lineal, pero si es circular... ¡los dos

extremos se tocan! En el principio, en el medio y siempre ha estado el sonido o la palabra.

Somos en gran medida una sociedad verbal, impulsada por palabras y que trabaja con ellas. Se dice que la palabra es más potente que la espada. Se sabe que el viejo apotegma "Palos y piedras romperán mis huesos, pero las palabras nunca me harán daño" es falso. Son comunes los procesos judiciales que versan sobre palabras falsas y dañinas dichas sobre algunas personas; en cambio, nunca se ha enjuiciado a nadie por decir cosas buenas de otro. El *japa* nos recuerda la paz interior: oímos la palabra, la vemos, la decimos... y nuestros cuerpos, mentes y mundos se abren y reflejan esa paz.

Si las palabras antiguas no son de su gusto, elija otras que le resulten familiares, como "uno", "paz", "alegría", "amor", etc., palabras que le permitan sentirse enaltecido. El amor recorre el mundo; si lo desea, invóquelo en francés (*"amour"*) o en italiano (*"amore"*). En todo caso, escoja una palabra que vibre en usted al repetirla. Piense en lo que siente cuando alguien dice "Te amo", y luego dígaselo a sí mismo, cien, doscientas veces al día.

Al repetir continuamente *cualquier* palabra o frase, las células del cuerpo y la mente comienzan a vibrar con ese sonido. Adoptamos las *cualidades* de esa palabra.

Parecería que recurrimos a esos sonidos en los momentos en que nos sentimos más vulnerables. Un niño enfermo emite un suave quejido y también lo emite la madre que lo consuela. Si disfrutamos cabalmente de una comida, todos usamos un sonido muy parecido para expresar nuestro deleite. También se liberan sonidos en medio de la pasión amorosa, cuando ninguna palabra expresaría con exactitud lo que sentimos.

Para mí, uno de los aspectos difíciles de la vida fue tener que adaptarme a la era electrónica, en especial a las computadoras. Para escribir este libro tuve que aprender a manejar una. Cada vez que cometía un error, la máquina emitía un desagradable sonido de reproche, que me hacía sentir peor de lo que ya estaba. Para mi alivio, con ayuda fui capaz de grabar mi propia voz diciendo "Te amo". Ahora, en vez del sonido desagradable, escucho mi "Te amo", y por alguna razón los errores son mucho menos traumáticos. Una frase amorosa hace maravillas.

¿Puede pensar un poco en las palabras que usa diariamente? ¿Tal vez una de sus palabras favoritas no sea tan dulce y amorosa como podría? Ya lo sé: hay en la vida diaria numerosos motivos de irritación para emplear con suma frecuencia esas palabras, y no otras: "Me perdí esa (maldita) llamada telefónica", "No conseguí ese (maldito) lugar para estacionar el auto", "Al dar vuelta la esquina me encontré con un (maldito) embotellamiento de tránsito", "Me perdí el (maldito) autobús", etc., etc. ¿Recuerda la última vez que se golpeó un dedo del pie con la mesita de luz? ¿Dijo acaso *"om"* o *"paz"*?

Un ejemplo de una frase que los niños usan a menudo es "¡Qué asco!". Supongamos que empezamos a usarla cada vez que cometemos un error: "¡Qué asco esto, qué asco aquello!". Después de decirla doscientas o trescientas veces a lo largo del día, ¿cómo podemos sentirnos cuando éste concluye? Pues... ¡asquerosos!

Del mismo modo, imaginemos que decimos "paz" doscientas o trescientas veces por día. Bastará eso solo para estabilizar y elevar la mente, y para penetrar todo nuestro ser.

"¿Cuántas veces debo decirte esto para que me entiendas?". La respuesta es, habitualmente: "¡Muchas!". ¿Alguna vez tuvo que escribir algo muchas veces en la pizarra, hasta aprender la lección? La repetición, en cualquiera de sus formas, nos permite alterar las ondas de pensamiento que existen en nuestra mente.

Hay muchas formas de repetir la palabra. Cuando uno está a solas, puede hacerlo en voz alta de manera monótona, o imitando una canción o un ritmo de moda. Puede pronunciarla suave o estruendosamente, con lentitud o con rapidez, según el estado de ánimo de cada momento. Hay que adaptarse a lo que siente la mente en cada situación.

El antiguo ritual de los cánticos religiosos repite y repite una misma palabra o frase. Al cantar, participan ambos hemisferios cerebrales. El izquierdo reproduce la palabra en sus aspectos lingüísticos, en tanto que el derecho disfruta de la melodía o de la entonación. Estos cánticos han sido transmitidos de generación en generación a lo largo de milenios. Cada religión tiene una festividad en la cual aún se escucha a sus fieles cantar en la lengua original del grupo humano que la creó. Parecería que esto tiene importancia, asimismo, para los tiempos modernos.

A raíz de su ubicación remota, un monasterio católico ubicado en una pequeña isla cercana a la costa de Italia fue capaz de conservar sus antiguas tradiciones. En ese monasterio se habían entonado durante siglos los cantos gregorianos. A cada monje novato se le enseñaba cuidadosamente la pronunciación y el tono debido de estos cantos. Pasaban muchas horas diarias dedicadas al canto y la plegaria.

En cierta ocasión se hizo cargo del monasterio un nuevo abad, quien opinó que se estaba destinando *demasiado tiempo* a esas cosas y que si se acortaban las horas de canto era posible realizar más trabajos productivos. Así lo hicieron. A los pocos meses, los monjes comenzaron a caer enfermos. Algunos no podían dormir y la productividad empezó a decaer. Se analizó el agua que se tomaba en el monasterio y las comidas que se ingerían: todo estaba en orden. "¿Cuál puede ser el problema?", se preguntaban los monjes más veteranos. Fueron convocados médicos de distintos lugares, pero tampoco encontraron la causa.

Como último recurso, solicitaron los servicios de un especialista norteamericano que estaba investigando los efectos de la energía sonora y del canto en el físico y la mente. Luego de evaluar con detalle la situación, recomendó lo siguiente: *Permítase a los monjes volver a sus horarios anteriores de cánticos y plegarias. El cuerpo y la mente de estos hombres han estado sintonizados con una frecuencia sonora particular, que les da salud y vitalidad. Si retoman su ritmo de actividades, podrán realizar más tareas productivas en menos tiempo.*

Al reinstaurar las sesiones anteriores de cánticos, los monjes recobraron la salud. Más adelante, las investigaciones realizadas sugirieron que este tipo de cantos era tan poderoso que bastaba con reproducir una *grabación* de los mismos como fondo mientras trabajaban para obtener una vibración serena y sanadora. Estoy segura de que lo mismo puede decirse de todos los cantos religiosos emitidos en lenguas antiguas.

En mis clases y seminarios, suelo comenzar solicitando que entonemos el *om* todos juntos. Al principio muchos se muestran renuentes, pero, luego de vivenciar la vibración unificadora, se van sumando. Aun cuando alguien no tenga una "buena" voz, debería probar de cantar o entonar para sí una melodía simple que lo inspire. Por lo general, el efecto de sosiego será tan evidente que a partir de entonces lo hará con frecuencia.

Una vez que uno se ha habituado al sonido y su vibración, conviene que trate de repetir la palabra delicada y reflexivamente en un susurro silencioso.

Y luego daremos un paso más: la mente la repetirá en silencio, mientras su vibración llega a cada célula y la totalidad del ser es un solo sonido. Todas las células del cuerpo se alinean, como las limaduras de hierro con un imán, y eso produce paz.

Después de un tiempo, con una práctica constante, el mantra comenzará a repetirse solo. Simplemente escúchelo y disfrútelo. A esto se lo llama *"ajapa"*, que significa 'sin repetición'. A medida que uno se aleja más y más de los pensamientos, la mente puede llegar a un estado de gran quietud, hasta punto tal que ni siquiera desee *repetir* la palabra. Puede prescindirse de ella o de cualquier otra técnica. Y cuando llegue a estar sereno, simplemente esté sereno. Disfrute de esa paz. El objetivo ha sido alcanzado.

Práctica de la meditación con un mantra

Elija una palabra o frase que le resulte inspiradora. Ubíquese en una posición cómoda. Cierre los ojos o entreciérrelos, mirando hacia abajo. Inhale y, al exhalar, repita lentamente y en voz alta la palabra o frase elegida. Continúe repitiéndola con cada exhalación, una y otra vez, como una rueda que gira. Cada repetición debe aproximarlo más al centro de la rueda.

Inhale y al exhalar repita la palabra o frase sagrada. Comience a decirla en un suave susurro, como si le estuviera hablando a la persona amada dentro de su corazón, dentro de su mente. Procure que su voz se torne cada vez más suave y serena.

Ahora sólo mueva los labios, sin pronunciar ningún sonido audible. Deje que repitan la palabra con callada reverencia, déjela impregnar cada una de las células de su cuerpo y pensamientos de su mente. Ponga toda su conciencia en cada emisión.

Comience a repetir en silencio la palabra especial que ha elegido. Los labios deben permanecer quietos; la repetición la efectúan la mente y el corazón.

Combine la palabra con sus inhalaciones y exhalaciones. Óigala susu-

rrar cuando entra el aire y lo llena; y cuando éste abandona el cuerpo, deje que la palabra fluya y se convierta en un deseo para el mundo entero. Inspire y espire la vibración.

Centrado en su mente y su corazón, repita en silencio la palabra. Permita que entre y se difunda hasta abrazar cada parte de su cuerpo y mente. Repítala hasta que lo transforme a usted desde su interior.

Cuando ya esté en condiciones de concluir la meditación, realice, suave y lentamente, una gran inhalación. Sienta el poder de la palabra al ingresar en usted, su vibración. Al exhalar, en un susurro, envíela como deseo al mundo.

Suave y lentamente entreabra los ojos. Tome conciencia de que usted se encuentra en su interior profundo, mirando a través de las ventanas del alma.

La escritura como forma de meditación

Si al sentarse a meditar comprueba que su mente está muy agitada, tal vez necesite escribir la palabra o mantra, lo cual se denomina *"likhet japa"*. "Aguardar en línea" cuando uno llama por teléfono a alguien puede ser irritante, la escritura del mantra es productiva. Notará, para su deleite, que cuando finalmente la persona lo atiende, en lugar de sentirse molesto por la espera usted tiene la mente clara, dispuesta al siguiente desafío.

Ponga cerca de usted un anotador o una hoja de papel. Comience a escribir dibujando las letras de la palabra, mientras emite y siente cada sonido. Cuando la mano está ocupada, la mente se aquieta. Esto es tanto más eficaz si la palabra elegida no tiene para usted un significado cotidiano. Si usted tiene alma de artista, trate de crear con la o las palabras un dibujo o diseño, utilizando incluso para ello distintos colores. Al final, concédase un lapso de quietud y observe el equilibrio de cuerpo y mente.

Caminar como forma de meditar

A veces el cuerpo no está cómodo cuando debe permanecer sentado mucho tiempo. La meditación en posición sedente puede alternar con una caminata.

Comience a caminar con pasos lentos y calculados, colocando las manos detrás de la espalda. Observe cómo se asienta cada pie en el piso, y cómo se desplaza el peso del cuerpo. Una vez iniciada la caminata lenta, coordine la respiración de modo tal de inhalar al apoyar el pie derecho en el suelo y exhalar al apoyar el pie izquierdo. Si sus pasos son muy lentos, inhale al elevar el pie y exhale al apoyarlo.

Puede combinarse la caminata con un mantra, que se repetirá con cada paso, estableciendo un ritmo. Si nota que el pie y la respiración han perdido su sincronicidad, es porque la mente está divagando.

Al caminar, mente y cuerpo están unidos. Los hemisferios derecho e izquierdo del cerebro funcionan al unísono, sin que ninguno predomine sobre el otro. Pensamos y actuamos coordinadamente. Al retornar a la posición sedente, el efecto de esta coordinación es notable. Algunas personas me han comentado que eran incapaces de sentarse a meditar si primero no caminaban.

Éste es un magnífico complemento de la meditación normal. Hasta puede aplicarlo cuando baja del autobús o el automóvil para dirigirse a su trabajo o al volver de él.

Autoindagación: análisis de la meditación

En esta técnica meditativa, la mente desafía a la mente misma. Con el mismo espíritu de indagación que usamos para observar el mundo externo, podemos mirarnos dentro. La técnica se torna más clara si observamos actuar a un niño de dos a cuatro años. El niño cogerá una flor y preguntará:

–¿Qué es esto?

–Es una flor –nos apresuramos a contestarle.

–¿Qué clase de flor?

–Una margarita.

–¿De dónde viene la margarita?

Y las preguntas se suceden, hasta que uno ya no tiene una respuesta para darle al niño:

–¿Por qué es de este color? ¿Por qué el cielo es azul?

Al final, es el adulto el que se da por vencido, no el niño.

En esta forma de meditación, la mente se autoformula preguntas, o pone rótulos a sus propios pensamientos. ¿Qué clase de pensamiento es éste? Es un juicio. Es un deseo. Es una observación.

Somos testigos de nosotros mismos y nos observamos al caminar, al comer, al sentarnos, al trabajar. Cada pensamiento se convierte en una lenta observación, a diferencia de un apuro desenfrenado. Podemos incluso rotular nuestra respiración: "Inhalación, exhalación". La esperanza es que la mente pensante se dé por vencida al fin.

He tomado esta antigua práctica meditativa del Inana Yoga, tradición de sabiduría, pero podría ser igualmente el producto de muchas otras tradiciones.

Práctica de la meditación "¿Quién soy?"

Colóquese en una posición cómoda, con la espalda erecta, los hombros relajados. Comience a observar su cuerpo. Compruebe si están relajadas todas sus partes: dedos de los pies, pies, tobillos, pantorrillas, rodillas, muslos, caderas, manos, muñecas, antebrazos, etcétera.

Respire por la nariz. Inhale y, al exhalar, deje que el aire salga con gran lentitud, disipando con su aliento toda tensión que pudiera sentir. Inspire de nuevo y espire más lentamente aún. Siéntase relajado.

Lleve al centro de su mente su sentido de "yo". Pregúntese:

¿Quién soy?

¿Soy mi cuerpo? ¿La carne? ¿Los huesos? ¿La sangre? ¿Los órganos?

¡No, no soy mi cuerpo!

Entonces...

¿Quién soy?

¿Soy los brazos que se mueven y que me permiten tomar objetos?

No, no soy mis brazos ni soy la acción de estirarme para tomar algo.

¿Quién soy?

¿Soy las piernas que llevan al cuerpo a desplazarse y tocar la tierra?

No, no soy mis piernas ni su movimiento.

¿Quién soy?

¿Soy mis órganos de los sentidos?

¿Soy mis ojos, que ven todo lo visible?

No, no soy mis ojos ni la visión.

¿Quién soy?

¿Soy mis oídos, que oyen todo lo audible?

No, no soy mis oídos ni la audición.

¿Quién soy?

¿Soy mi nariz que huele todo lo que tiene olor?

No, no soy mi nariz ni el olfato.

¿Quién soy?

¿Soy mi lengua que paladea y habla?

No, no soy mi lengua, ni el sentido del gusto, ni el lenguaje.

¿Soy mi piel y el tacto que le permite sentir?

No, no soy mi piel ni el tacto.

¿Quién soy?

Observe y vivencie la percepción que usted tiene de:

    sus ojos y su visión interna y externa

    sus oídos y su audición interna y externa

    su nariz y su olfato interno y externo

    su lengua y su sentido del gusto interno y externo

    su lengua y su lenguaje interno y externo

¿Quién soy?

¿Soy mi mente?

No, no soy mi mente. ¿Cómo podría serlo, si en este preciso instante estoy observando la mente? Debo de ser algo distinto de la mente.

¿Quién soy?

¿Soy mis pensamientos?

No, no soy mis pensamientos, porque puedo observarlos y modificarlos.

¿Quién soy?

Incluso ese "yo" que puse al principio en el centro de mi mente no soy yo, porque yo lo puse allí.

¿Quién soy?

Soy algo que está más allá de todo esto. Soy la Verdad Absoluta, el Conocimiento Absoluto, la Bienaventuranza Absoluta.

¿Quién soy?

Soy el que sabe lo que es.

"El hombre sin vida interior es esclavo de lo que lo rodea."

Henri Frederic Amiel

Capítulo 6

Posturas: movimiento y sanación

Cuando, hace unos treinta años, comencé a dar charlas sobre yoga, muchas personas todavía lo confundían con el yogur. Con los años, merced a muchos y muy buenos maestros y libros, el entendimiento de la gente sobre este punto se amplió, y hoy todos saben que existe una antigua disciplina con ese nombre.

Desde comienzos de la década de los sesenta, fue incrementándose en Estados Unidos la cantidad de individuos interesados en mantener su cuerpo "en forma". Qué significaba esto último era tema de debate, ya que se presentaban muchas opciones para mantenerse "en forma", pero lo cierto es que la práctica de los aspectos físicos del yoga cobró difusión en Occidente.

El yoga tiene ocho ramas o vertientes, pero llegó a ser más conocido por el sistema de Hatha Yoga ("ha", 'sol'; "tha", 'luna'). *Hatha* es el equilibrio entre la energía de la luz y la de la oscuridad, la del sol y la de la luna, la de lo masculino y la de lo femenino. El Hatha Yoga consiste en posturas físicas (*asanas*), el repliegue de los sentidos (*pratyahara*) y el adiestramiento de la respiración (*pranayama*). De todas ellas, las primeras fueron las que cobraron mayor popularidad. La mayoría de la gente, cuando habla del yoga, no se refiere al sistema en su conjunto sino sólo a esas posturas.

Los *Yoga Sutras de Patanjali* definen la *asana* como cualquier postura cómoda que se pueda mantener du-

"Si hay algo sagrado, es el cuerpo humano."

Walt Whitman

rante cierto tiempo. He dicho "cómoda"; en rigor, la palabra original es
"*sukha*", que se suele traducir así, pero que también podría traducirse
como "feliz". La finalidad de estas posturas es hacer que el cuerpo se
mantenga estable y con felicidad en ellas. Esto conduce a una mente
también estable y feliz.

Hay muchas maneras de efectuar las posturas del yoga. Algunas
son delicadas, otras son fortalecedoras, y las hay que resultan
agotadoras. Aquí sólo presentaremos las primeras, modificadas y adap-
tadas para personas que desean aliviar el estrés, relajarse, revitalizarse
y sanar.

Normalmente hablamos de "posturas" y no de "movimientos" para
poner de relieve que se las ejecuta con suma lentitud y se las mantiene
un tiempo. Cualquier estiramiento más intenso, tendiente a forzar una
elongación muscular, puede agravar la tensión, ya que los músculos se
rehúsan a ello.

Lo que diferencia los estiramientos propios del yoga de la mayoría
de los restantes ejercicios físicos es el beneficio *adicional* que conllevan
para los órganos y glándulas internos, así como para el sistema nervioso y el cardiovascular. Hay posturas particularmente apropiadas para
las glándulas endocrinas, los órganos de la digestión y eliminación, y la
función sexual. Se pone un énfasis especial en la columna vertebral y
en la posibilidad de que la energía fluya libremente hacia arriba y hacia abajo. El trabajo que plantea el yoga es de dentro hacia fuera.

Hoy millones de norteamericanos se quejan de dolores en la espalda. Tal vez nuestros cuerpos no fueron creados para sentarse en sillas,
al menos durante períodos prolongados. Cuando estamos concentrados en algo, o incluso "relajados", en nuestros asientos, nos olvidamos
del cuerpo y de la posición de la columna. Muchos nos sentamos sobre
el sacro (palabra que significa 'sagrado'), que es nuestro depósito de
energía; y al hacerlo impedimos que ésta fluya. Tal vez a la mañana
comencemos a trabajar con la espalda recta, pero al final de una larga
jornada se hace notorio que la gravedad ha ganado la batalla. Si aprendemos a enderezar y fortalecer la columna, podemos volver a mirar las
estrellas en vez de estar todo el tiempo con la vista en el suelo. Nuestras ideas serán más elevadas, y nuestro pensamiento más claro y mejor
equilibrado. Además, la columna es como un río enorme por el cual

circula gran parte de nuestra energía; basta inclinar un poco la espalda para que esa corriente de energía se tronche.

La ciencia occidental ha descubierto en nuestros días lo que los yoguis saben desde hace milenios: que cuerpo, mente y espíritu son una sola cosa. Ni siquiera es correcto hablar del "vínculo cuerpo-mente", ya que no es posible separarlos, salvo en la teoría. El cuerpo, la mente y el espíritu son como el agua, que puede hallarse en estado sólido (hielo), líquido o gaseoso (vapor). Se trata siempre de la misma sustancia, pero en diferentes formas, que determinan la proximidad mutua y velocidad de las moléculas. El cuerpo es sólido (sus moléculas están más próximas unas a otras y el movimiento que tienen es más lento); la mente es líquida (moléculas más separadas y movimiento acelerado); el espíritu es como el aire, que se expande de manera ilimitada. Sin embargo, en todos los casos tenemos agua, sólo que en formas diferentes.

En la práctica del Hatha Yoga, cuerpo, mente y espíritu funcionan a la par. La mente toma la iniciativa: ella hace que la energía se desplace, y el cuerpo físico la sigue. Los movimientos meditativos son muy sanadores para el cuerpo físico y para el sutil o energético. Este último contiene los "meridianos" o caminos del flujo de energía, utilizados en la acupuntura. Recorre y rodea el cuerpo físico como un río, llevando la energía tanto a éste como a la mente. Las posturas están destinadas a desplazar la energía por estos caminos mediante diversos movimientos, flexiones y estiramientos.

El yoga se basa en las mismas premisas de muchas otras prácticas espirituales que recurren al cuerpo, como el tai chi chuan, el karate o el qi gong.

Un amigo mío, considerado un maestro del tai chi, enseñó a mucha gente el gran arte antiguo de los movimientos meditativos. Quería que sus alumnos conocieran las raíces del tai chi y organizó un viaje a China. Se trasladaron hasta un lugar remoto del interior del país para recibir las enseñanzas de un viejo maestro.

Después del largo viaje, se reunieron a la mañana en el jardín delantero, ansiosos por iniciar la práctica. Sentían la vibración de la *tierra* en que nació el tai chi y estaban más concentrados que nunca. Un pequeño grupo de aldeanos habían oído la noticia de la llegada de estos norteamericanos y acudieron para verlos. En los tres días siguientes, el grupo de espectadores fue en aumento. Las pocas carcajadas que habían lanzado el primer día los escasos concurrentes fueron también en aumento a medida que el grupo crecía. Como ninguno de ellos hablaba inglés y ninguno de los norteamericanos hablaba chino, no había otra forma de intercambio. Finalmente, el tercer día, mi desconcertado amigo encontró un intérprete.

–¿De qué se ríen? –inquirió el maestro.

–Quieren saber qué están haciendo. ¿Es algún tipo de danza?

–Están practicando tai chi –contestó mi amigo, algo molesto por tener que explicarle esto a un intérprete chino.

Cuando el intérprete comunicó lo dicho por mi amigo, las leves carcajadas se tornaron en aullidos estentóreos.

–Por favor, pregúntales qué es lo que les parece tan gracioso –dijo el maestro.

–Dicen que tus alumnos no hacen más que sacudir brazos y piernas en el aire. En el tai chi, los brazos y piernas siguen el flujo de la energía. Ellos no ven que haya aquí ningún flujo de energía. Cuerpo y mente se mueven en forma independiente, no como una sola cosa. –El intérprete sacudió la cabeza–. Tus alumnos tienen mucho que aprender todavía sobre el tai chi.

Las posturas del yoga no se diferencian de ciertas clases de danza, como el ballet, o de deportes, como el golf o el tenis. En el ballet, los movimientos se realizan de una manera concentrada y grácil. Primero la mente esboza el movimiento adecuado y luego el brazo o la pierna la siguen. En el golf, a menudo el jugador golpea mentalmente la pelota varias veces antes de hacerlo en la realidad; y una vez que esto sucede, el ojo y la energía mental siguen la pelota como acompañándola hasta su destino.

Si la mente conoce los beneficios de cada postura, la energía se desplaza con más facilidad hacia las zonas correspondientes. Así se obtiene el máximo provecho de la práctica: un cuerpo y mente sanos y relajados.

Estas posturas suelen practicarse con una suave música de fondo, que no perturbe la concentración de cuerpo y mente ni los movimientos. Sé que alguna gente mira televisión mientras las hace; aunque estiren los músculos y hagan trabajar el esqueleto, gran parte de los sutiles beneficios internos se perderán. Al efectuar la torsión del tronco, por ejemplo, se masajean los riñones. Concentrarse en ese momento en las jugadas de un partido de fútbol no ayuda tanto a nuestros riñones como si la mente se propusiera apretarlos, aumentando así el provecho de la postura.

Reg utiliza hoy el yoga diariamente para el manejo del estrés, pero el comienzo de su práctica fue incierto. Después de haber sufrido, años atrás, una angioplastia, resolvió cambiar de estilo de vida. Ya había empezado a hacer ejercicios aeróbicos y a seguir una dieta con pocas grasas. Para él, el desafío estaba en el yoga.

Le parecía que los movimientos lentos y la relajación eran una pérdida de tiempo. Como era un trabajador eficiente y creativo, resolvió practicar las posturas en su lugar de trabajo, para ahorrar tiempo y obtener mayores beneficios. Un día, deshizo una postura en un momento inapropiado y su rodilla le recordó de inmediato que el yoga exigía concentración y conciencia. Creo que al relatar lo sucedido, su orgullo sufría más que su rodilla. "Ahora, todas las mañanas, cuando me levanto, voy al suelo y hago *sólo* Hatha Yoga", dijo. Su práctica diaria fortaleció su corazón y tornó su vida más feliz. Hasta la fecha, sigue practicando no menos de una hora diaria con la conciencia serena.

Gran parte de nuestras dolencias, dolores y rigideces se debe a la falta de energía o, por el contrario, a que ésta se desplaza como un torrente por cuerpo y mente. La respiración regula el movimiento de la energía por los caminos a que nos hemos referido, en forma normal y rítmica. Ésta es una función suplementaria de las posturas.

La respiración rítmica coordinada con el movimiento disuelve bloqueos y permite el flujo de la energía, que alivia dolores y sana dolencias. La respiración debe ser siempre regular y por la nariz. La inhalación y la exhalación ayudan a relajarse y a estirarse mejor. El hecho de contener la respiración le da a nuestro sistema nervioso una señal de angustia, que es luego enviada a los órganos, las glándulas y la musculatura. Al respirar rítmicamente, el mensaje que se transmite es que es hora de estirarse, relajarse y sanar.

Todos estos estiramientos le dan fuerza, flexibilidad y salud al cuerpo, y le permiten tanto desarrollar gran actividad como sentarse en perfecta quietud. El sistema del Hatha Yoga surgió a raíz de que cuando los antiguos sabios intentaban sentarse a meditar, les faltaba fuerza y les dolía el cuerpo, todo lo cual hacía que no pudieran concentrarse. Las posturas preparan al cuerpo para la meditación. ¡Por cierto que se requiere cierta fuerza física y disciplina para mantener al cuerpo firme en posición sedente, sin hacer ningún movimiento durante media hora o más!

Una vez me pidieron que diera una conferencia y demostración sobre el yoga y sus posturas en una escuela secundaria de mi zona. Pensé que resultaría instructivo mostrarles a los chicos y chicas algunas de las posturas más complicadas... que yo misma no podía realizar, por lo cual le pedí a un amigo, yogui avezado, que me acompañara. Yo hablaría y él haría las demostraciones.

Todo anduvo bien, hasta que uno de los alumnos más desenfadados me espetó:

–¡Ey!, ¿por qué te quedas ahí sentada sin hacer nada?

Era verdad que yo había permanecido sentada durante 45 minutos, moviendo únicamente la cabeza, lengua y brazos. Era tiempo de pasar a la lección siguiente.

–Estoy practicando una postura muy difícil –respondí, y con un ademán señalé mi cuerpo.

Mi comentario fue recibido con incredulidad.

–Ahora, probemos todos. Quédense sentados en sus asientos, con los pies apoyados en el suelo. No se muevan durante cinco minutos. ¿Está bien?

–¡Es fácil! –exclamaron algunos.

A los treinta segundos, ya comenzó a notarse que varios de ellos se movían en sus asientos. Cuando pasó un minuto, empezaron a escucharse chillidos y risitas. Debieron admitir, a regañadientes, que sentarse inmóvil era, en verdad, un desafío del yoga y que ellos aún no estaban preparados para afrontarlo.

Muchas posturas llevan el nombre de animales. Al observar los animales se aprecia que parecen tener el secreto de cómo debe moverse y estirarse el cuerpo. Si contempla a su perro o gato, notará que cada vez que se va a incorporar después de un descanso, sigue una rutina predeterminada y automática de estiramientos. Lenta y metódicamente estira una parte del cuerpo, luego la otra, mientras el lomo se arquea hacia uno y otro lado. Podemos aprender mucho de los animales, y de la naturaleza en general.

Las posturas del yoga deben ejecutarse con delicadeza y mantenerse un tiempo, el máximo posible durante el cual uno se sienta cómodo y sin tensiones. Procuramos ayudar al sistema muscular para que se relaje, pero al mismo tiempo vamos llegando a zonas más y más profundas y sutiles del cuerpo. Cada una de estas zonas se vincula con un patrón de pensamiento o una emoción. Al mover el cuerpo con delicadeza, vamos llevando la mente a un estado de centramiento. Primero le enseñamos esta lección al cuerpo, más tarde la incorporamos a nuestra vida.

El cuello es una de las zonas que se ponen más tensas y rígidas en nuestra vida ajetreada normal. Si reparamos un poco en él, veremos que es una verdadera maravilla. Las vértebras cervicales son mucho más pequeñas que las dorsales o lumbares, pese a lo cual están preparadas para sostener una cabeza cuyo peso se estima en entre cinco y seis kilos. Pero ése es sólo el peso de la materia física: en verdad, si tomamos en cuenta el peso de la materia *psíquica* que la mayoría de nosotros transporta consigo, deberíamos estimar para la cabeza un peso total de alrededor de una tonelada. ¿Qué tiene de extraño que el cuello se contracture y se canse?

El cuello es una suerte de autopista por la cual circulan mensajes de la cabeza al corazón, y viceversa. Traduce ideas en sentimientos, y sentimientos en ideas. Si cabeza y corazón marchan de acuerdo, la autopista del cuello tiene circulación rápida: la energía se desplaza a una velocidad de noventa kilómetros por hora. Pero si discrepan, hay embotellamientos de tránsito y el cuello empieza a doler. Lo ideal es que la mente y el corazón reciban un aflujo semejante de mensajes, de modo de tomar decisiones equilibradas. En tal caso, el cuello está libre de tensiones.

Cuando enseño los movimientos del cuello lo hago con sumo cuidado, debido a la rigidez crónica que la mayoría de las personas tienen en esa zona. En un curso que constaba de doce clases, uno de mis alumnos menos flexibles se acercó a mí más o menos en la sexta clase y me dijo:

–¿Sabes que durante muchos años sufrí dolores crónicos en el cuello?

Admití, un poco nerviosa, que lo sabía.

–Fui a ver a muchos médicos –continuó diciendo, mientras los ojos comenzaban a cubrírsele de lágrimas–, masajistas y todo eso. –Yo recé para que no me dijera que los movimientos de cuello que estábamos practicando le causaban mayor dolor aún–. Pero ésta es la primera vez, por lo que recuerdo, en que paso dos días seguidos sin dolor alguno.

Simple, pero rotundo.

Los movimientos de cuello pueden practicarse en una gran variedad de situaciones: en la oficina, en el automóvil, cuando se viaja en avión, toda vez que uno sienta que hay tensión en esa zona. Al realizar los estiramientos, conviene reparar en si un lado está más duro o más blando que el otro, y luego reflexionar sobre el uso que se le da a esa parte del cuerpo. Si se trabaja con una computadora, ¿la pantalla está ubicada a la altura correcta? Cuando se recibe una llamada telefónica, ¿se sostiene el tubo entre el hombro y el cuello? Es bueno hacer una interrupción por lo menos una vez por hora para mover y estirar el cuello. Se apreciará que los sentidos y la mente se aclaran.

Los ojos, situados también en la cabeza, son nuestra principal fuente de información. Durante el día, los empleamos continuamente tanto para el trabajo como para la diversión. Si se los mantiene largo tiempo enfocados sobre una pantalla de computadora, una autopista, la televisión, el periódico o libro que estamos leyendo, o incluso el partido de tenis o de golf que estamos mirando, surgen tensiones. Además, esto limita nuestra visión periférica: algunos músculos del ojo se fortalecen pero otros pierden su capacidad de movimiento normal. Por la noche, los ojos, pese a estar cerrados, se mueven de un lado al otro, procesando pensamientos, contemplando, buscando en nuestro interior.

Si movemos los ojos en todas direcciones de manera suave y regular, les daremos un cordial masaje y fortaleceremos los seis músculos que los sostienen y que les permiten desplazarse en todas direcciones. Hasta puede mejorar nuestra visión y, en algunos casos, reducirse la frecuencia con que necesitamos usar anteojos. Estos movimientos simples atenúan incluso los efectos de la edad. Es una de las técnicas sencillas para el manejo del estrés que pueden efectuarse sin moverse del escritorio donde uno trabaja.

Un amigo mío tenía que entregar una monografía en la facultad, y se pasó catorce horas seguidas, sin interrupciones, junto a la computadora. Esa noche, mientras volvía en auto a su casa, notó que no podía abrir los párpados: había tensionado tanto esos músculos que se negaban a trabajar más. Éste es un *verdadero* problema para los conductores de vehículos. Tratemos bien a nuestros ojos y serán nuestros fieles servidores durante mucho tiempo.

Muchos de los dolores de cabeza que nos aquejan son causados por tensiones en el cuello y en los ojos de las que casi siempre somos totalmente inconscientes.

Las pesadas cargas mentales que llevamos sobre los hombros provocan mucha tensión, de ahí que crónicamente estemos jorobados y tendamos a hundir la cabeza en el pecho como para proteger a nuestro corazón de todo dolor emocional. Lo protegemos tanto, que detenemos el aflujo y eflujo del amor. Al relajar los hombros, es como si soltáramos esa carga, y nuestro pecho y corazón pueden expandirse.

Una serie de posturas en que el cuerpo se inclina hacia atrás, seguida de otras en que se inclina hacia delante, seguida de algunas torsiones, contribuye a eliminar las tensiones y corregir la posición. Si toda la columna es estirada y rotada, mejora la flexibilidad general.

En esta serie de ejercicios, se oprimen y revitalizan muchos órganos del abdomen. Tanto el páncreas como el intestino grueso y delgado son reabastecidos de sangre y energía frescas. Los riñones y las glándulas suprarrenales, ubicadas en la parte trasera del cuerpo, por debajo de la caja torácica, parecen sacar gran partido de estas posturas. Me imagino que los riñones sonríen y que las suprarrenales reciben una carga semejante a la que podemos darle a la batería de un auto en un frío día de invierno. La vida estresada que llevamos en la actualidad afecta mucho a estos órganos.

A eso de las diez de la mañana o de las tres de la tarde, en lugar de darles un descanso a las suprarrenales o de realizar algunas posturas que las revitalicen, ¿qué es lo que hacemos? Les arrojamos una taza de café. Su acción dura mientras dura el efecto de la cafeína, pero enseguida volvemos al mismo estado de postración. Entonces tomamos otra taza de café, hasta que, cuando llega el momento de ir a dormir para descansar y rejuvenecernos, estamos con todas las pilas encendidas. ¿Por qué no intentar, a media mañana o media tarde, algunas de estas posturas, sin necesidad de moverse del escritorio, e inyectar al cuerpo una sana dosis de energía?

Al desplazar el cuerpo en la postura, cabeza y corazón adoptan normalmente la misma dirección que los miembros, pero otras veces apuntan en otra dirección. Ésta podría ser una metáfora de nuestra vida diaria. Si corazón y cabeza se alinean, estaremos de acuerdo con nosotros mismos, no importa lo que piense o diga el resto del cuerpo o del mundo.

Las posturas invertidas conllevan grandes beneficios, físicos y emocionales.

El corazón bombea la sangre a las arterias, que nutren el organismo entero. Las de los músculos llevan la sangre, con ayuda de la fuerza de gravedad, a los dedos de manos y pies. Algo más difícil es lograr que la sangre vuelva de los pies a los pulmones, ya que lo hace a través de venas que carecen de músculos propios: la sangre es bombeada por las venas hacia arriba mediante la contracción de los músculos externos de la pierna. A intervalos regulares, hay válvulas que impiden que la sangre vuelva a la pierna, llevada por la fuerza de la gravedad. A veces se producen por este motivo hinchazones en las piernas y hasta várices: éstas significan que las válvulas han fracasado en su función, lo cual se manifiesta en una protuberancia de la vena. Muchos pasamos horas enteras sentados o parados con los pies en el piso. La fuerza de gravedad, sumada a la falta de movimiento muscular, hace que la sangre se acumule en pies y piernas. Las caminatas y ejercicios diarios contribuyen al reflujo de la sangre.

Las venas varicosas se presentan, asimismo, en otros lugares del cuerpo, como en el recto, en forma de hemorroides, situación agravada por el hecho de permanecer mucho tiempo sentado. Para todos estos problemas, es bueno que exista un buen retorno venoso de la sangre a los pulmones y el corazón.

La postura llamada "paro de hombros" contribuye a esto; al elevar los pies, piernas y pelvis por encima de la cabeza, se oxigena mejor la sangre en los pulmones.

Cuando comencé a enseñar esta postura a pacientes cardiológicos, a algunos les preocupaba que no fuera del todo segura, debido a que en ella es menor la posibilidad del corazón para bombear sangre *hacia las piernas*, que están en alto. Sin embargo, en la medida en que el cerebro recibía sangre fresca oxigenada, el corazón parecía llamarse a sosiego y no intentar ese bombeo. Comprobamos que, en realidad, la inversión de las piernas *permitía al corazón descansar*. Por otra parte, al invertir la acción de la gravedad, mejoraba mucho la circulación deficiente en las piernas, y la inversión del flujo de energía producía también una sensación de bienestar. La sonrisa de las personas cuando se encontraban en esta postura y su reticencia a abandonarla eran toda la confirmación que precisábamos acerca de los beneficios que trae.

El sistema linfático es parte del sistema inmunológico y desempeña un importante papel en la defensa del organismo contra las infecciones y el cáncer. Como este sistema carece de una bomba propia, la linfa circula gracias a los movimientos del sistema esquelético-muscular, en un proceso análogo al del sistema venoso. La gravedad contribuye al movimiento de descenso, en tanto que para el ascenso de la linfa los vasos linfáticos, cuando están sanos, tienen unas válvulas unilaterales. El paro de hombros y las posturas invertidas en general estimulan el retorno de la linfa desde las extremidades inferiores, y esto favorece la función inmunológica.

El paro de hombros es, asimismo, muy saludable para la glándula tiroides, situada en la base de la garganta, un pequeño cuerpo en forma de mariposa que controla el metabolismo. Cuando el cuerpo está invertido, la garganta presiona levemente contra el pecho, lo cual hace que se oprima la esponjosa tiroides; al aflojarla, entra en ella sangre renovadora y la ayuda a equilibrar su función.

Otra posición invertida es *el pez*. A diferencia del paro de hombros, donde todo el cuerpo está invertido, en esta postura sólo lo están la cabeza, el cuello y el tronco. Se arquea la columna elevando el pecho y expandiendo la garganta, hasta tocar con la coronilla el piso o la colchoneta. Esta postura ayuda a que el oxígeno llegue hasta el lóbulo pulmonar superior. La garganta arqueada hacia atrás libera la tiroides y permite que ésta reciba nueva sangre y se revitalice. El pecho, por lo común cóncavo, se expande al máximo, y el corazón florece. Esta postura es un complemento del paro de hombros.

La próxima vez que se sienta perturbado o decepcionado por el mundo, pruebe una postura invertida y mírelo desde otro ángulo. Todo le parecerá diferente, y quizás un poco menos amenazador.

Al completar la serie de posturas, se experimenta una sensación de equilibrio corporal, mental y espiritual. El resultado es que nos sentimos mejor, tenemos mejor aspecto y podemos actuar con más eficacia en el mundo. Aunque cuando uno siente esto todas las explicaciones están de más, muchos se empeñan en tratar de explicarlo.

Si esta serie de posturas se practica diariamente, se verá que mejoran la digestión y la circulación sanguínea, se aclaran los sentidos y pensamientos, se equilibra el metabolismo y el sistema endocrino, permitiéndonos controlar el peso, y, sobre todo, uno se ve y se siente más sano y joven, con lo cual se renueva su alegría de vivir.

PREPARATIVOS PARA REALIZAR LAS POSTURAS

El horario de la práctica estará determinado por su ajetreo diario. A muchos les viene bien hacerla a la mañana temprano, cuando aún no están en su apogeo las actividades de la jornada: la mente se encuentra más calma y no hemos empezado siquiera a anotar todas las cosas que debemos hacer ese día. Además, en este horario es más fácil que el estómago esté vacío. Cierto es que a la mañana el cuerpo tiene un cierto grado de rigidez, y que las posturas pueden lograrse con mayor donaire en un momento más avanzado del día; pero el hecho de efectuarlas temprano contribuye, precisamente, a desembarazarse del ácido láctico, causante de la rigidez. Y cuando empezamos la jornada ágiles y relajados, todo parece salirnos mejor.

Elija un espacio tranquilo. Baje el sonido de la campanilla del teléfono y, si es necesario, cuelgue en la puerta de la habitación un cartel con la leyenda "Tiempo de práctica silenciosa". Lo más cómodo es realizar la práctica sobre un piso alfombrado. Si uno no se siente bien, puede realizar muchas de las posturas incluso en la cama.

Conviene que la habitación tenga una temperatura templada, ni muy fría ni muy cálida, de manera que el cuerpo pueda entregarse. Hay que tener a mano por lo menos dos almohadas y dos mantas, para apoyarse o cubrirse.

Si usted vive en una zona bulliciosa o hay en su casa ruidos que pueden distraerlo, una buena música grabada lo ayudará a mantenerse en foco. Las citas magnetofónicas instructivas (como "Relax, move and heal", de la serie *Abundant Well-Being*) contienen una sesión completa, con las pausas intermedias necesarias. La mente se relaja mejor si sabe que el tiempo lo controla la cinta. A medida que uno se acostumbra a las posturas y a su secuencia, puede verse tentado de sortear los períodos de descanso entre una y otra; no lo haga. Este tiempo de descanso es tan importante como la postura misma.

PRÁCTICA DE LAS POSTURAS

Las posturas que describiremos a continuación pueden ser realizadas por personas de cualquier edad y casi cualquier estado de salud. Cada cual decidirá qué posturas le resultan cómodas y qué otras le provocan molestias o incomodidades (recuerde que "lo primero es no dañar"). Si alguien padece de una enfermedad grave o crónica y no tiene la certeza de que sea seguro para él efectuar *cualquiera* de estas posturas, conviene que consulte ante todo con su médico. Siempre debe obrarse con lentitud y suavidad, de modo de *anticiparse* a los problemas, de actuar antes de que éstos se produzcan. Si en un momento dado se siente **dolor**, se debe *interrumpir la postura, relajarse totalmente y respirar profundo*. Cuando el dolor desaparezca, deberá resolverse si se continúa la sesión tal como estaba prevista o si es mejor interrumpirla con una relajación larga y profunda. A veces, haciendo menos se hace más, en verdad.

Elija como posturas básicas un conjunto equilibrado de ellas, y luego varíelas en la medida en que el tiempo lo permita. Un buen conjunto de posturas para una hora de práctica comienza con una breve relajación, luego prosigue con unos veinte minutos de posturas para el cuello y los hombros, movimientos de las muñecas y tobillos, una o más posturas de inclinación hacia delante o hacia atrás, el paro de hombros, el pez, la media torsión de columna y el sello.

El saludo al Sol es magnífico para estirar y tonificar la totalidad del cuerpo. Si uno realiza mucha tarea con los ojos, debe incluir los movimientos correspondientes.

La primera parte, que abarca la relajación y las posturas, ha de durar unos treinta minutos. Luego de las posturas hay que hacer una relajación profunda de quince minutos, cinco minutos de práctica respiratoria, cinco minutos de producción de imágenes (esto puede incluirse en la relajación), concluyendo con cinco minutos de meditación. De esta manera, la segunda parte comprendería unos treinta minutos, y tendríamos una sesión de una hora bien equilibrada.

Si uno siente necesidad de prolongar la meditación, la parte física puede abreviarse.

Postura de relajación

Comenzar la práctica con una relajación siempre es oportuno, ya que nos ayuda a centrarnos y a dejar fuera el mundo externo. Además, fija la tonalidad para todo el resto de la sesión.

Acuéstese de espaldas. Separe las piernas hasta la altura de los hombros; coloque los brazos en posición cómoda al costado del cuerpo, con las palmas hacia arriba si eso no le molesta; cierre los ojos y los labios.

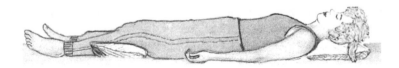

RELAJACIÓN ACOSTADO DE ESPALDAS

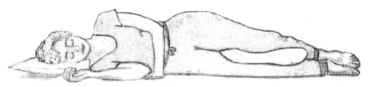

RELAJACIÓN EN POSICIÓN DE COSTADO

Coloque una almohada debajo de la cabeza y otra bajo las rodillas a fin de que la espalda se relaje totalmente y esté más cómoda. Si elige acostarse de costado, coloque una almohada bajo la cabeza y otra entre las rodillas. También puede realizar la relajación en una silla cómoda.

Inhale profundamente y, al exhalar, afloje toda tensión. Observe su respiración cuando entra y sale suavemente por la nariz. Siempre respirando con suavidad, lleve la mente a cada parte de su cuerpo y afloje las tensiones que haya en ellas: dedos de los pies, pies, piernas, muslos y caderas, y luego dedos de las manos, manos, brazos y hombros. La relajación se manifiesta en primer lugar como una distensión de los miembros, de la parte frontal del cuerpo y de la garganta. La espalda y el cuello se entregan y se aproximan al piso. El rostro se alisa; la mente se torna calma y armoniosa. Una gran quietud y serenidad impregnan cuerpo y mente.

Esta postura de relajación se reitera entre cada una de las posturas que se hacen en el suelo, con el objeto de observar cuerpo y mente. Prestaremos particular atención a aquellas porciones del cuerpo que estén en contacto con el suelo. ¿Hay equilibrio entre el lado derecho y el lado izquierdo? ¿Qué partes del cuerpo se sienten más pesadas y relajadas?

Durante toda la sesión de posturas hay que estar atento a cualquier cambio. Si se observa alguna tensión o tirantez, se inhalará profundamente, imaginando que una cuota renovada de energía ingresa en esa parte del cuerpo, y con la exhalación se procurará relajarla al máximo.

Aunque la postura de relajación puede al principio parecer muy simple, para personas hiperactivas resulta difícil. El secreto consiste en que uno se sienta totalmente sustentado y, por ende, pueda entregarse por entero.

Para pasar de la posición yacente a la sedente, siempre hay que girar a un lado, enrollar el cuerpo y quedarse unos instantes así. Esto contribuye a estabilizar la presión arterial y elimina cualquier posibilidad de mareo o de aturdimiento.

Movimientos del cuello

Normalmente movemos el cuello hacia delante y hacia los costados. Como las vértebras cervicales no tienen articulaciones esféricas, no se recomienda girar la cabeza en círculo. Si bien al principio este movimiento circular puede parecer agradable, causa problemas a la larga. Es mejor prevenir que curar.

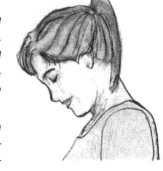

Siéntese cómodo en una silla o en el suelo con la columna recta, hombros y brazos relajados. Inhale. Al exhalar, incline la cabeza hacia delante hasta que el mentón toque el pecho.

Respire normalmente, mientras deja que los músculos se aflojen. Sienta el suave estiramiento que se pro-

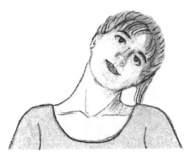

duce en la parte posterior del cuello con cada inhalación y exhalación. Permita que el peso de la cabeza contribuya a él.

Inhale y vuelva la cabeza a la posición inicial. Exhale y relájese.

Inhale y, al exhalar, lleve lentamente la oreja derecha hacia el hombro del mismo lado. Perciba la tirantez del sector izquierdo del cuello. Los hombros deben mantenerse flojos, sin alzarlos hacia las orejas; sólo la cabeza se desplaza.

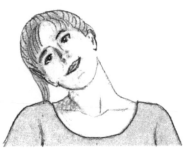

Respire regularmente, y con cada exhalación sienta cómo se va relajando el cuello. Inhale y lleve la cabeza a la posición inicial. Exhale y relájese.

Inhale y, al exhalar, lleve la oreja izquierda hacia el hombro del mismo lado. Perciba la tirantez del sector derecho del cuello. Inhale y lleve la cabeza a la posición inicial. Exhale y relájese.

Cierre los ojos y note mejor la liberación de las tensiones del cuello.

Rotación de los hombros

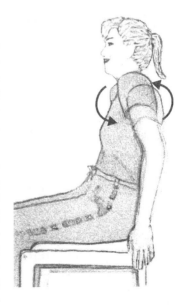

Comience a efectuar lentos movimientos circulares con los hombros. Brazos y manos permanecen relajados a ambos lados del cuerpo, de modo tal que el peso de las manos contribuya a la relajación.

Al inhalar, eleve lentamente los hombros hacia las orejas (¡más allá de su posición normal!). Al exhalar, muévalos hacia delante como si quisiera tocar con ellos el mentón. Inhale y baje los hombros en dirección al piso. Exhale y llévelos hacia atrás de manera que se aproximen los omóplatos. Sienta la expansión del pecho.

Continúe a su propio ritmo. La respiración debe ser lenta y pareja en todo el ejercicio. Si hay algún punto particularmente tenso o dolorido, al pasar por ahí hágalo con más lentitud, instándolo a entregarse. Después de repetir el ejercicio varias veces, relaje los hombros y sacuda suavemente los brazos.

Luego repita los mismos movimientos circulares en dirección inversa, siempre con los brazos relajados y la respiración pareja. Sienta cómo se va yendo la tensión de los hombros.

Al terminar, sacuda suavemente los brazos y relájese con los ojos cerra-
dos. Note la relajación de cuello y hombros. Al apreciarla y al notar
que la energía circula más libremente entre la cabeza y el corazón,
esboce una sonrisa.

La totalidad de los nervios relacionados con nuestros sentidos pasan por el cuello y los hombros. La tensión inhibe el flujo de la energía
y, sin ésta, los sentidos se empañan. Tal vez, al disipar esa tensión, uno
perciba sus sentidos más aguzados, la mirada más penetrante, la audición más clara. Quédese un rato quieto para observar cualquiera de
estos cambios.

Rotaciones de las muñecas

La gran cantidad de tareas repetitivas que hacemos con las manos
(escribir, cortar comida, manejar una computadora) realzan la importancia de que tanto ellas como los brazos permanezcan flexibles y relajados.
Dedicar a esto un breve lapso diario puede contribuir muchísimo a la
comodidad corporal y a la flexibilidad física y emocional.

En una postura que remeda la
  de una bailarina de "hula-
  hula", estire los brazos y
  comience a rotar lenta-
  mente las manos en tor-
  no de las muñecas, si-
  guiendo la dirección de
  las agujas del reloj. La res-
  piración debe ser regular,
  y los círculos creados con
  las manos, pequeños al
  principio. Procure que am-
  bas manos circulen en la
  misma dirección. Relájese.

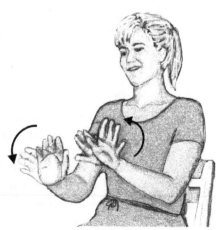

Ahora repita el movimiento pero en el sentido contrario al de las agu-
jas del reloj. Note si le cuesta más rotar una mano que la otra. Al
terminar, sacuda suavemente las manos, cierre los dedos forman-
do un puño y ábralos de vuelta varias veces, meneándolos hacia
uno y otro lado. Relájese con las manos abiertas.

Rotaciones de los tobillos

Cuando avanzan los años, una de las muestras más manifiestas es
que nuestro andar pierde flexibilidad. Tobillos y dedos de los pies se
endurecen y, cuanto menos los movemos, más duros se ponen. Pasamos gran parte del día sentados o de pie, y la sangre se acumula en
pies y piernas. Simples rotaciones del tobillo pueden mejorar esta situación.

Sentado en una silla o en el suelo, extienda las piernas y apoye los
talones en el piso. Respirando normalmente, comience a rotar con
lentitud ambos tobillos, haciendo pequeños círculos con los dedos
en la dirección de las agujas del reloj. Mantenga las piernas quie-
tas, de modo que el movimiento provenga de los tobillos y no de
ellas. Vaya aumentando el diámetro del círculo si siente los tobillos
relajados. Haga el movimiento tres o cuatro veces. Luego relájese.

Repítalo en la dirección contraria a la de las agujas del reloj. Al termi-
nar, sacuda suavemente las piernas, menee los pies hacia uno y
otro lado, y relájese. Quizá sienta un leve cosquilleo, debido a que
la sangre circula mejor por los pies.

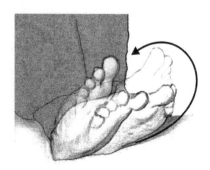

Posturas de inclinación hacia atrás

Acuéstese boca abajo, con una mejilla apoyada en el suelo, los brazos al costado del cuerpo, un poco apartados de él y contra el piso, las manos próximas a los hombros o a la cabeza. Separe un poco las piernas. Ésta es la posición de descanso boca abajo. Si no le resulta cómoda, póngase de costado con una almohada bajo la cabeza y otra entre las rodillas.

Las siguientes posturas pueden efectuarse en el piso o sobre una silla. Elija la situación que le resulte más cómoda.

La cobra

Esta postura imita el movimiento de la cobra al arquearse hacia atrás, expandir el pecho y luego echar la cabeza hacia atrás en actitud majestuosa.

Boca abajo en el suelo, junte los talones y piernas y manténgalos rela-jados. Las palmas se apoyan de plano en el piso entre los hombros, con los dedos apuntando hacia delante. Si está sentado en una silla, apoye los dos pies en el piso. Los codos permanecen flexionados, próximos al cuerpo, y apuntan al cielo raso. Se siente un pequeño hueco entre los omóplatos, detrás del corazón. La fren-te debe apoyarse en el suelo.

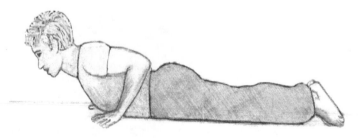

LA COBRA EN EL SUELO

Inhale mientras estira el mentón ha-
cia delante. Sin presionar con las
manos, eleve lentamente la ca-
beza, el cuello y el pecho del sue-
lo, utilizando para ello la fuerza
de la parte superior de la espal-
da. Las manos sólo deben servir
de apoyo.

Exhale, respire normalmente y relá-
jese en la posición inicial. Man-
tenga el vientre pegado al suelo
y las piernas juntas sin ninguna
tensión.

La conciencia debe dirigirse a los
omóplatos y a la expansión del
pecho y del centro cardíaco. Con-
serve la postura unos segundos

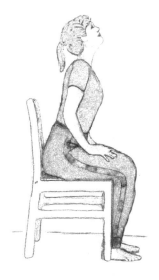

LA COBRA EN UNA SILLA

sin tensión; no se estire más allá de lo que le resulta cómodo. A
medida que vaya repitiendo la postura, aumentará su capacidad.

Inhale, estírese y, al exhalar, inicie un movimiento continuo tocando el
piso primero con el mentón, luego con la frente y los hombros. Al
finalizar, coloque una de las mejillas al costado del cuerpo, contra
el piso, y relaje brazos y piernas.

Media langosta

Esta postura hará trabajar la parte inferior de la espalda, el vientre
y las piernas. Mantenga ambas caderas sobre el piso y levante las piernas sólo algunos centímetros.

Descanse sobre el vientre con el mentón en el suelo. Coloque los bra-
zos a ambos lados del cuerpo o debajo de éste, con los codos próxi-
mos entre sí y las palmas hacia arriba. En caso de efectuar la postu-
ra de pie, apoye ambas manos sobre el respaldo de una silla.

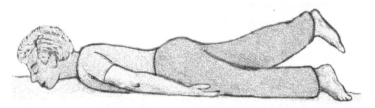

MEDIA LANGOSTA EN EL SUELO

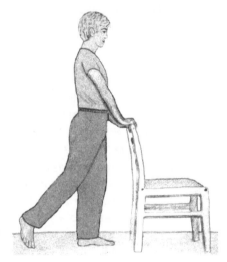

MEDIA LANGOSTA DE PIE

Lleve la conciencia a la pierna derecha y estírela separándola de la cadera todo lo que pueda. Inhale al elevarla algunos centímetros del suelo. Exhale y manténgala así unos segundos mientras respira normalmente. Lleve la conciencia a la parte inferior de la espalda. Note si al mantener alzada la pierna derecha se produce alguna tensión en las nalgas o en la pierna izquierda apoyada en el suelo. Si es así, baje un poco la pierna derecha hasta que se sostenga a sí misma con ayuda de la parte inferior de la espalda.

Baje lentamente la pierna, apoye la mejilla en el suelo y relájese.

Repita la misma secuencia con la pierna izquierda. Apoye la mejilla en el suelo y relájese.

Al finalizar, acuéstese de espaldas en la postura de relajación (p. 202).
Note lo que siente en las partes superior e inferior de la espalda. ¿Se
estiró demasiado o no lo suficiente? ¿Lo hizo en la medida apro-
piada? ¿Pudo mantener el ritmo normal de la respiración? Tome
conciencia de las señales internas. Aprenda a diferenciar un buen
estiramiento de otro capaz de causarle daño.

Posturas de inclinación hacia delante

Además de estirar la musculatura de la espalda, estas posiciones masajean maravillosamente todos los órganos internos y contribuyen a conferir flexibilidad a la columna. En ellas debemos tener cuidado de ir hacia delante y no hacia abajo. El cuerpo se mueve en la dirección en que miran los ojos. Preste especial atención a la parte superior del pecho y al centro cardíaco, asegurándose de que se expandan en lugar de contraerse. Estas posturas nos enseñan a ir hacia delante en la vida y a hacerlo movidos por el centro del corazón.

Flexión de piernas hacia el pecho

Ésta es una postura muy simple pero que alivia mucho la rigidez de la espalda. Puede practicársela antes de levantarse de la cama a la mañana, o antes de acostarse a la noche. Si trabaja en una oficina, puede hacerla sentado en una silla (sólo una pierna por vez).

La flexión de piernas mantiene más ágiles y flexibles las rodillas y estira la parte inferior de la espalda, aliviando las tensiones. Aporta una buena cuota de energía a los órganos del vientre y de la zona pélvica, incrementando la eficacia de su funcionamiento. Y, lo que es mejor, hace que uno se sienta muy bien, con la parte inferior de la espalda relajada, sobre todo después de haber estado mucho tiempo sentado.

Acostado en el suelo o sentado en una silla, lleve la rodilla derecha
hacia el pecho. Al inhalar, tómese la pierna por debajo de la rodilla
con ambas manos y, al exhalar, acérquela suavemente al pecho.

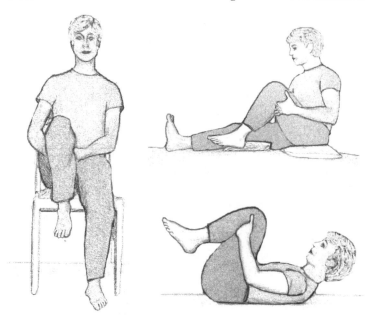

Manténgala allí respirando normalmente. La conciencia debe estar puesta en la parte inferior de la espalda.

Si la espalda está relajada y le parece factible, al inhalar aproxime la cabeza a la rodilla, como si se abrazara a sí mismo. Al exhalar, relaje la cabeza y afloje la respiración. Vuelva a apoyar el pie en el suelo y relájese. Repita la postura con la pierna izquierda y, si aún sigue sintiéndose cómodo, con ambas piernas a la vez. Controle que la respiración sea pareja a lo largo de toda la postura. Al finalizar, relájese totalmente.

Inclinación hacia delante

Sentado en el suelo, con una almohada bajo las rodillas, estire las piernas con los dedos de los pies apuntando al cielo raso (puede ayudar que coloque una almohada doblada en dos debajo del trasero, para que las caderas se inclinen un poco hacia delante). Si está sentado en una silla, los pies deben descansar cómodos en el suelo *(en caso de que no lleguen al suelo, coloque una almohada debajo de ellos).*

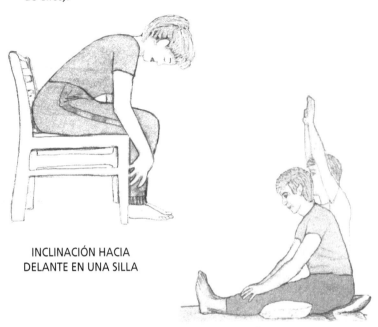

INCLINACIÓN HACIA
DELANTE EN UNA SILLA

INCLINACIÓN HACIA DELANTE
EN EL SUELO

Con las palmas unidas en el centro del pecho, cruce los pulgares, separe las palmas y eleve los brazos desde el centro cardíaco hacia el cielo raso. Inhale, estírese y mire hacia arriba. Al exhalar, inclínese hacia delante, en dirección a la pared que tenga enfrente, mirándose las manos. Inhale y, al exhalar, inclínese sobre las piernas extendidas, con la espalda recta. El movimiento debe partir de la base de la columna. Tómese las piernas en el lugar que le resulte cómodo y relaje cabeza, cuello y hombros, mientras mantiene el pecho expandido y la vista hacia delante.

Verifique que no siente ninguna incomodidad en las piernas ni en la espalda. En caso de que la haya, debe inclinarse menos, con lo cual

Yoga. Camino de sanación

estará trabajando a favor de sí mismo, ya que no sobrepasará sus limitaciones actuales y de ese modo no generará ninguna tensión.

Vuelva a cruzar los pulgares y estire los brazos hacia delante. Mirándose las manos, regrese a la posición sedente. Poco a poco baje los brazos con las palmas juntas hasta el centro cardíaco. Relaje los brazos. Respire profunda y naturalmente por la nariz. Relájese por completo.

Tome nota de cualquier cambio producido en su cuerpo. La relajación de cuerpo y mente debe ser total.

Posturas invertidas

Si usted tiene una presión arterial alta e incontrolable, retinopatía diabética, enfermedad de la carótida o problemas cervicales, antes de realizar estas posturas debe consultar al médico. Las posturas han sido divididas aquí en tres niveles; las del nivel I son apropiadas para la mayoría de las personas, tal vez con alguna adaptación menor.

Conviene realizarlas sobre una colchoneta lisa o superficie similar. En el nivel I, se comienza por colocar las piernas sobre una silla apoyada contra la pared. Si en esa posición no hay dificultades, puede pasarse al nivel II, en el cual las piernas son sostenidas por la pared en lugar de por la silla. En el nivel III, se va subiendo con las piernas por la pared hasta que quedan en una posición más vertical.

La ropa utilizada debe ser floja, sin apretar el cuerpo, en especial el cuello. Al primer signo de mareo, aturdimiento o malestar, debe deshacerse la postura de inmediato y descansar en la postura de relajación (p. 202).

Lo ideal es mantener la postura como mínimo tres minutos, que es más o menos el tiempo que le lleva a la sangre recorrer la totalidad del cuerpo; pero lo importante es quedarse en ella *el tiempo que a uno le resulte cómoda*.

Una vez habituado a la postura, conviene que la haga con ojos cerrados, ya que así los beneficios internos son mayores. La conciencia debe estar puesta en la inversión del cuerpo y en la tiroides.

Paro de hombros

NIVEL I: PARO DE HOMBROS MODIFICADO, USANDO UNA SILLA

Coloque una silla lisa contra la pared y, acostándose en el suelo, descanse en ella sus pies y piernas. Las piernas –hasta la parte posterior de las rodillas– no deben pender de la silla sino estar bien apoyadas en ésta. Si resulta conveniente, se ubicará la silla de costado o se pondrá una almohada en el borde, para que el descanso de las piernas sea completo. En caso de que el borde de la silla presione contra las piernas, puede inhibir la circulación.

Coloque una almohada o manta enrollada bajo la cabeza y el cuello, a fin de que éste apoye bien. Además, así el mentón se proyecta hacia delante, presionando levemente la base de la garganta y la tiroides.

Se colocará una segunda almohada debajo de las nalgas de modo tal que las levante e incline levemente hacia delante. Esto facilita el reflujo de la sangre y energía desde las piernas hasta la parte superior del cuerpo.

Respire normalmente manteniendo esta postura durante un minuto, lapso que se irá incrementando poco a poco si no existe incomodidad.

Perciba sus efectos benéficos y relajadores.

Luego, lentamente, baje las piernas y apoye los pies en el suelo. Saque las almohadas, estire las piernas y relájese de espaldas.

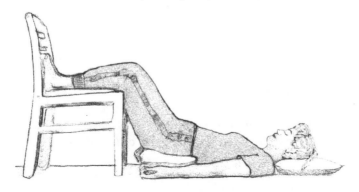

Nivel II: Paro de hombros usando una pared

Las piernas se apoyarán en una pared desprovista de objetos. Siéntese en el suelo con las rodillas flexionadas junto a la pared; la cadera derecha debe tocarla. Luego gire de modo de quedar enfrentado a la pared, con los pies en alto y las nalgas en contacto con ella, acostado sobre el piso. Apoye las plantas de los pies en la pared sin dejar de flexionar las rodillas. Coloque almohadas debajo de la cabeza y de las nalgas igual que en el nivel I.

Estire las piernas, observando si se presenta algún cambio desfavorable en la respiración o molestias en la parte inferior de la espalda o en el pecho. Ante la menor señal de estas molestias, debe deshacerse la postura y descansar en la postura de relajación (p. 202).

Mantenga la postura un minuto, o más si es posible.

Luego saque las almohadas, estire el cuerpo y descanse en la postura de relajación.

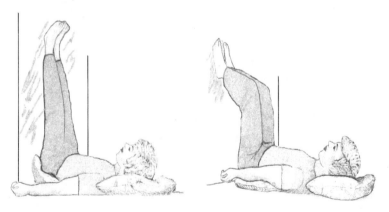

Nivel III: Caminar por la pared

La preparación es similar a la del nivel II, salvo que esta vez no se usarán almohadas debajo de la cabeza ni de las nalgas.

Comience a caminar hacia arriba por la pared primero con un pie y después con el otro. Tómese con las manos la parte inferior de la espalda a modo de apoyo. Suba hasta donde pueda, luego enderece las rodillas y deje que todo el peso del cuerpo recaiga sobre la pared. Respire normalmente.

Mantenga la postura un minuto, o más si es posible.

Luego, comience a descender lentamente por la pared y baje las nalgas hasta que toquen el piso. Las rodillas deben quedar flexionadas hasta tanto los pies se apoyen sobre el piso; entonces estire las piernas y descanse de espaldas.

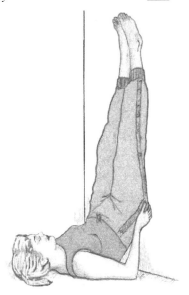

El pez

El pez es una postura complementaria respecto del paro de hombros, por cuanto la presión a que se somete a la tiroides es inversa. Todo el estrujamiento que sufrió ésta durante el paro de hombros se afloja, y la sangre vuelve a ella como si fuera una esponja que, tras ser apretada, retorna a su estado normal. A fin de que esa absorción sea máxima, la garganta se estira hacia atrás.

Esta postura es, asimismo, muy ventajosa para el pecho y los pulmones. Al expandirse y arquearse el pecho, los pulmones se inflan más de lo habitual, incluso en su lóbulo superior, situado por debajo de las clavículas.

Además, esta postura contribuye a corregir el hundimiento del pecho producto de permanecer mucho tiempo sentados en sillas o de querer proteger al corazón de cualquier lesión emocional. Expresa físicamente que, cuando el corazón toma la delantera, la cabeza lo sigue... ¡y nos sentimos fuertes y poderosos!

EL PEZ: VERSIÓN I

Transcurrido un tiempo prudencial después del paro de hombros y mientras yace aún de espaldas, coloque una almohada que abarque ambos hombros y que en su extremo superior sostenga la cabeza y el cuello. Eche el cuello levemente hacia atrás hasta que la parte superior de la cabeza roce el borde de la almohada. Tanto el pecho como el centro del corazón están bien expandidos.

La cabeza debe colgar apenas hacia atrás, sin que se sienta ninguna incomodidad.

Los hombros estarán relajados y ensanchados. Los brazos descansan a ambos lados, las manos apoyadas en el suelo. Las piernas, juntas y relajadas.

Respire suavemente por la nariz ampliando y relajando el pecho para oxigenar plenamente el organismo. Deje que se esboce en el rostro una sonrisa.

Para deshacer la posición, suba suavemente la cabeza para apoyarla en la almohada o elimine esta última. Descanse en la postura de relajación (p. 202).

Observe cualquier tensión que exista en el cuerpo y aflójela con cada exhalación. Aprecie los beneficios de esta posición invertida.

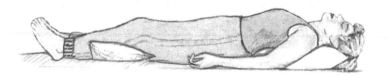

EL PEZ: VERSIÓN II

Comience como en la versión I, sólo que esta vez la almohada quedará a la altura de los hombros, sin sostener la cabeza. Eche ésta hacia atrás de modo tal que la coronilla toque el piso. Se producirá una gran expansión del pecho y del centro cardíaco. Esté atento a cualquier señal de mareo o aturdimiento.

Los hombros están relajados y ensanchados. Los brazos descansan a ambos lados del cuerpo.

Respire suavemente por la nariz ampliando y relajando el pecho para oxigenar plenamente el organismo. Deje que se esboce en el rostro una sonrisa.

Para deshacer la posición, suba suavemente la cabeza sobre la almohada. Descanse en la postura de relajación (p. 202).

Observe cualquier tensión que exista en el cuerpo y aflójela con cada exhalación. Aprecie los beneficios de esta posición invertida.

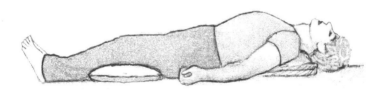

Media torsión de columna

Muchas personas dicen que ésta es una "verdadera" postura del yoga. A mí me gusta llamarla "la postura del *pretzel*", por analogía con las torsiones que presenta la masa en este tipo de bizcocho.

Siéntese en el suelo o en una silla de respaldo recto. Cruce la pierna izquierda sobre la derecha. Si está en el suelo, la pierna derecha debe estar extendida, y la planta de la izquierda, apoyarse en el piso entre la rodilla y el pie.

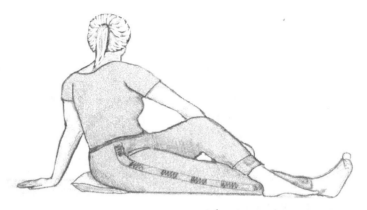

MEDIA TORSIÓN DE COLUMNA EN EL SUELO

Coloque la mano izquierda próxima al cuerpo, ya sea apoyada en el suelo o en la silla, con los dedos extendidos en dirección contraria al cuerpo. Con la mano derecha presione contra la parte exterior de la rodilla izquierda.

Con hombros relajados, estírese hacia la rodilla izquierda o flexione el codo del brazo izquierdo y apóyelo en la cadera izquierda.

Inhale y estírese. Al exhalar, tuerza levemente la columna y gire la cabeza hacia la izquierda, mirando por encima del hombro izquierdo.

El corazón debe dirigir el movimiento, que será seguido por la cabeza.

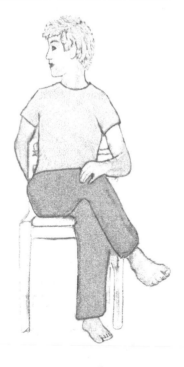

MEDIA TORSIÓN DE
COLUMNA EN UNA SILLA

Sin abandonar la postura, relájese, respirando normalmente.

Sienta el masaje que esto produce en todos los órganos del abdomen, en especial los riñones y las glándulas suprarrenales.

Inhale. Afloje brazos y piernas; vuelva a la posición inicial. Exhale y relájese. Estire brazos y piernas y sacúdalos un poco.

Repita la postura del otro lado, cruzando la pierna derecha sobre la izquierda y girando columna y cabeza hacia la derecha. ¡No olvide que la respiración debe ser normal!

Repare en cualquier diferencia de tensión o de flexibilidad entre los dos lados del cuerpo. ¿Puede usted asociar dicha diferencia con el uso que les da en su vida cotidiana?

El sello del yoga o *yoga mudra*

En el sello, el cuerpo se inclina hacia delante como para hacer suya en parte la energía generada por las otras posturas. Por ello, lo más aconsejable es que el *yoga mudra* sea la postura final de la serie. Para que sus beneficios se experimenten plenamente, hay que volver el cuerpo hacia atrás con la mayor lentitud posible, como si flotáramos en el agua y la sustentación hidráulica de los pulmones nos levantara con cada inhalación. Al exhalar, uno vuelve a hundirse unos centímetros, y con la siguiente inhalación se alza otra vez. El proceso puede llevar un minuto o más, según cuán próxima se encuentre la cabeza al suelo. Si se practica la postura lentamente y con ojos cerrados, se experimenta una sensación de profunda paz. Al concluir, hay que quedarse sentado un rato gozando de esa sensación y del momento.

Siéntese cómodamente en el suelo con las piernas cruzadas, o en una silla; en cualquiera de los dos casos, con los ojos cerrados.

Lleve los brazos detrás de la espalda y tómese la muñeca derecha con la izquierda. Inhale profundo y estírese. Al exhalar, baje el mentón y, con la columna recta, doble el cuerpo aproximándolo a las piernas, de modo que el vientre toque los muslos.

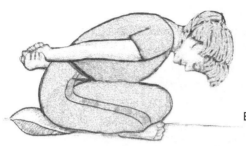

EL SELLO EN EL SUELO

Llegue tan abajo como le sea posible sin dificultad, y luego deje que cuerpo y cabeza se relajen con la columna siempre recta.

Inhale profundamente, extienda el mentón hacia delante y permita que la sustentación hidráulica de los pulmones eleve lentamente el cuerpo y la cabeza con cada inhalación. Al exhalar, quédese un instante flotando boca abajo. Continúe hasta que el tronco alcance la posición vertical.

Sin abrir los ojos, lleve las manos al regazo. Permanezca sentado sintiendo los efectos del sello yóguico y la paz interior.

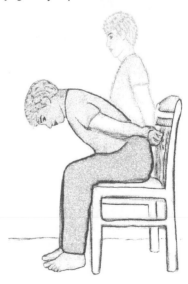

EL SELLO EN UNA SILLA

El saludo al Sol

Esta sucesión de posturas reúne muchos de los beneficios aportados por las anteriores. En el saludo al Sol, el cuerpo se estira hacia delante y hacia atrás. Hechos a conciencia, estos estiramientos benefician a todos los órganos internos y al cuerpo en su conjunto. Se comienza a practicarlo lentamente y, a medida que el cuerpo se agiliza, va aumentándose el ritmo. También puede ser utilizado como una forma de precalentamiento antes de un ejercicio aeróbico, o como una manera de serenarse después de él. Si se dispone de poco tiempo, la serie puede realizarse por partes, hasta completar la totalidad de los movimientos.

Como a lo largo de la secuencia el cuerpo se mueve hacia arriba y hacia abajo, hay que realizarla con precaución para evitar mareos o aturdimiento.

Aquí ofreceremos tres versiones diferentes del saludo al Sol. Se puede comenzar haciendo la serie sentado y, si uno nota que no reviste dificultad, pasar a la versión de pie con silla, para terminar realizando la versión sin apoyo.

El saludo al Sol es un buen ejercicio de estiramiento para cualquier momento de la jornada, pero especialmente adecuado para recibir el nuevo día. Al hacerlo hay que imaginar que uno realmente saluda al Sol y extrae de él energía que se convertirá en salud y poder. Cuanto más podamos recogernos hacia nuestro interior, más descubriremos el Sol que brilla en el centro de nuestro ser.

La respiración ha de ser normal y pareja durante toda la secuencia. Si en algún momento se torna irregular, debe disminuirse la velocidad con que se efectúan los movimientos, o bien interrumpir y descansar.

Saludo al Sol: versión sedente

En esta primera versión, permaneceremos sentados en una silla de respaldo recto, con los pies bien apoyados en el suelo o en una almohada.

Posición 1: *Siéntese con la espalda recta, las piernas juntas. Junte las palmas frente al centro cardíaco.*

Posición 2: *Cruce los pulgares y estire los brazos con las palmas abiertas a partir del centro cardíaco. Mientras se elevan lentamente los brazos por encima de la cabeza, mírese las manos. Estírese desde la base de la columna hasta la yema de los dedos.*

Posición 3: *Manteniendo los brazos junto a la cabeza y sin dejar de mirarse las manos, lentamente flexione el tronco desde las caderas. La cabeza se abandona en dirección a las piernas y los brazos cuelgan relajados hasta el suelo.*

Posición 4: *Tómese con ambas manos la rodilla derecha y levántela, acercando el muslo al vientre.*

Posición 5: *Sin dejar de sostenerse la pierna derecha con las manos, arquee un poco la espalda, eche los hombros hacia atrás y alce la vista.*

Posición 6: *Vuelva la cabeza a su posición normal y suelte la pierna. Estire los brazos, cruce los pulgares, mírese las manos y poco a poco flexione el tronco desde las caderas. Los muslos se acercan al vientre, la cabeza permanece relajada y los brazos caen hacia el piso.*

Posición 7: *Eleve el tronco y ponga las palmas sobre los muslos con los dedos apuntando hacia delante y los codos flexionados. Arquee la espalda, expanda el pecho, estire el cuello y eche la cabeza levemente atrás, mirando hacia arriba.*

Posición 8: *La cabeza vuelve su posición normal. Tómese con ambas manos la rodilla izquierda y levántela. Acerque los muslos al vientre.*

Posición 9: *Levante la cabeza, arquee la espalda, eche los hombros atrás y mire hacia arriba. Luego vuelva la cabeza a su posición normal y suelte la pierna.*

Posición 10: *Estire los brazos, cruce los pulgares, mírese las manos y lentamente flexione el tronco desde las caderas. Acerque los muslos al vientre y relaje cabeza y brazos.*

Posición 11: *Cruce los pulgares con las palmas abiertas, estire los brazos, mírese las manos y levante el tronco lentamente hasta apoyar la espalda en el respaldo de la silla. Siga elevando los brazos y mírese las manos.*

Posición 12: *Lentamente baje los brazos hasta juntar las palmas por delante del centro cardíaco.*

Quédese un momento quieto y con los brazos relajados, sintiendo los beneficios del saludo al Sol. Puede repetirlo hasta tres veces.

Saludo al Sol: versión de pie y con una silla para apoyarse

Colóquese de pie frente a una silla de respaldo recto, firmemente apoyada contra una pared.

Posición 1: *Ubíquese con los pies próximos uno al otro pero sin que se toquen. Junte las palmas frente al centro cardíaco.*

Posición 2: *Cruce los pulgares y estire los brazos con las palmas abiertas desde el centro cardíaco. Siga con la vista las manos mientras los brazos se van elevando por encima de la cabeza. Estírese completamente desde los pies hasta las yemas de los dedos de las manos, sin dejar de mirarlas.*

Posición 3: *Con los brazos sobre la cabeza y la mirada puesta en las manos, flexione lentamente el tronco desde las caderas, con las rodillas un poco flexionadas. Apoye ambas manos sobre el asiento de la silla y relaje la cabeza.*

Posición 4: *Lleve el pie izquierdo hacia atrás, apoyándolo en el piso a un metro, más o menos, del otro pie. Mantenga la pierna izquierda estirada y la rodilla derecha flexionada. Mire hacia arriba.*

Posición 5: *Sin soltar las manos del asiento de la silla y con la rodilla*

SALUDO AL SOL: VERSIÓN SEDENTE

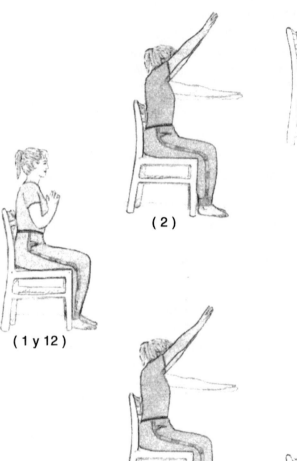

(3)

(2)

(1 y 12)

(11)

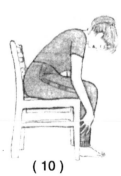

(10)

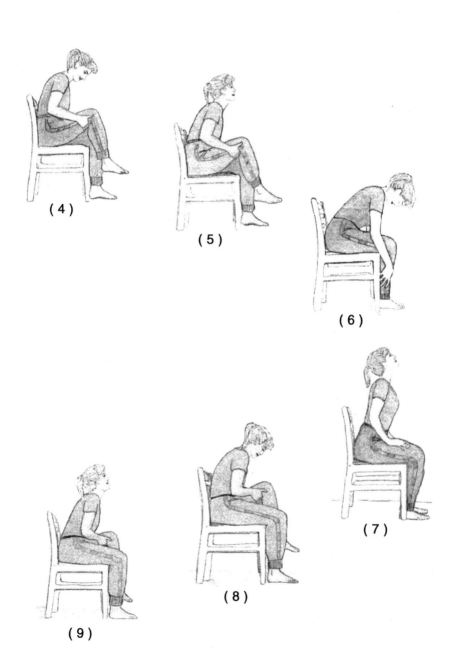

(4)

(5)

(6)

(7)

(8)

(9)

derecha flexionada, baje la rodilla izquierda hasta que se apoye en el suelo. Arquee la espalda. Alce la cabeza y échela un poco hacia atrás.

Posición 6: *Baje la rodilla derecha hasta juntarla con la izquierda. Ambas rodillas están ahora apoyadas en el suelo, con los pies juntos. Haciendo presión con las manos, estire las piernas mirándose los pies. Los talones deben hacer fuerza contra el piso.*

Posición 7: *Dejando brazos y piernas en su lugar, levante la cabeza.*

Posición 8: *Adelante el pie izquierdo flexionando la rodilla. Estire la pierna derecha hacia atrás sin despegar el pie del piso. Mire hacia arriba.*

Posición 9: *Baje la rodilla derecha hasta el suelo, arquéese un poco hacia atrás y mire hacia arriba.*

Posición 10: *Sin apartar las manos de la silla, adelante la pierna derecha hasta que quede junto a la izquierda y estire ambas piernas. Cabeza, cuello y hombros se relajan mientras mira hacia abajo.*

Posición 11: *Cruce los pulgares y estire los brazos con las palmas abiertas, mirándose las manos. Elévelos hacia el cielo raso mientras estira las rodillas y alza el tronco hasta estar nuevamente de pie. Mire hacia arriba.*

Posición 12: *Lentamente junte las palmas delante del centro cardíaco. Relájese.*

Manténgase un instante quieto, con las manos unidas cerca del corazón, consciente de los latidos de éste y de la respiración. Cuando ambos vuelvan a la normalidad, baje los brazos, siéntese en la silla y relájese.

La secuencia puede repetirse hasta tres veces.

Saludo al Sol: versión de pie, sin apoyo

Posición 1: *Póngase de pie con los pies próximos pero sin tocarse. Junte las palmas frente al centro cardíaco.*

Posición 2: *Cruce los pulgares y estire los brazos con las palmas abiertas desde el centro cardíaco. Siga con la vista las manos mientras los brazos se van elevando por encima de la cabeza. Estírese completamente desde los pies hasta las yemas de los dedos de las manos, sin dejar de mirarlas.*

Posición 3: *Con los brazos sobre la cabeza y la mirada puesta en las manos, flexione lentamente el tronco desde las caderas, con las rodillas un poco flexionadas. Abandone brazos y cabeza hacia el piso.*

Importante: Practique las posiciones 1 a 3 durante unos días, hasta que el movimiento de la cabeza hacia arriba y hacia abajo no modifique la presión arterial. Pase a la posición 4 sólo cuando logre esto.

Posición 4: *Flexione completamente las rodillas y coloque las palmas junto a los pies. Estire la pierna izquierda hacia atrás, apoyando la rodilla y el pie izquierdos en el suelo. Deje el pie derecho apoyado en el suelo, entre las manos, y la rodilla derecha, próxima al pecho. Arquee la espalda. Mire hacia arriba y eche un poco la cabeza hacia atrás.*

Posición 5A: *Lleve el pie derecho hacia atrás y coloque la rodilla derecha en el suelo junto a la izquierda. Las manos siguen apoyadas en el suelo (posición en cuatro patas). Mire hacia arriba y eche un poco la cabeza hacia atrás (quienes así lo deseen, pueden saltearse la posición 5).*

Posición 5: *Estire las piernas y levante las nalgas de modo que el cuerpo forme un triángulo. Manos y pies se apoyan en el suelo. Estire los talones hacia el piso y mírese los pies.*

Posición 6: *Baje lentamente las rodillas al piso y deslícese hacia delante, acercando el pecho y el mentón al suelo. Deje la pelvis levemente alzada o, si esto le resulta incómodo, apoye todo el cuerpo en el suelo.*

Posición 7: *Baje la pelvis hasta tocar el suelo. Coloque las palmas de las manos a la altura de los hombros y acerque los codos al tronco,*

SALUDO AL SOL, VERSIÓN DE PIE Y CON UNA SILLA PARA APOYARSE

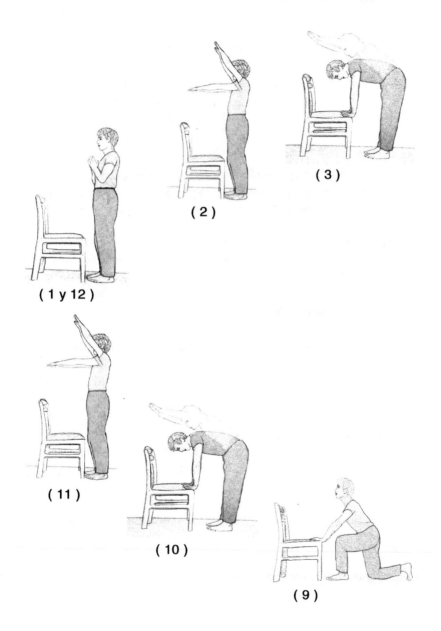

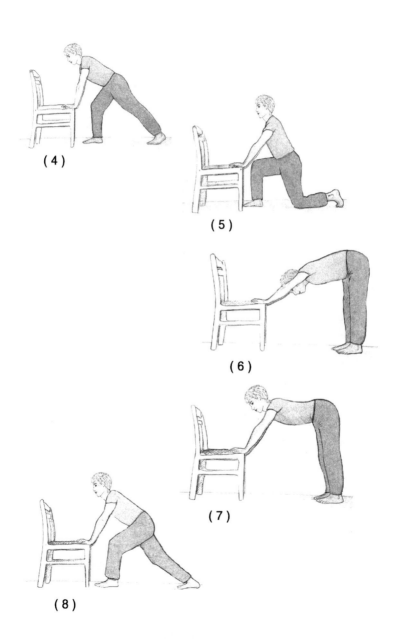

(4)

(5)

(6)

(7)

(8)

SALUDO AL SOL: VERSIÓN DE PIE, SIN APOYO

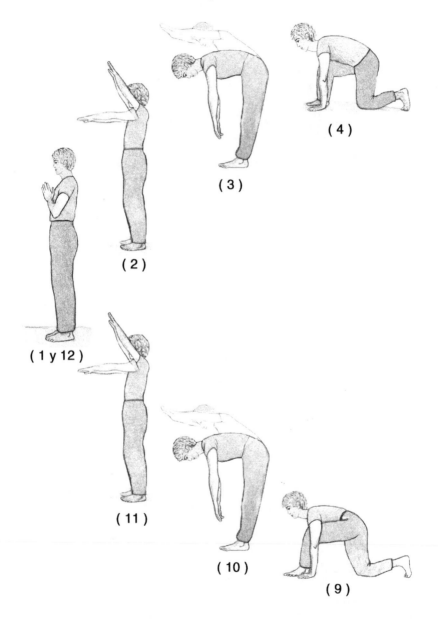

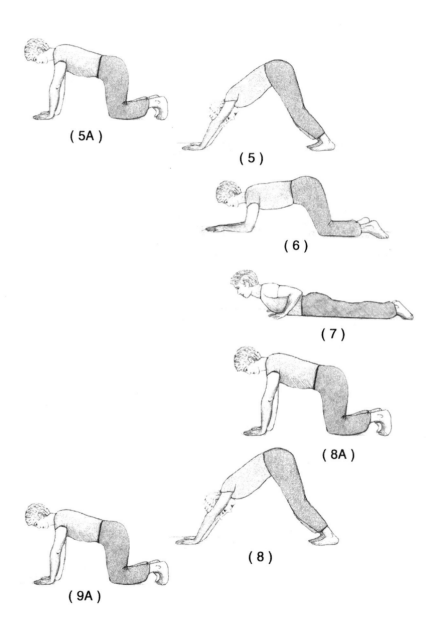

(5A)

(5)

(6)

(7)

(8A)

(8)

(9A)

apuntando hacia arriba. *Estire suavemente cabeza, cuello y hombros, manteniendo siempre los codos flexionados y próximos al cuerpo. No presione con las manos sobre el piso.*

A partir de este punto las posturas se repiten en la secuencia opuesta.

Posición 8A: *Apoyándose en manos y pies, eleve el tronco y póngase en cuatro patas (quienes así lo deseen, pueden saltearse la posición 8).*

Posición 8: *Presionando sobre manos y pies, estire las piernas y levante las nalgas de modo que el cuerpo forme un triángulo.*

Posición 9A: *Baje las nalgas y las rodillas hasta el suelo (posición en cuatro patas).*

Posición 9: *Adelante el pie izquierdo colocándolo entre las manos, con la rodilla izquierda próxima al pecho. Mire hacia arriba. Si le resulta difícil, tómese el tobillo izquierdo con la mano izquierda y llévelo hacia delante. La pierna derecha permanece con la rodilla en el suelo.*

Posición 10: *Adelante el pie derecho hasta juntarlo con el izquierdo y flexione las rodillas para quedar en cuclillas. Estire las piernas y aparte las manos y los brazos del suelo. Con las rodillas levemente flexionadas, deje colgar cabeza, cuello y hombros hacia el piso.*

Posición 11: *Con los brazos aún colgantes, cruce los pulgares y estire los brazos con las palmas abiertas hasta el nivel de las orejas, mirándose las manos. Enderécese lentamente hasta quedar erecto. Eleve los brazos hacia el cielo raso y mire hacia arriba.*

Posición 12: *Lentamente baje los brazos y junte las palmas delante del centro cardíaco.*

Manténgase un tiempo quieto en esa posición. Perciba los latidos del corazón y la respiración. ¿Cuánto tiempo les lleva volver a la normalidad? ¿Las posturas implicaron alguna tensión? ¿Existe la posibilidad de estirarse un poco más?

Relájese con los brazos a ambos lados del cuerpo.
Una vez dominada la secuencia, puede repetírsela dos y hasta tres veces.

Movimientos oculares

Siéntese con la columna recta. Sáquese los anteojos o lentes de contacto, si los usa. Comience a estirar suavemente los músculos de los ojos en todas direcciones sin provocar ninguna tensión. Si en ciertas zonas los siente particularmente contraídos, haga los movimientos más lentamente al pasar por ellas. La cabeza debe estar quieta y centrada, y el rostro, el cuello y los hombros, relajados. Lo único que se mueve son los ojos. La respiración es suave y pareja.

Círculo completo en la dirección de las agujas del reloj

Imagine la esfera de un reloj. Abra bien los ojos y dirija la vista hacia el lugar en que las agujas marcan las 12. Poco a poco siga con la vista la aguja horaria cuando marca la 1, las 2, las 3, etc., hasta completar el círculo. Mueva los ojos suavemente en la dirección de la aguja, tocando con la mirada cada punto de la esfera. Si nota que quieren saltearse algún número –en especial entre el 4 y el 6, y entre el 6 y el 8–, lentifique aún más el movimiento en esa zona. Continúe hasta haber dado varias veces la vuelta al círculo. Cuando los ojos terminan nuevamente en las 12, diríjalos hacia el punto medio de la esfera, ciérrelos y relájelos. Note cómo los siente.

Círculo completo en la dirección contraria a la de las agujas del reloj

Imagine la esfera de un reloj. Abra bien los ojos y dirija la vista hacia el lugar en que las agujas marcan las 12. Poco a poco siga con la vista la aguja horaria cuando marca las 11, las 10, las 9, etc. Mueva los ojos suavemente en la dirección de la aguja, tocando con la mirada cada punto de la esfera. Si nota que quieren saltearse algún número –en especial entre el 8 y el 6, y entre el 6 y el 4–, lentifique aún más el movimiento en esa zona. Continúe hasta haber dado varias veces la vuelta al círculo. Cuando los ojos terminan nuevamente en las 12, diríjalos hacia el punto medio de la esfera, ciérrelos y relájelos. Note cómo los siente.

Trate de observar si percibe alguna diferencia en sus ojos cuando marchan en la dirección de las agujas del reloj con respecto a cuando lo hacen en la dirección contraria.

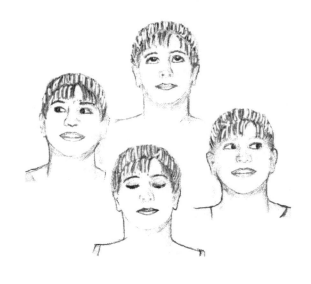

"La compasión por uno mismo es el remedio más poderoso."
Theodore Isaac Rubin

Capítulo 7

Comida para un ser integral

Timothy fue tomado prisionero y aislado de sus compañeros de cautiverio. Sus carceleros suponían que podía sobrevivir con un vaso de agua y un pedazo de pan por día. Pero a Timothy le importaba más el marchitamiento de su alma que morirse de hambre. Cuando recibió por primera vez su mísera ración, no pensó en otra cosa que en la satisfacción que le daría compartirla con los demás, en comunión. Imaginó que cortaba el pequeño trozo de pan que le habían dado en cuatro partes y que, en forma clandestina, encontraría la manera de repartir cada día tres de ellas entre sus compañeros, en la hora de ejercicios físicos.

El solo hecho de pensar que otros compartían diariamente este ritual era reconfortante para su hambriento corazón. Cada nuevo reparto aumentaba el peligro. Después de haber tenido éxito varias veces, Timothy regresaba a su celda con un sentimiento de profunda gratitud. Se sentaba y rezaba en silencio. Luego, lenta y deliberadamente, comía su cuarta porción del pan como si fuera un gran banquete que se estuviera dando acompañado de sus tres "invitados" y toda la familia. Casi podía "tocarlos", sentados como él en torno de una gran mesa. Saboreaba cada bocado, y su alma recibía más alimento que el cuerpo.

Cuando lo liberaron, estaba flaco y frágil, pero lleno de salud y de vigor. En lugar de la amargura que experimentaban otros ex cautivos, a él lo colmaba el espíritu de la comunión y la gratitud.

"No sólo de pan vive el hombre, sino de toda palabra que sale de la boca de Dios."
Mateo 4:4

La dieta yóguica –*lo que comemos y la forma en que lo hacemos*– se basa en el principio de la *ahimsa*: hacer el menor daño posible.

En una ocasión estaba comentándole este espíritu de la *ahimsa* o no violencia a uno de mis grupos de pacientes cardíacos. Veía mucha incredulidad en las miradas. Todos ellos tenían una dieta de hortalizas y verduras, cereales y frutas, de bajo contenido graso; pero sólo habían pensado en los beneficios que la dieta tenía para limpiar sus arterias. No se daban cuenta de los otros numerosos beneficios que les proporcionaba.

Por último, cuando ya llevaba cierto tiempo hablándoles de *ahimsa*, un alma noble que tenía el título de médico levantó apenas la mano.

–¿Quieres hacer alguna pregunta o comentario? –le inquirí, esperanzada.

–Sí –respondió–. Hace un año ya que estoy a dieta vegetariana, pero nunca se me ocurrió que eso podría tener algo que ver con la no violencia. Ahora que pienso en ello, ¿crees tú que por esa razón ahora las mariposas se posan en mí?

Mis ojos se llenaron de lágrimas y le respondí:

–Bien podría ser ésa la razón.

La verdadera *ahimsa* tiene lugar cuando, pese a estar dotados de la fuerza y de la capacidad de hacer daño, resolvemos no hacerlo, para vivir la experiencia del carácter sagrado de todo lo viviente.

Otra vez estaba sentada en el mostrador de un bar de comidas rápidas; a mi lado había un chiquillo. Ambos comíamos hamburguesas, pero la mía era vegetariana. Miró mi sándwich intrigado. ¿Qué diferencia había? El mismo pan, el mismo *ketchup*, tomate, lechuga… Sin embargo, notaba una diferencia. Finalmente reunió el coraje para preguntarme en qué consistía mi ración.

–Ésta es una hamburguesa vegetariana –fue mi respuesta.

–¿Por qué come eso?

–Porque no quiero que deban morir animales para que yo pueda vivir –afirmé.

Después de pensar un momento, reconcentrado, me aportó esta idea maravillosa:

–Todos los animales deben de quererla mucho a usted.

¡Sabias palabras del reino infantil!

Debra Kesten, nutricionista y autora de *Feeding the Body, Nourishing the Soul* [Alimentar el cuerpo, nutrir el alma], así como del reciente libro *The Healing Secrets of Food* [Los secretos sanadores de los alimentos], nos cuenta que en la mayoría de las culturas la comida es usada como un medio de vinculación espiritual.

Elegir y preparar la comida de manera deliberada nos transmite sus propiedades vitales. Las normas de los judíos sobre los alimentos *kosher* apuntan a que la matanza de animales no sea violenta y esté imbuida de religiosidad. Los jainistas de la India no comen nada que no haya *caído* por sí mismo al suelo, aunque cuelgue de un árbol o de una parra. Los aborígenes norteamericanos le hablan al alma de un animal antes de matarlo y le prometen que no van a desperdiciar nada. El Corán enseña que, en caso de tener que servir comida a muchas personas, es preferible matar *un solo animal grande* que matar uno pequeño para cada comensal, ya que de ese modo se quita una sola vida y no muchas.

Los animales, y todos los demás seres vivos, se dan cuenta cuando uno vive guiado por la *ahimsa*, este propósito de no dañar. Al preparar nuestra propia comida, también debemos hacerlo con esa actitud. Lo que fuere que elijamos comer, actuemos con no violencia en la mente y el corazón.

Kesten nos relata una anécdota elocuente de la tradición judía, donde la matanza de un animal es un acontecimiento sagrado.

El gran rabino que normalmente presidía las ceremonias de matanza de animales para comerlos murió, y fue sucedido por un rabino joven y discreto. Cuando tuvo que efectuar la primera matanza, todos los ojos estaban puestos en él. Al término de la ceremonia, muchos curiosos que no habían asistido a ella les preguntaron a los que habían estado presentes:

–¿Y? ¿Cómo le fue?

–Bien, bien –fue la displicente respuesta.

Pero el grupo de curiosos no quedó satisfecho.

–¿Hizo todo correctamente? –inquirieron.

–Sí.

–¿Recitó las plegarias?

–Sí.

–¿Le sacó filo al cuchillo?

–Sí.

–¿Humedeció la hoja antes de usarlo?

–Sí.

–¿Y entonces? ¿Por qué no están contentos?

–Es que –balbuceó un sujeto–... nuestro viejo rabino... cuando humedecía la hoja, lo hacía con sus propias lágrimas.

En líneas generales, cada vez sabemos más sobre el *contenido* de los alimentos, pero muchos ignoramos en qué forma nos afectan. Sólo conocemos que nuestro cuerpo necesita ciertos nutrientes para conservar la salud.

Las investigaciones médicas están diciéndonos que una dieta alta en fibras y baja en grasas se correlaciona con la prevención, e incluso la reversión, de las cardiopatías y del cáncer. Comenzamos a tomar conciencia de que hay en nuestra dieta demasiadas grasas, azúcar y sal. Para la mayoría, la comida es algo más que una combinación de proteínas, carbohidratos, grasas, vitaminas y minerales que nuestro cuerpo necesita para estar sano. Una buena forma de determinar si algo es realmente nutritivo consiste en verificar cuán próximo se encuentra a su estado natural, o bien leer en el rótulo los ingredientes que contiene. Si figuran allí palabras que uno no comprende ni es capaz de pronunciar, *no debe ingerir ese alimento*. Los alimentos nutritivos son simples, y no es preciso agregarles ni adicionarles nada. Es mejor no tener que adivinar qué es lo que uno come o cuál es su efecto sobre el organismo.

La conciencia que hemos tomado de las comidas con bajo contenido en grasas se deja a veces de lado porque también tenemos que alimentar el cuerpo emocional. Si no nos sentimos "nutridos" emocionalmente, nos consolamos comiendo en exceso o dándonos "el gusto" con alimentos de alto contenido graso y calorías vacías. Además, con la vida ajetreada que llevamos, solemos comer demasiado, en horarios irregulares y con poca conciencia. Al reparar en nuestra dieta (no sólo en lo que comemos, sino en cómo lo hacemos), tenemos que preguntarnos: *¿Esto nos nutre física, mental y emocionalmente?*

Con un grupo de asistentes a un seminario se realizó un experimento. Se le preguntó a cada persona qué comida especial quería para el almuerzo y, en la medida de lo posible, se satisficieron en abundancia todos sus apetitos culinarios.

Después del completo y gratificante almuerzo, se dividió al grupo al azar en dos subgrupos, y cada uno de éstos fue llevado a una habitación distinta. En las dos habitaciones, había toda clase de exquisiteces: bocadillos, *pretzels*, caramelos, chocolates, gaseosas, jugos. ¡La fantasía de un niño no habría pretendido más! Se sentaron alrededor de la mesa. En el Grupo 1, un coordinador divertido y motivador habló sobre un tema que era del interés de todos. El Grupo 2 tuvo la desgracia de que le tocara un coordinador sumamente aburrido, que habló sobre un tema que a nadie le importaba. Terminadas las charlas, se evaluó la cantidad de comida y bebida que había ingerido cada grupo.

El Grupo 1 apenas había tocado lo que estaba sobre la mesa. El almuerzo previo ya los había saciado físicamente, y la posterior charla los sació mentalmente.

El Grupo 2 casi acabó con el refrigerio y muchos platillos debieron volver a llenarse. En el almuerzo, habían recibido la misma alimentación física que los otros, pero la diferencia era que la charla del coordinador no les había brindado el alimento mental necesario. Y, como no había otra alternativa, lo sustituyeron por comida.

Contamos con mucha información y educación al respecto, y sin duda ha habido *cambios* en nuestra dieta, pero seguimos sintiéndonos carentes de energía y de vida. ¿No será que, además de lo que comemos, importa *cómo* lo hacemos?

Al desayunar, leemos en el periódico: "Ayer hubo una caída de doscientos puntos en el mercado accionario internacional, y se predice una nueva caída para hoy"; "Un grupo de personas que estaban de vacaciones y hacían compras en un supermercado fueron retenidas como rehenes a punta de pistola durante tres horas"; "Se pronostica que este fin de semana lloverá a cántaros"... y era el único que teníamos libre en todo el invierno; "Fue aprobada la decisión oficial –contra la cual votó la gente– de aumentar un 3% los impuestos locales".

¡A gozar del desayuno!

El almuerzo... consiste en abalanzarse hacia un restaurante de comidas rápidas para poder tragar algún bocado en el poco tiempo de que uno dispone, o tal vez tenga tanto trabajo acumulado en la oficina que deba llevarse a ella un minialmuerzo, o comerlo en el auto mientras se dirige a una cita, con el sándwich en una mano y el teléfono celular en la otra.

El noticiario de la noche nos informa de los estragos que ha hecho el hambre en la población rural de África, con imágenes de bebés y niños desnutridos y a punto de morir de inanición. También nos comenta que ha habido otros estallidos de violencia en Bosnia, Israel u otros países del Medio Oriente.

¿Qué tal estaba su plato favorito, ése que su esposa le preparó amorosamente para la cena?

¿Es que acaso podemos disfrutar de la comida, digerirla y asimilarla, cuando nuestra mente está en otra parte? Tal vez nuestros dientes mastiquen y nuestras gargantas traguen, por un proceso automático, pero ¿es posible tener una buena digestión si nuestra mente está puesta en el mercado accionario o en los estallidos de violencia en el mundo? ¿A quién puede extrañarle que en Estados Unidos tantas personas tengan que recurrir a productos farmacológicos para hacer la digestión?

Vaya a cualquier farmacia, mire sus estantes o recorra sus góndolas, y verá pilas y pilas de comprimidos y jarabes para el ardor de estómago, la acidez, los gases, la constipación o la diarrea. Agréguense a ello los remedios contra el dolor de cabeza producido por digestiones inadecuadas. Estamos subvencionando a una multimillonaria industria de medicamentos basada en que no comemos lo que debemos ni como debemos. Según ella misma lo declara, todos estos medicamentos brindan sólo un alivio *temporario*. Si queremos un alivio *permanente*, es menester que cambiemos nuestros hábitos alimentarios.

¿Dónde comienza la digestión? ¿En el estómago? ¿En la boca? Casi siempre comienza en la mente.

¿Fue alguna vez a un restaurante y vio en el menú un plato maravilloso, una verdadera tentación? Con sólo pensar en comerlo se le hizo agua la boca: el proceso digestivo ya comenzó. Viene el mozo a levantar el pedido y cinco minutos después vuelve para informarnos de que el tan anhelado plato se acabó. ¡Lo difícil que nos resulta elegir otra cosa! Ya teníamos la mente, la boca y el estómago preparados para recibir aquel otro manjar. Nuestra boca no llegó a probarlo, pero el pensamiento inició, por sí solo, la digestión.

¿COMER O TENER UNA REUNIÓN?

¿Alguna vez fue a almorzar con un amigo o a un "almuerzo de trabajo"? El tema de conversación se va poniendo cada vez más denso; no obstante, seguimos comiendo. Sólo cuando el tenedor ya no levanta nada nos damos cuenta de que no queda comida en el plato; pese a ello, no recordamos qué comimos. Miramos con cautela debajo de la mesa por si inadvertidamente la comida se nos cayó, pero el piso está reluciente. Tal vez nuestro cuerpo recibió la comida, pero no hemos sido alimentados.

En cierta época trabajé en un equipo clínico, en el cual mi rol parecía ser recordarles a mis colegas que comieran a conciencia. Les insistía en que, cuando comieran, no hicieran reuniones, y viceversa: una cosa por vez. Terminó siendo corriente que me preguntaran por anticipado si concurriría a una determinada reunión, cerca de la hora del almuerzo; en caso de que yo tuviera la agenda llena en ese horario, me decían: "¡Ah, bueno! Si tú no vienes, podemos realizar la reunión *mientras* comemos".

¡Ser la conciencia moral de un grupo puede convertirse en una función muy difícil de cumplir!

EL INGREDIENTE MÁGICO ES EL AMOR

Nada tiene de raro que en nuestra sociedad prevalezcan los trastornos alimentarios. Nos falta un elemento fundamental de la comida, que no nos pueden dar McDonald's, Burger King ni todas las tiendas de alimentos naturales combinadas: *el amor.*

¿Se preguntó alguna vez por qué los bizcochitos que hacía la abuela eran tan ricos? Parecía utilizar los mismos ingredientes que en la mayoría de los otros bizcochitos –ingredientes que al recordarlos nos producen un estremecimiento–: harina blanca, azúcar blanca, mantequilla y chocolate en barra, todo ello en generosas cantidades. Lo que pasa es que al azúcar y al chocolate la abuela les agregaba el más preciado de todos los elementos: su *amor.* Mientras contaba las tazas de harina, se decía: "¡Ah, a mi nieto le encantan estos bizcochos!"; cuando agregaba las barras de chocolate: "Estos bizcochos lo harán fuerte y sano". ¡Y lo curioso es que así sucedía! Bastaba con que oliéramos el aroma que venía de la cocina cuando llegábamos a su casa para que nuestro estómago gorgoteara y el corazón nos saltara de gozo. Si a veces, por casualidad, olemos algo que nos recuerda los bizcochos de la abuela, ese olor desencadena en nuestro estómago y en nuestro corazón un fuerte sentimiento de *amor*.

También lo contrario es cierto. ¿Acaso no recuerda alguna oportunidad en que, después de ingerir cierto alimento, se enfermó? Tal vez porque comió demasiadas rosquillas o un pastel de manzana que quizá no estuviera del todo fresco. Sus sentidos le decían: "Esto no huele bien", "Esto no tiene buen aspecto"; pero usted no les hizo caso y lo comió igual. Después de haber estado enfermo, por semanas o meses no pudo volver a comer eso, y hoy mismo pensar en el asunto le revuelve el estómago.

Años atrás tuve una experiencia con manzanas desecadas. Como parte de mi trabajo en una tienda de alimentos naturales, las tenía que envolver en bolsas de plástico, y de tanto en tanto mordisqueaba alguna. Al cabo de un tiempo comencé a sentir mucha sed. Bebí un vaso de agua, luego otro, y volví a mi empaquetamiento y mordisqueo, sin idea de lo que había estado haciendo. Al rato, mi vientre se había hinchado como el de una embarazada que está a punto de parir. ¡Por desgracia, no tuve un parto rápido! Despedí gases y sentí el gusto de la manzana en la boca durante varios días. Le llevó bastante tiempo a mi organismo eliminar las manzanas hinchadas. Hoy, después de treinta años, aún no puedo probar una manzana desecada.

Si la comida es preparada o servida con ira, sentimos el efecto opuesto al que se produce cuando la rige el amor. La próxima vez que vaya a un restaurante, curiosee en la cocina de qué talante está el cocinero. ¿El mozo que lo atiende es amable y alegre? Todas esas vibraciones afectarán lo que ingiera y, a su vez, su cuerpo, mente y emociones. En Los Ángeles había un restaurante que al comienzo de cada jornada controlaba no sólo la salud física de su personal sino también su talante emocional. Si alguien estaba física o emocionalmente inhabilitado para cumplir con su servicio, se lo enviaba de vuelta a la casa para que descansara ese día, sin por ello descontarle nada de su sueldo.

A un amigo mío que enseña yoga y tiene muchos alumnos se le había hecho tarde para su siguiente clase, para la cual debía viajar una hora en auto. Contó que no podría cenar antes de dar esa clase y, como si hubiera sido planeado, una de sus alumnas le regaló una caja de galletitas caseras primorosamente envueltas. Mi amigo quedó encantado no sólo con el gusto de las galletitas sino también con la oportunidad del regalo. Mientras conducía hacia la clase, comía galletitas, y después de la clase lo acompañaron en su viaje de vuelta.

Cuando llegó a su casa, la esposa salió a darle un beso y un abrazo, y él de inmediato estalló en gritos. Ella le contestó también con gritos, y la temperatura fue en aumento, hasta que mi amigo terminó durmiendo en el sofá del *living*. A la mañana siguiente, era un hermoso día despejado, y la pareja se puso a conversar sobre lo acontecido la noche anterior. Ambos trataban de averiguar qué había sucedido. "No hicimos más que abrazarnos y estalló la pelea", se decían. Nunca en su vida común les había ocurrido algo semejante. Decidieron olvidarse del asunto, se dieron un nuevo abrazo y cada uno continuó con sus actividades.

Una semana después, al volver a la clase en la que estaba la repostera, mi amigo le alabó sus galletitas diciéndole que eran deliciosas.

–¿Realmente le gustaron? –le preguntó la chica, incrédula.

–¡Sí, estaban riquísimas! –le confirmó él.

Aliviada, ella le contó:

–Tenía miedo de que no hubieran salido bien. Mientras las hacía, tuve una pelea terrible con mi marido. Mientras las galletitas se cocinaban en el horno, nosotros nos decíamos de todo. Por eso, cuando las puse en la caja, traté de agregarles algunas buenas ondas.

"Ésa es la solución del enigma", pensó mi amigo. Quizá si la repostera no hubiese puesto en las galletitas esas buenas ondas, la pelea que él tuvo con su esposa podría haber durado varios días más.

PREPARACIÓN CONSCIENTE

Preparar y servir una comida puede ser un acto de amor. Hasta puede constituir una forma de servicio devocional.

Cuando estamos enamorados o cocinamos para una persona en especial, cada paso que damos tiene importancia en el conjunto. Planear y elegir las mejores hortalizas y verduras, frutas secas y cereales, la combinación equilibrada de todo ello, y luego cocer los ingredientes de manera perfecta: he ahí los diversos aspectos, todos ellos necesarios, de una buena comida. Cada ingrediente cumple su función para que el plato resultante sea a la vez delicioso y nutritivo.

¿No es curioso que diferentes cocineros o cocineras que emplean la misma receta produzcan platos de un sabor muy distinto? Hay ingredientes invisibles: la manera de cortar la verdura o la carne, la habilidad y la concentración con que se hace todo.

Cuando viví en el *ashram*, recuerdo que por el sabor de la comida nos dábamos cuenta si quien la había cocinado estaba enamorado o enamorada. ¡En tal caso, tenía un sabor particularmente delicioso!

TRES ASPECTOS DE LA NATURALEZA

Según el yoga, la naturaleza entera (incluida la comida) trasunta el predominio de uno de tres atributos llamados *"gunas"*: *sattwa* (equilibrio), *rajas* (hiperactividad), *tamas* (inercia). El mundo y todo cuanto éste contiene se desplaza de continuo entre estos tres atributos o estados de la materia. Me gusta pensar en el símil de un balancín o subibaja infantil: en un lado hay hiperactividad, inercia en el otro, y cuando ambos están al mismo nivel hay equilibrio.

Muchas tradiciones religiosas consideran el amanecer y el crepúsculo momentos auspiciosos para el rezo y la meditación, momentos de ecuanimidad. Durante el día (*rajas*), prevalece la luz intensa: somos extravertidos y activos. De noche (*tamas*), la luz se retira, y también nosotros nos replegamos y aquietamos. En el instante en que la noche se convierte en día o el día en noche, hay equilibrio (*sattwa*). Este equilibrio de la naturaleza es lo que pretendemos alcanzar para nuestro cuerpo y mente mediante la comida.

Sattwa: equilibrio

La comida *sattwa* o equilibrada trae salud y vitalidad al cuerpo, y paz y alegría al alma. Es comida simple, sabrosa y tan próxima como sea posible a la forma natural de los elementos que la componen. Cuando la comida es natural, comemos menos; nuestro cuerpo se nutre y satisface igual, y la mente está en armonía. Las comidas equilibradas no apuntan a satisfacer nuestra gula sino nuestras necesidades. Dejamos de comer cuando estamos físicamente satisfechos, por más que algo nos inste desde dentro a tomar un bocado más, "ya que está tan rico". Hubo un célebre aviso publicitario que nos desafiaba a comer sólo *una* papa frita: quien lo creó sabía perfectamente qué difícil es comer *sólo una*. Las papas o patatas cortadas finitas, freídas en mucho aceite y luego saladas al máximo, se apartan mucho de su estado natural. Si no nos paran, bien podemos terminarnos un paquete entero. La papa, el aceite, la sal no hacen daño si se los ingiere en cantidad moderada, pero en esta dosis opulenta no propenden al equilibrio y pueden ser difíciles de digerir.

¿Cuántas manzanas puede comer una sola persona? ¿Una?, ¿dos? Corte manzanas en pedazos, agregue mucha azúcar, canela y otras especias, deles la forma de una tarta y póngalas a hornear. ¿Cuántas manzanas puede uno comer bajo la apariencia de un pastel de manzana?

Los alimentos *sattwa* poseen una vitalidad natural. Cuando la comida es integral y no elaborada, la masticamos mejor, con lo cual liberamos jugos digestivos y enzimas que contribuyen a la digestión. Cuando el proceso digestivo desmenuza los alimentos, es importante que no libere toxinas, que crearán un medio insalubre dentro del organismo. Si se mastican los alimentos hasta licuarlos antes de que lleguen al estómago, la mitad del proceso digestivo ya habrá sido realizado. De los alimentos integrales frescos el organismo extrae y utiliza todos los nutrientes, y el resto es eficaz y fácilmente eliminado.

A fin de constatar las propiedades vitales de los alimentos a las que me estoy refiriendo, haga este simple experimento:

Tome una papa sin pelar y un huevo con cáscara. Póngalos en un rincón de la nevera y olvídese de ellos por un tiempo. Diez semanas después, sáquelos y obsérvelos. Rompa el huevo y sentirá el fuerte olor sulfuroso de la materia animal en descomposición. Ese huevo, no importa su procedencia, nunca generará otro huevo. En cuanto a la papa, lo más probable es que le hayan salido raicillas, o que se haya deshidratado y ablandado. No obstante, usted puede plantarla y producirá otras papas. La papa y sus propiedades son un ejemplo de lo que quiero decir al hablar de comida *sattwa*.

Otros ejemplos son: las frutas, las hortalizas y verduras, los cereales, los panes de diverso tipo, los porotos, alubias o frijoles, las frutas secas, las semillas (v. gr., de girasol) y todo aquello que se halla en su forma más natural.

No sólo los alimentos sólidos son *sattwa*, también los líquidos. El agua representa una parte esencial de la vida en la Tierra; nuestro cuerpo se compone principalmente de agua. Sin embargo, en muchísimos casos bebemos *cualquier cosa menos agua*. Consumimos gran cantidad de café, té, gaseosas y bebidas alcohólicas. Muchos de nuestros problemas físicos se solucionarían con sólo beber *el agua simple y pura*.

Un médico amigo mío siempre me recuerda que tal vez no sea la aspirina lo que cura el dolor de cabeza y otros dolores, sino el agua que necesitamos beber para tragarla.

Luego de pesar por separado a un perro y a un hombre, se los puso en una rueda de andar para que caminaran durante una hora exacta; al término de este lapso se les dio a beber toda el agua que querían, y se volvió a pesarlos. El perro bebió el agua necesaria para recuperar el peso que tenía al principio; el hombre, sólo la mitad. ¿Qué quiere decir esto? Que en algún punto del camino hemos perdido contacto con lo que el cuerpo necesita, e ignoramos también en qué momento lo necesita.

La comida equilibrada genera un cuerpo sano y una mente serena y eficaz.

Rajas: estimulación

Los alimentos "rajásicos" son sobrestimulantes, causan desasosiego, dolencias y agitación corporal y mental.

Afectan las condiciones pacíficas del cuerpo y de la mente. Alimentos como la carne vacuna y bebidas como las alcohólicas tienen al principio un efecto estimulante, que luego se vuelve letárgico. Después de unos cuantos tragos, uno bien puede transformarse en la primera figura de la fiesta; pero luego la estimulación desaparece y apenas está en condiciones de hacer funcionar su cabeza.

Los alimentos se emplean, además, para extraer energía o calor de acuerdo con el clima del lugar en que se vive. En un clima cálido, tendemos a movernos con mayor lentitud; si lo hacemos demasiado rápido o si practicamos deportes agitados, sentimos un calor excesivo y quedamos agotados. Por otra parte, en tales climas los alimentos se pudren con más facilidad. El agregado de una cuota de especias ayuda a preservar su frescura, como también a superar el agotamiento producido por el calor excesivo. Las especias promueven el sudor, que contribuye al sistema refrigerante del organismo. En un clima más frío, esos mismos alimentos pueden generar deshidratación y sobrestimulación.

Si en un clima frío utilizamos demasiadas especias, en vez de transmitirnos brío para seguir adelante, nos acelerarán en demasía, generando indigestiones y haciendo que los humores del organismo ardan de calor. En cantidades moderadas, las especias estimulan la digestión y contentan el paladar.

La ingesta de alimentos demasiado estimulantes agita las pasiones e inquieta la mente. Como he sido monja durante muchos años, conozco bien estos efectos, y me interesó mucho saber que la forma de comer que aquí propiciamos es observada, asimismo, en otras órdenes religiosas.

Una vez estaba de visita en Montreal cuando me invitaron a conocer el santuario interior de un convento de carmelitas. Como la orden de las carmelitas es contemplativa, y pasan gran parte del tiempo en silencio, era poco común que recibieran invitados. En la audiencia que me concedió la madre superiora, me inquirió acerca de mi dieta naturista. ¿Podría pasarle algunas recetas? Sorprendida, le pregunté si también ellos preferían la comida vegetariana. "Sí", me contestó serena. "La mayoría de las órdenes religiosas contemplativas comen así. La mente parece permanecer más calma con esa clase de alimentación, más inclinada a la contemplación y el rezo".

Me alegró saber que estos hallazgos eran compartidos por otros credos religiosos. Cuando la experiencia es semejante, la acción que ella sustenta también lo es.

La comida "rajásica" es tan corriente como el té o el café, que sobrestimulan cuerpo y mente. ¿Nunca le pasó que, después de tomar demasiado café, le aumentaban las pulsaciones? Muchos hemos tomado café para mantenernos despiertos en algún momento, tal vez cuando éramos estudiantes o cuando tuvimos que realizar un largo viaje nocturno en automóvil.

Un individuo al que conocí era muy amable y amistoso hasta que bebía una taza de té común. Después se volvía sarcástico y mordaz en sus comentarios. Tratábamos de decirle que su comportamiento en esas circunstancias afectaba a los demás, pero nos respondía, poniéndose a la defensiva, que eso era ridículo.

A veces es difícil darse cuenta de la forma en que nuestro lenguaje y acciones pueden afectar a otros, y más difícil aún creer que una simple taza de té sea capaz de provocarlo.

Repito: la comida "rajásica" causa desasosiego en el cuerpo y en la mente.

Tamas: inercia

Se denomina "tamásico" a todo alimento que extrae energía del cuerpo y de la mente, en lugar de dársela.

Ejemplos de alimentos "tamásicos" son los fríos, rancios, demasiado fermentados o cocidos excesivamente. Ningún alimento muerto o en proceso de putrefacción puede darnos vida y vitalidad. El pote o cacerola de sopa que encontramos al fondo de la heladera y que fue hecha la semana pasada no tiene, seguramente, nada de vitalidad. Antes que ingerir alimentos carentes de energía es preferible usarlos como abono o echarlos a la basura.

Los alimentos siempre se descomponen, aunque estén en la nevera. La temperatura del cuerpo humano, de unos 36,5° C, acelera dicha descomposición y posterior fermentación.

Hay "comidas" tan desprovistas de todo valor nutritivo que en rigor nos sacan energía en vez de dárnosla. Una amiga mía está haciendo un experimento con un budín envasado al vacío que carece prácticamente de valor nutricional y que, a gusto de muchos buenos paladares, tampoco es sabroso. Compró varios de estos budines diez meses antes de que yo comenzara a escribir este capítulo y dejó uno fuera de su envoltorio en la mesada de la cocina. Tras estos diez meses al aire libre, no da muestras de haber empezado siquiera a descomponerse o pudrirse. El clima cambia, empero, su textura: los días húmedos se vuelve más esponjoso, y más duro los días secos. Siempre que voy a visitar a mi amiga le pregunto por el estado del budín. ¿Querríamos comer algo así para nutrir nuestro cuerpo y mente? Parece imposible que la respuesta sea afirmativa; sin embargo, se consumen millones de estos budines por año.

Comer en exceso es una manera de insensibilizarse. ¿A qué? ¿Tal vez no queremos tomar conciencia de nuestra vida, familia, amigos? En Estados Unidos, las festividades equivalen a grandes comilonas. Cocinamos una enorme cantidad de alimentos y comemos todo lo que nos entre; después esperamos algunas horas… y volvemos a comer. Sentimos somnolencia, nos dormimos un rato… y a seguir comiendo. Al día siguiente vienen los lamentos: "¡Ay, me siento espantoso! ¡El Día de Acción de Gracias comí como un cerdo!". La próxima vez que festeje algo, en lugar de comer en exceso tómese el tiempo para hacerlo a conciencia. Disfrute de cada bocado y muéstrese realmente agradecido por la abundancia que lo rodea.

En muchas culturas, no se permite que un alimento vuelva a calentarse o cocinarse, porque se entiende que en tales circunstancias la comida pierde energía, se vuelve "tamásica". ¿Qué hacer con todo el pavo que sobró de la última celebración? Cuando vea esas pilas de hamburguesas en hornos de microondas que las mantienen calientes, piense que la comida recalentada pierde energía. ¿Qué proporción de vitalidad habrán perdido después de varias horas o aun días de haber sido cocidas por primera vez? ¿Nos transmitirán energía suficiente como para continuar con la actividad de la jornada?

Cierta vez fui a dar una conferencia a Italia, uno de mis países favoritos en materia de comida, por la importancia que les dan a las hortalizas, en especial a las verduras, y a las pastas frescas. Cuando había pasado allí algunos días, los mozos ya sabían que éstas me gustaban más que cualquier otro plato y, en lugar de traerme la pequeña porción habitual para acompañar otras comidas, me traían un plato bien lleno que bastaba por sí solo. Los italianos atribuyen gran importancia a que las pastas estén recién cocinadas y a que se las sirva bien calientes, para que conserven todo su poder nutricional y su gusto.

Una noche, mientras aguardaba pacientemente en el comedor del hotel a que me trajeran mi plato de pastas, de pronto recordé que había dejado algo muy valioso en mi cuarto. Justo cuando estaba por irme y pedir que me reservaran el plato, éste llegó, recién preparado según nuestro pedido, espléndido.

–Por favor –les pedí a mis compañeros de mesa–, que no se lleven mi plato. Regresaré en un minuto.

Con la velocidad de un relámpago, recogí el tesoro y volví en menos de un minuto. ¡Ya era demasiado tarde! El glorioso plato de pastas no estaba más en mi lugar.

–No pudimos hacer nada –me dijo uno de mis compañeros–. El camarero insistió en que debías comerlas frescas y bien calientes. Te las cocinarán de vuelta.

Con la paciencia casi agotada y el apetito más grande que nunca, esperé a que llegara la humeante pasta. ¡Por cierto que no me defraudó!

En yoga solemos decir que hay toxinas en el cuerpo y en la mente. Con esta simple expresión queremos significar que pululan en ellos una enorme cantidad de sustancias y productos químicos indeseados que al organismo no le sirven como combustible: ácido láctico, ácido úrico, exceso de grasas o de azúcares, todo ello se manifiesta en distintos dolores y afecciones, y a la larga desencadena alguna enfermedad. La mente lo percibe como una sensación de fatiga, inquietud, malhumor o irritabilidad. Cuando ingerimos alimentos que no se digieren o asimilan bien, estas toxinas hacen del cuerpo y de la mente su lugar de residencia.

¿No le pasó nunca recibir un regalo que no le gustó, pero que no podía devolver ni tirar a la basura? Después de todo, la persona que se lo había entregado lo hizo con cariño. Sin saber qué hacer con él, lo depositamos en el estante más alto del armario. Pues bien, nuestro cuerpo también tiene "armarios", sitios donde almacenamos aquello que comemos pero que al cuerpo no le sirve. Las arterias, esos finos conductos abiertos al tránsito, son lugares aptos para almacenar las grasas y el colesterol inútiles. Las articulaciones poseen grietas donde se alojan fácilmente las "toxinas". Después de un tiempo, las arterias se obstruyen y las articulaciones comienzan a hincharse y a doler. Si ingerimos alimentos más livianos e integrales, que el cuerpo está en condiciones de digerir y asimilar sin dificultad, no hay motivos para almacenar los excedentes en sus "armarios".

Los alimentos "tamásicos", en lugar de darnos lo que nos nutre, nos lo quitan.

LA RESPIRACIÓN Y UNA PLEGARIA

Estos tres atributos de la naturaleza no sólo se aplican a los alimentos sino a la forma en que los ingerimos.

La mayoría de las comidas pueden enriquecerse impartiendo una bendición o diciendo una plegaria de agradecimiento antes de empezarlas. Esta costumbre data de milenios y ha superado festines y hambrunas. Un momento de silencio es capaz de transformar el alimento mismo y nuestro modo de saborearlo, convirtiéndolo en ambrosía para el alma.

Casi todas las tradiciones religiosas nos instan a rezar, cantar o simplemente hacer un minuto de silencio a fin de preparar el cuerpo para el alimento que está por recibir. Mientras yo viajaba por la India, me crucé con muchas personas santas. Algunas vivían en soledad junto a ríos sagrados, o en medio del bosque, o en las montañas; otras lo hacían en *ashrams*. Un maestro de allí me impartió una gran lección con su humildad. Su ejemplo permanece incólume en mi mente y en mi corazón.

Nuestro autobús ya estaba por emprender la partida de Rishikesh, la "Ciudad de los Santos", cuando se nos aproximó un grupo de niños pidiéndonos comida. Ya nos habíamos habituado a esta escena tan corriente en un país de dicotomías como es la India, y nuestro corazón se había endurecido inevitablemente ante la pobreza.

Algo cansados ya de ver este espectáculo, los niños no nos parecían mal alimentados –al menos, de acuerdo con lo que es frecuente en la India–. Le dijimos al conductor que iniciara la marcha. En ese momento lo vi, de pie, callado, detrás de la multitud de niños mendicantes. Sus ojos emitían chispas, como si fueran diamantes. Tenía las manos cruzadas sobre el corazón, en un ademán de agradecimiento: *Namaste*. Con la quietud de su mirada, nos pedía comida. Cuando mis ojos se cruzaron con los suyos, supe que debía darle algo para nutrir su cuerpo físico. "¡Deténgase, por favor!", le grité al conductor. Hurgando entre la comida que llevábamos para el largo trayecto, encontré un puñado de bananas maduras. Fui hasta la puerta del autobús, atravesé el mar de brazos extendidos y le entregué a ese hombre, humilde pero poderoso a la vez, mi modesta ofrenda. La puerta del autobús se cerró y el vehículo emprendió la marcha. Observé cómo ese hombre pelaba lentamente, con gran dignidad, una banana; pese a que el hambre que tenía era evidente, lo hacía en forma pausada. Juntó las palmas, me miró a los ojos y me dio su bendición, que parecía provenir de un manantial de luz radiante. Las bananas maduras semejaban estambres en el centro de la flor luminosa formada por sus manos. Al darse este tiempo antes de comer, se nutría con la esencia del alimento antes de que éste ingresara en su organismo, y al mismo tiempo me bendecía por el regalo que le había hecho. Este recuerdo me sigue alimentando.

Al sentarnos diariamente a comer, tomémonos un instante para valorar el alimento que estamos por ingerir: pensemos en quien lo plantó, en la lluvia que lo nutrió, en quienes lo cosecharon, lo compraron, lo prepararon y nos lo sirvieron. Ante el plato de comida, respiremos profundamente, desacelerémonos y tomemos conciencia de los complejos e intrincados mecanismos que harán que dicho alimento se convierta en hueso y músculo, piel y cabello, ideas y amor. Apreciemos toda la energía que deberá gastar nuestro cuerpo para digerirlo y asimilarlo. Quizá conozcamos ya alguna plegaria o poema que hemos aprendido a recitar antes de comer; en caso contrario, permanezcamos en silencio y dejemos hablar a nuestro corazón.

Cuando iba a comer a la casa de unos amigos, sus hijos solían cantar previamente: "Te damos gracias, Señor, por nuestro alimento de cada día, y por la salud y la fuerza que nos da". Era una ceremonia simple, tierna y divertida en la que participábamos todos.

He aquí una bendición proveniente de la tradición yóguica, que utilizo a menudo antes de comer:

> *Amada Madre Naturaleza, estás aquí presente, en nuestra mesa, en estos alimentos. Tú eres la benefactora de todos, enormemente pródiga. Ten a bien darnos salud y fuerza, sabiduría y ecuanimidad para encontrar paz y alegría permanentes. Que el universo entero esté siempre colmado de paz y de alegría, de amor y de luz.*

¿Es posible que el rezo y la meditación previos a las comidas realmente contribuyan a su digestión? A medida que la ciencia moderna estudia los efectos de estas antiguas prácticas, encontramos grandes coincidencias en cuanto a sus beneficios.

Un estudio reciente comparó los efectos que tenía meditar durante cinco minutos antes de la comida, con los que tenía resolver difíciles problemas matemáticos en ese mismo lapso. Se comprobó que la producción de alfa-amilasa –una enzima presente en la saliva, que contribuye a la digestión de los alimentos ricos en carbohidratos, como las pastas, los cereales y el pan– *aumentaba* con la meditación y *disminuía* en un 22% con los problemas matemáticos.

Basta un minuto de sosiego y quietud para el cuerpo esté más sano, y la mente, más serena. Es un instante de transición entre la actividad y el comer.

PARTICIPACIÓN DE TODOS LOS SENTIDOS

Si bien el principal sentido involucrado en el acto de comer es el gusto, la comida será mucho más plena si hacemos participar la mayor cantidad de sentidos posible.

En algunos de mis seminarios propongo la "Meditación de la comida". (Se la describe al final de este Capítulo.) Consiste en poner ante cada persona tres o cuatro comidas distintas y hacer que hagan intervenir frente a cada una todos sus sentidos, siendo el gusto el último. ¡Se sorprenden al comprobar que no sólo su boca y su lengua paladean las comidas, sino que sus ojos las ven, su nariz las huele, sus oídos las oyen!

En numerosas culturas, la presentación de la comida, su aspecto visual, reviste máxima importancia. Si la vista se complace, aumenta el futuro placer del gusto. Asimismo, apreciar el aroma de un plato opíparo involucra el sentido del olfato. Hay quienes adoran escuchar el crujido que hacen las papas fritas cuando las comen, que intensifica la experiencia total.

El sentido menos utilizado al comer es el del tacto. Concluida la infancia, muy pocas veces tocamos los alimentos con los dedos, y aun durante la infancia muy a menudo se nos reprende si lo hacemos o si queremos jugar con la comida. De adultos, a lo sumo nos estará permitido usar las manos para las comidas "manuales", como los sándwiches, las papas fritas o ciertos refrigerios. Como adultos maduros, es inconcebible que comamos el puré de papas o la ensalada con las manos.

El sentido del tacto se conecta con el corazón. Es una energía amorosa que desde éste se difunde por los brazos y las manos. Lo sentimos claramente cuando alguien nos abraza con cariño.

¿Notó alguna vez la diferencia de gusto entre los alimentos cortados a mano y los cortados en una procesadora? En los primeros fluye la energía del corazón y los mantiene vitales; los segundos carecen de ese ingrediente indispensable. Los restaurantes en que se expenden distintos tipos de ensaladas son un ejemplo de ello. Las hortalizas y verduras tienen muy buen aspecto, pero con frecuencia muy poco gusto. Les falta energía vital.

El sentido del gusto y la acción de hablar son función de un mismo órgano. Durante las horas de la vigilia, la lengua desarrolla gran actividad. Le exigimos que mezcle lo que comemos por encima, por debajo y alrededor de los dientes y la boca en general. Al mismo tiempo, le exigimos que pronuncie las palabras del lenguaje que hablamos. El problema se presenta cuando queremos que haga las dos tareas a la vez. ¿Nunca le sucedió pensar que su lengua era un trozo de comida y morderla por error? Si uno habla mientras come, involucra las dos funciones de la lengua, que no podrá mezclar bien los alimentos ni hablar bien.

Haga la prueba de pasar toda una comida, o parte de ella, en silencio, sin hablar con nadie, ni leer, ni mirar televisión. Dese a sí mismo la oportunidad de concentrarse en la comida. Esto le permitirá tomar conciencia de los diversos aspectos sensoriales y mejorará la digestión.

En mis viajes por el mundo he podido verificar cuán diferentes son las culturas en lo que concierne a su forma de comer. Deteniéndome en el tenedor, que utilizamos diariamente como uno de nuestros instrumentos principales para comer, he llegado a pensar que podría considerárselo un arma hostil. Hundimos sus agudos dientes en la comida y luego tenemos que tener cuidado de no errar el movimiento al llevarla a la boca. En algunos países se emplea a la vez cuchillo y tenedor. En este caso, será mejor guardar silencio o hablar de trivialidades, ¡no sea que el individuo provisto de esas armas se enfade por algo! ¡Atención! En dichos países, las reglas de etiqueta prescriben que los dientes del tenedor deben apuntar hacia abajo, y el filo del cuchillo, hacia quien lo está usando. Estas buenas costumbres tienen ventajas prácticas.

En los países asiáticos, se usan utensilios menos peligrosos. Los alimentos se recogen con dos palillos de madera, a veces aguzados, a veces de punta roma. El hecho de coger y/o extraer los alimentos de un bol o una fuente en la que está la comida de todos crea una comunión instantánea. La cuchara de borde redondeado, que no representa una amenaza, es el utensilio preferido no sólo para alimentar a los bebés sino también, en muchos lugares, para los adultos.

Sin embargo, tanto en la India como en los países de Medio Oriente el implemento natural para recoger la comida son las propias manos. Se las usa con cualquier clase de comida, incluso con la sopa. Recoger sopa en el cuenco de la mano y lograr llevársela a la boca es una respetable hazaña. También puede usárselas para beber de una taza en la que se ha vertido la sopa. La ventaja de comer con las manos consiste en el contacto directo con el alimento. La mano puede apreciar su textura, sentir su temperatura. ¡Así se salvan muchos de quemarse los labios o la lengua!

Es verdad que en Occidente no resulta socialmente aceptable que un sujeto de más de tres años de edad aplique esta función del tacto, pero es menester que conservemos vivo este sentido. En todo caso, cuando coma en su casa, experimente con el cambio de sabor que tienen las comidas cuando utiliza tenedor y cuchillo, o palillos de madera, o una cuchara, o incluso las manos. ¡Disfrútelo!

Los restaurantes finos y elegantes nos brindan una plétora de estímulos para todos nuestros sentidos. Trasponemos el umbral y ya vemos las suaves llamas de las velas. Luego están las mullidas alfombras y butacas, la agradable música, la elegancia de las sillas, las flores que adornan el sitio por doquier, el tintineo y el brillo de los vasos de cristal, los reflejos que emiten los pulidos tenedores, cuchillos y cucharas de plata. Un delicado aroma que va y viene en todas direcciones es un cosquilleo para nuestra digestión. Hasta el menú nos instiga con sus vívidas y exóticas descripciones de cada plato, haciendo que una mera ensalada de lechuga nos parezca algo único y excitante. Cuando llega el momento de ingerir realmente la comida, ya hemos sido antes generosamente alimentados con gracia y belleza.

Este mismo proceso puede reproducirse en nuestro hogar, convirtiendo cada comida común y corriente en una ocasión especial. Recuerdo las cenas de los domingos en mi niñez: manteles de hilo, vajilla de fina porcelana y la familia reunida. La mayoría de nosotros llevamos hoy una vida tan ajetreada que ni siquiera tenemos tiempo para cocinar. A un amigo mío, siempre muy ocupado, le preguntaron si cocinaba; respondió: "No sé cocinar, pero soy muy bueno para calentar comida".

Una de las costumbres que mi esposo y yo hemos perpetuado dignamente en nuestro hogar es usar todo el tiempo el mantel y las velas. Esto convierte automáticamente en una ceremonia ingerir una simple fuente de avena cocida o un *sushi* adquirido en un restaurante de comida japonesa. En ciertos lugares de Europa septentrional, se encienden velas incluso en el desayuno.

Una noche recibimos a unos amigos en casa para cenar. Yo había preparado un plato muy simple. Pusimos la mesa, encendimos las velas, del aparato de música surgió una música suave. Al reunirnos en torno de la mesa, me levanté para apagar una lámpara de luz eléctrica que estaba próxima, y dejar sólo la luz de las velas. En ese momento, uno de nuestros invitados lanzó un muy audible suspiro: con él se desembarazaba de todas sus preocupaciones y cargas cotidianas. Aun antes de probar bocado, ya había sido nutrido.

Y si uno no es de esa clase de gente que usa mantel y platos finos, por lo menos puede hacer que el lugar donde se come tenga siempre una vibración de paz.

AYUNO

En esta época de trastornos alimentarios y de comidas eludidas por falta de tiempo, no hay una comprensión apropiada del ayuno, considerado en el pasado no sólo un medio de purificación física sino una práctica espiritual.

Numerosos profesionales que se dedican a la salud natural, así como miembros de tradiciones espiritualistas, consideran que las enfermedades provienen de los alimentos mal digeridos, que generan toxinas y problemas en el organismo. Al ayunar, aumenta el apetito, y en ese fuego el cuerpo quema las toxinas indeseables y se purga de ellas. Esto acelera cualquier proceso de sanación.

Sri Swami Satchidananda, que además de gran maestro del yoga era médico, sostenía que era posible evitar la enfermedad si uno esperaba a que el estómago se vaciase antes de llenarlo otra vez. Una de sus frases favoritas era: "Es mejor ayunar que comer rápido"[1].

Muchas religiones apelan al ayuno para alivianar el cuerpo y aclarar la mente. El ayuno permite sentir una profundidad interior o vivenciar claramente el sentido de las plegarias sagradas que recitamos.

En el cristianismo, durante el período de la Cuaresma, anterior a las Pascuas, se suprime de la dieta un determinado alimento o bebida, de modo tal que en ese sacrificio pueda sentirse el sacrificio mayor realizado por Jesucristo.

El ramadán, noveno mes del año de los musulmanes, es un período en el cual está prohibido ingerir alimentos hasta la puesta del Sol, con el objeto de aumentar la concentración del creyente en sus plegarias cotidianas.

En el judaísmo, durante el *Yom Kippur* (o Día de la Expiación) se observa estrictamente el ayuno de toda clase de alimentos, incluida el

---

[1] Juego de palabras con *"fast"*, que en inglés significa tanto 'ayuno' como 'rápido'. [N. del T.]

agua. Es para los judíos el más sagrado de los días, un lapso de purificación posterior a la llegada del Año Nuevo.

Tanto en el hinduismo como en el budismo es común ayunar antes
de las festividades sagradas o en su transcurso, los días de luna nueva y
luna llena, y con anterioridad a los ritos de pasaje, para purificar cuerpo, mente y espíritu.

En las fiestas y celebraciones como la del *sabbath*, la gente se reúne
en torno de la comida con la alegría que da la abundancia, pero a veces
se ingiere alimento material en demasía y no alimento espiritual en
grado suficiente.

Si se decide hacer ayuno, debe comenzarse de manera gradual.
Muchos acometen entusiastas un largo ayuno que termina resultándoles
una experiencia desagradable. Hay que proceder lentamente y con
comodidad, e ir aumentando las horas o días de ayuno de a poco, sin
olvidarse de beber gran cantidad de agua.

La etapa I de cualquier ayuno podría abarcar apenas algunas horas. Después de un desayuno corriente, nos abstendremos de almorzar,
dedicando ese tiempo a la práctica de las posturas del yoga o de la
respiración. Si por la tarde comienza a sentirse hambre, puede beberse
un té de hierbas, o aun un caldo o jugo de verduras. Al llegar la hora de
la cena, comer con moderación y con una renovada valoración del alimento.

Si esta fase se sortea sin dificultades, puede pasarse a la etapa II, que
consiste en almorzar con moderación y suprimir la cena. Nuevamente, el
lapso correspondiente a ésta se dedicará a prácticas del yoga. A la mañana siguiente, se tomará un desayuno normal. Si uno se abstiene de ingerir alimentos desde la hora de la cena (entre 8 y 9 de la noche, digamos)
y la del desayuno (alrededor de las 8 de la mañana), habrá ayunado durante doce horas, aproximadamente. ¡Lo mejor es que la mayor parte de
este lapso la habrá pasado durmiendo!

La etapa III abarca desde el almuerzo de un día cualquiera hasta el
almuerzo del día siguiente: 24 horas de ayuno. Esto es suficiente si se lo
realiza regularmente una vez por semana o una vez por mes. A medida
que el individuo se va sintiendo más cómodo con el ayuno, puede ampliar este período.

Uno de los aspectos más importantes del ayuno es no alimentarse en exceso en la comida que le sigue al ayuno. Si uno nota que al llegar a esta última tiene demasiada hambre, deberá acortar el período de ayuno. Como ya dijimos, debe beberse mucho líquido a fin de limpiar el organismo y mantenerlo hidratado. Si esa comida es el desayuno, ingiéraselo con lentitud, para darse cuenta del momento en que uno no necesita comer más. La señal de que el nivel de azúcar en sangre ha vuelto a la normalidad y ya no es preciso comer más tarda unos veinte minutos en presentarse. Para entonces, la mayoría ha comido más de lo que necesita, ¡y a veces más de lo que puede digerir!

Confío en que los lectores comprueben que el ayuno es una costumbre disfrutable. Sin duda, el tiempo que uno ahorra al no tener que hacer las compras, preparar la comida, comerla, digerirla y evacuarla puede dedicarse a otras cosas.

PRÁCTICA DE LA MEDITACIÓN DE LA COMIDA

Ésta es una buena manera de empezar a fortalecer y afinar todos los sentidos. Los sentidos aguzados reflejan mejor nuestros estados y vivencias internos y externos.

Al principio, elija alimentos que produzcan claras sensaciones visuales, auditivas, olfativas y táctiles. Una vez que los sentidos han sido entrenados de esta manera, pueden utilizarse alimentos más sutiles.

Prepare y coloque en un plato, sobre la mesa,
una galleta fresca (no vieja) y gruesa;
una tajada de limón cortada en el momento;
un trozo de banana bien madura.

Una vez que ha visualizado estos tres elementos, le conviene cerrar los ojos y dejar que se hagan cargo los otros sentidos.

Coja la galleta.

Sienta su textura. ¿Es suave o áspera?

Con ambas manos, lleve la galleta hasta una oreja y pártala en dos. Repare en el ruido que se produce.

Aproxímela a la nariz y perciba si en el punto de corte tiene un olor más fuerte que en el resto de su superficie.

Apóyela en los labios para volver a sentir su textura.

Muérdala sacándole un pequeño pedazo y déjelo que se disuelva en la boca sin masticarlo. Note cómo se va disolviendo cada parte. Mastique lo que quede y experimente la sensación de tragar un alimento sólido.

¿Puede sentirlo ingresar a su estómago?

Permanezca sentado y quieto un rato, apreciando lo que siente.

A continuación, tome la rodaja de limón.

Sienta su textura. ¿Está húmeda? ¿Fría? ¿Hay alguna diferencia de temperatura entre la parte interior y la corteza?

Acérquela a la nariz y huélala. ¿El solo hecho de olerla hace que usted salive?

Ahora llévela a los labios y frótela contra la parte interna de su labio inferior.

Introdúzcala en la boca y repare en el sector de la lengua que siente más la acidez del limón.

Trague el líquido que segrega la tajada y sienta cómo pasa por su garganta.

¿Puede sentirlo entrar en el estómago?

Permanezca sentado y quieto un rato, apreciando lo que siente.

Luego tome el trozo de banana.

Llévelo a la nariz. ¿Qué olor tiene?

Estruje la banana entre los dedos. ¿Qué se siente? ¿Cuál es su textura? ¿Acaso el acto de estrujar la banana lo ha llevado a hacer alguna mueca desagradable?

Vuelva a olerla. ¿Tiene ahora un olor más fuerte que antes?

Coloque un pequeño bocado en su boca y perciba qué parte de ésta reconoce su gusto.

Mueva de un lado al otro, con la lengua, lo que tiene en la boca. ¿Es capaz de disolver el trozo de banana sin morderlo?

Al tragarlo, repare en su textura cuando atraviesa la garganta.

¿Puede sentirlo entrar en el estómago?

Permanezca sentado y quieto un rato, apreciando lo que siente.

Tome conciencia de que cada uno de estos alimentos ha tenido para usted un aspecto, tacto, olor, sonido y gusto diferentes por completo. Advierta la participación que tuvo en todos los casos cada uno de sus sentidos.

Es probable que luego de esta meditación, cada día coma y vivencie los alimentos de otro modo que en el pasado. Con algunas modificaciones, puede hacerla también a la hora de comer. ¡Comprobará que come menos y disfruta más!

"El cielo es el pan diario de los ojos."

Ralph Waldo Emerson

Capítulo 8

Preludio para el dormir

En el firmamento, las estrellas brillan como diamantes. El Sol se ha escondido lentamente detrás de la Tierra. Es hora de pasar del día exterior a la noche interior.

Son las 11 de la noche. La jornada ha concluido. Ha sido muy dura: ocho horas de trabajo con sólo una pequeña interrupción a la hora de almorzar para tomarse una sopa; luego, una cena con un amigo, una clase nocturna, el repaso de la correspondencia o la preparación de la actividad del día siguiente. Exhausto, uno se arroja sobre la cama con un deseo intenso de dormir. El cuerpo necesita descanso, pero la mente continúa dando vueltas, girando y revisando, hasta que uno se duerme, todavía inquieto.

En medio de la noche, se despierta, y la mente, que tiene cautivo a todo el cuerpo, comienza a divagar como enloquecida. Piensa en el trabajo que le espera, en su nuevo vecino o vecina, en lo que dirá durante el almuerzo, en el cual le han asignado diez minutos para dirigirse a los demás. Y así sucesivamente. Cada pensamiento lo aleja más y más de un sueño reparador. Echa reiteradas miradas al reloj y comienza a preocuparse por el cansancio que tendrá a la mañana. Cuando finalmente amanece el nuevo día, siente que, más que una noche de descanso, lo que ha dejado atrás fue una batalla.

En nuestro primer dormitorio, nos sentíamos satisfechos y dormíamos bien, en forma continua, flo-

"Le debemos exclusivamente al sueño, la más bendita y bienhechora de todas las gracias naturales, no estar mucho más enfermos y más locos de lo que estamos."
Aldous Huxley

tando, rodeados y sustentados contra la fuerza de la gravedad por un fluido gelatinoso que tenía la misma temperatura que nuestro cuerpo. El mundo era simple entonces: todas nuestras necesidades nos eran satisfechas sin que se precisara nuestra intervención. El cariño y la situación confortable eran compañeros naturales.

De pronto, un día, fuimos lanzados a este planeta extraño. Atónitos, tomamos un compromiso que la mayoría se ha olvidado de haber hecho. Al inhalar, aceptamos la atmósfera terrestre en lo profundo de nuestros pulmones. Gaia ya no ofrece el mismo sustento ni contención que el santuario abandonado: aquí debemos respirar, comer y movernos si pretendemos vivir. La adaptación a esta atmósfera con frecuencia hostil es difícil al principio. Tal vez por eso, inmediatamente después del primer aliento, gritamos.

El dormir nos permite volver a conectarnos con aquella fuente más profunda. Los recién nacidos duermen casi todo el tiempo. A medida que se aclimatan a las demandas físicas terrestres, las horas de sueño disminuyen: doce para los niños pequeños, diez para los adolescentes, ocho para los adultos. En la vejez, al acercarnos a la inevitable partida de la Tierra, el dormir se torna breve y esporádico. Cuando nuestra cuota de días por venir va reduciéndose, ajustamos a ello nuestro dormir. Al concluir nuestro tiempo en el planeta, atesoramos las horas de la vigilia. Con nuestra exhalación final, devolvemos el aliento que nos ha sido dado y el viaje continúa. En total, hemos pasado en la cama una tercera parte de nuestra vida en la Tierra.

Más de la mitad de los estadounidenses afirma sufrir algún trastorno del sueño. Algunos tienen dificultades para dormirse; otros, para permanecer dormidos; o bien duermen inquietos, o tienen pesadillas. ¿Qué razón hay para ello? Un país que goza de tantas ventajas materiales tiene, asimismo, mucho estrés.

Durante todo el día recogemos palabras, imágenes y sonidos. Todo lo que pensamos es almacenado en nuestros cuerpos físico y sutil. Lo que elegimos leer, mirar, escuchar y comer tiene enorme influencia en nuestra manera de descansar.

Al ingresar a la noche en el estado del sueño, nuestros cuerpos físico y sutil pasan a una modalidad de purificación. Todo lo incorporado por cualquiera de los sentidos retorna de noche, ya sea en forma grosera o sutil; y es clasificado y luego absorbido, eliminado o almacenado. En los sueños y en los estados de dormir profundo desembarazamos a nuestro cuerpo y a nuestra mente de los productos colaterales innecesarios y liberamos pensamientos.

El fenómeno se asemeja al modo en que una vaca procesa su alimento. Al comer, la vaca recoge grandes porciones de hierbas y las deposita en uno de sus varios estómagos. No todo eso está destinado al consumo, porque no todo es bueno para ser comido. Pero ella, al igual que nosotros, lo introduce en sus fauces indiscriminadamente, y más tarde lo regurgita y se deshace de lo que no va a consumir porque es inapropiado. Entre las dulces hierbas puede haber muchos palillos o piedrecillas, que deben ser eliminados antes de que se inicie la absorción de los nutrientes.

Físicamente, esos palillos y piedrecillas son en nuestro caso el exceso de grasas y de azúcares en el cuerpo, así como los temores, preocupaciones y angustias en la mente. Si lo recogido durante la jornada ha sido restaurador o apaciguador, lo notaremos en el tiempo que lleva procesarlo. El descanso sólo puede comenzar después de la labor de clasificación y absorción.

Si comemos demasiado en momentos inapropiados, no podremos dar al cuerpo el tiempo necesario para purificarse, restaurarse y rejuvenecerse.

Si no tenemos *tanto* el cuerpo *como* la mente centrados en el comer, la digestión se ve obstaculizada. La tarea que debió efectuarse en el momento de comer fue postergada, y el estómago tiene que quedarse a trabajar fuera de horario, con frecuencia de noche.

El alimento del cuerpo cobra diversas formas, no sólo materiales. Tomemos conciencia del modo en que nos afecta cada cosa, del tipo de alimento que le damos a nuestra mente antes de ir a acostarnos. ¿Nos preguntamos por qué tuvimos esa loca pesadilla? ¿De dónde nos habrá venido esa idea disparatada?

Lo que leemos influye directamente en lo que soñamos, porque las palabras e imágenes impregnan la mente en lo más profundo. A veces nos despertamos súbitamente como si estuviéramos en medio de una guerra. ¿No será ese libro de aventuras bélicas que leímos antes de ir a dormir? A altas horas de la noche, cuando el resto de la mente descansa, nos metemos de vuelta en nuestro libro y lo releemos desde el principio. ¿Los libros que reposan en nuestra mesita de luz producirán sueños pacíficos, o nos pasaremos la noche entera persiguiendo a ese espía?

Un hecho interesante es que de niños nos gustaba que nos leyeran algún cuento antes de dormirnos. Algunos eran leyendas de héroes, de elevadas quimeras, que nos transportaban en una nube a un país de ensueño. Me pregunto por qué ciertas canciones de cuna y plegarias contienen frases que asustarían a cualquier adulto, ni hablar de los niños:

> *Cuando se quiebre la rama*
> *caerá la cuna,*
> *y al fondo se irán*
> *el niño, la cuna y todo lo demás.*
> *Si muero antes de despertar*
> *le ruego a Dios*
> *que mi alma pueda recobrar.*

No parece apropiado oír estas ideas aterradoras antes de dormirse.

Hoy en día hay muchos libros destinados a ofrecernos una o dos páginas por noche de leyendas divertidas o inspiradoras. Si es nuestra costumbre leer antes de dormir, que sea un cuento amable, algo que nos permita sonreír en sueños, historias que alienten nuestra esperanza y nuestro afán de un futuro mejor.

La mente rebobina todo lo hecho durante el día, todas las noticias estimulantes y excitantes. ¿Cuántos miran televisión o leen el periódico antes de acostarse? En Estados Unidos se ha vuelto una costumbre tener un televisor en el dormitorio, a los pies de la cama. Algunos están equipados con sincronizadores que apagan el aparato, y entonces nos dormimos con las imágenes televisivas danzando en la cabeza (en lugar de confites de ciruela). Para muchas personas, las noticias de la jornada son las últimas imágenes visuales y auditivas que perciben antes de dormirse. Cuando les digo a mis clientes que tal vez el hecho de atender a las noticias de la TV puede perturbar su sueño, parecen sorprenderse. La violencia y los abusos proyectados al pie de la cama se inmiscuirán a continuación en nuestros sueños. Así incorporan los adultos estas nuevas canciones de cuna, llenas de imágenes y sonidos.

Se estima que las ondas de televisión continúan emitiendo radiaciones durante tres horas o más después de haber apagado el aparato. En nuestra vida activa actual, la radio y la televisión, las computadoras y las microondas nos bombardean constantemente en múltiples planos. Necesitamos tener en el dormitorio ondas serenas, libres de estas otras perturbadoras y quizá nocivas.

Si por motivos de espacio es imprescindible tener en el dormitorio, o en cualquier otro lugar donde se duerma, un aparato de TV o una computadora, debe apagárselos y alejarlos de la cama cuando uno va a dormir. Pruébelo y notará la diferencia.

El dormir y el soñar son sanadores, generadores de solaz físico, mental y espiritual.

YENDO HACIA DENTRO

La forma en que diseñamos y utilizamos el dormitorio influye en nuestra manera de pasar la noche y, posteriormente, el día. Podemos hacer de él un lugar calmo y alegre o un tumultuoso infierno.

El dormitorio nos ayuda a hacer la transición entre nuestra actividad diaria y la quietud de la noche. Observe el cuarto o lugar donde duerme: ¿Es ordenado y pacífico? ¿Sus cuadros y los colores de las paredes ayudan a ir hacia dentro? ¿Hay quizá junto a la cama un escritorio con una pila de libros o papeles encima, que nos recuerdan todo lo que tenemos que hacer? ¿Cómo se despierta usted a la mañana para recibir el nuevo día? ¿Ha puesto un teléfono junto a la cama, que lo deja vulnerable ante cualquier llamada inesperada? ¿Qué mensaje le transmite su dormitorio en materia de relajación?

El sutil equilibrio existente entre el dormir y la vigilia puede estar presente en la delicadeza de la decoración. Dado que *todo* afecta el dormir y los sueños, sólo hay que permitir que ingresen al dormitorio las vibraciones más suaves y serenas. En el resto de la casa, nuestros sentidos se encaminan hacia fuera; aquí debemos encaminarlos hacia dentro.

Tome conciencia de los dibujos y colores que hay en diversos lugares del cuarto. ¿Qué clase de cuadros cuelgan de las paredes? Como en el dormitorio hasta la visión se vuelve hacia dentro, la belleza debe trasladarse de lo visual a lo táctil: la sensación que nos da al caminar descalzos la mullida alfombra a nuestros pies, la frescura que transmiten las limpias sábanas en el verano, la confortable calidez de las mantas o cubrecamas en el invierno, la suavidad de la almohada en la que descansan el cuello y la cabeza, agradecidos por entregarle su carga.

En una oportunidad fui a visitar a una amiga a una ciudad muy distante de la mía, e insistió en que pasara la noche en su casa, para lo cual me ofreció el cuarto de su hijo. Después de haber pasado un hermoso día y de la abundante cena, el postre y la sobremesa, me fui hacia el cuarto con los ojos ya semicerrados, me desvestí mecánicamente y me metí en la cama. Pasé una noche inquieta, y al despertar vi que las sábanas estaban desparramadas por el piso y la almohada había desaparecido en combate. Tapándome los ojos con las manos para que no me encandilara la luz del Sol, vi en la pared la figura de un horrible monstruo en forma de reptil, con largos y aguzados dientes de los que manaba sangre, justo encima de mi cabeza. Azorada, desvié la vista y al mirar hacia abajo observé en las sábanas el dibujo de un viajero espacial intergaláctico. Rápidamente salté de la cama, eludiendo las garras del monstruo. Los dibujos de la pared y de las sábanas habían afectado en forma directa mi dormir y mi actividad onírica.

Al ver la fatiga con que me presenté ante ella, mi anfitriona me pidió disculpas por el "salvajismo" del cuarto de su hijo. Yo ahogué un bostezo y me froté los ojos, sonriendo, mientras recordaba mi época de adolescente y pensaba cómo nos cambia la vida.

Un ambiente sereno sustenta un dormir sereno y una vida plácida.

DORMIR COMO UNA REINA

Cuando dormimos, debemos estar rodeados por fibras naturales. Durante el dormir, el cuerpo se reabastece y repara. Fabrica nuevas células, descompone las gastadas y reasimila los nutrientes. Cada noche, el cuerpo libera entre medio y un litro de agua. Este exceso de líquido es absorbido por la ropa de cama si es de suave algodón, permitiéndonos un descanso más seco y cómodo. Por otra parte, las fibras naturales refuerzan nuestra afinidad con la naturaleza en general, lo cual contribuye al proceso de restauración y sanación de cuerpo y mente. El resultado es una sensación de integridad.

Una amiga mía se dio el lujo de comprar para su cama unas sábanas de fibras naturales muy costosas. Cuando el marido se dio cuenta, la reprendió por su extravagancia, pero ella, segura de la decisión que había tomado, le dio una respuesta que aún resuena en mi memoria: "Durante el día puedo trabajar como una burra, pero de noche quiero dormir como una reina".

LA OSCURIDAD Y LA LUZ

Es preciso que prevalezca en el dormitorio un equilibrio de oscuridad y luz solar. Por un lado, la oscuridad nos ayuda a dormir más y más profundamente; por el otro, ¿acaso en las mañanas de invierno no nos cuesta más levantarnos que en las soleadas mañanas de verano?

A raíz de nuestro modo de vida actual, rara vez dormimos en la oscuridad del desierto. Miramos maravillados el techo infinito que hay sobre nuestras cabezas, pero para ello tenemos que apartar la vista de las luces de neón. A menos que moremos en el desierto, es conveniente tapar esas luces con alguna cortina pesada o persiana. Imaginemos que la oscuridad es un capullo que nos envuelve para el largo y profundo sueño que tenemos por delante. A la mañana, vendrá la mariposa.

Muchas pruebas científicas abonan la hipótesis de que la hormona llamada "melatonina", naturalmente producida y segregada por la glándula pineal cuando estamos en la oscuridad, contribuye a un dormir profundo y reparador.

Una vez fui a dictar un seminario a Italia y los alumnos pidieron que después del almuerzo se les diera un tiempo para dormir la siesta. Al reunirnos más tarde, hablamos acerca de la pérdida de esta costumbre, saludable y relajante. La vida ajetreada suprime toda sutileza innecesaria, aun aquellas que están arraigadas en antiguas tradiciones. Uno de los alumnos tomó la palabra; era científico y nos aportó pruebas que justifican las bondades de la siesta vespertina. Está comprobado que si uno cierra los ojos en la oscuridad y se duerme, siquiera por un rato, libera melatonina en el torrente sanguíneo. Esta energía liberada nos mantiene atentos y nos sostiene el resto del día: he ahí la convalidación científica de la siesta. ¡Se invirtieron millones de dólares en esos estudios, para probar lo que no es sino sentido común!

Durante el día, la luz del Sol debe entrar al dormitorio. Hay que abrir totalmente las ventanas para que se airee bien. Los rayos del Sol y el aire no sólo se llevan los malos olores, sino además los pensamientos y sentimientos indeseables. Los aborígenes norteamericanos usaban un círculo de plumas llamado "atrapador de sueños". Como su nombre lo indica, atrapa las pesadillas hasta que éstas puedan ser liberadas, al llegar la mañana. Al airear la habitación, todos los sueños y pensamientos molestos son reemplazados por energía renovada y renovadora.

En Alemania, adonde fui a enseñar, se procedía a airear el salón donde trabajábamos en cada ocasión en que hacíamos una pausa. Poco importaba que fuera invierno o verano, que lloviera o no: se abrían totalmente puertas y ventanas y todo el mundo respiraba a fondo. De este modo, cuerpos y mentes se renovaban, mejoraba el nivel de atención de los alumnos y estaban mejor predispuestos para la próxima clase. Parecíamos pequeñas botellas de champaña con los corchos ya casi desprendidos y a punto de saltar.

¡AL ATAQUE!

Usted ha salido de su hermosa casa para dar un paseo hasta el lago. El día está límpido, el Sol calienta la piel, se huelen jazmines en el aire. En las cercanías se oye el zumbido de las abejas que danzan con sus alados compañeros. Al llegar a su lugar favorito, usted se relaja. De pronto, escucha un zumbido terrible. ¿Será posible que sean las abejas? Siente un repentino temor. Trata de llamar en su auxilio a alguien, desesperado, pero el ruido crece y tapa sus gritos. Se incorpora y comienza a correr, pero las piernas estables que lo sostenían un minuto atrás son ahora inútiles bolsas de jalea. El ruido sigue en aumento: *¡Ring! ¡Ring! ¡Ring!* ¿Qué hacer? Su corazón le late cada vez con más fuerza, aumenta su presión arterial, los ojos se le salen de las órbitas, con las pupilas dilatadas, la sangre acude a sus brazos y piernas. *¡Ring!*

¡Ring! ¡Ring! ¡Lo están alertando sobre un peligro! ¡Un ataque, tal vez! ¡Corra si quiere conservar la vida! *¡Ring! ¡Ring! ¡Ring!*

Esta respuesta de lucha o huida del sistema nervioso simpático ha sido causada por el despertador. Reacción violenta para un despertar rutinario, pese a lo cual la mayoría de las personas se despierta así. En parte, nuestro estrés puede reducirse con sólo modificar la forma en que recibimos el nuevo día.

Repare en el primer pensamiento que le acude a la mente cuando despierta así estremecido. Cada cual tendrá que poner aquí la palabra y el tono que correspondan a su caso. ¿Es así como quiere empezar la jornada? Si la empieza con una maldición o una palabrota, tendrá que recorrer un largo camino antes de recobrar la paz.

Algo necesitamos que nos recuerde nuestros compromisos y obligaciones. Si nos dejaran librados a nuestro ritmo personal, perderíamos el tren o no llegaríamos a la primera entrevista del día. Quizá no sea posible eliminar el despertador, pero agregarle cierta dosis de delicadeza puede constituir el bálsamo suavizante que precisa nuestro sistema nervioso. La "alarma" del despertador no necesita ser "alarmante": basta con que sea "despertante".

En nuestros días hay numerosas opciones. Es posible conectar una radio-reloj de modo tal que nos despierte con la apacible música de una emisora previamente elegida. En tal caso, cuide que el despertador suene *un poco antes* o *un poco después* de manera de no escuchar el informativo a medida que recuperamos la conciencia: "Explotó una bomba... hay 25 muertos y 168 heridos". Estas noticias no producen la sensación de que estamos por iniciar un día maravilloso.

Cierta vez mi esposo y yo fuimos a un país extranjero y dormimos en un cuarto cuyo ocupante anterior se levantaba muy temprano. La radio-despertador estaba preparada para que la alarma sonara a las 4 de la madrugada. En nuestro primer día en el nuevo país, nos conmovió despertarnos para escuchar lo siguiente: "Un terrible terremoto ha azotado la zona de Los Ángeles. Aún se desconoce el número de muertos y heridos, así como los daños causados a las propiedades". Nuestros respectivos sistemas nerviosos entraron en la reacción de lucha o huida. ¿Podría haber sido alcanzado alguno de nuestros amigos? ¡Qué espanto, por Dios! Recemos por todos ellos. ¿No tendríamos inconvenientes en nuestro programado vuelo a Los Ángeles? Durante el resto del día experimentamos las consecuencias y residuos de un terremoto que nos había sacudido al despertar, aunque estábamos a doce mil kilómetros de su epicentro.

En lo posible, conecte su despertador a un casete con música seleccionada por usted, o incluso con algún programa cómico que haya grabado. ¿No sabe que si escucha una canción al levantarse, incluso a las 2 de la tarde seguirá rondándole en la cabeza? Elija con cuidado esa canción, para que le dé una perspectiva optimista de la vida hasta la media tarde. Muchos sistemas de alarmas de los relojes comienzan con bajo volumen a instarnos gentilmente a que abandonemos las sábanas, y una vez despiertos, mientras luchamos por acomodarnos a la realidad, el volumen comienza a elevarse poco a poco. Otros relojes están conectados a una luz que se va encendiendo en forma progresiva, y que es tan natural como la que entra por la ventana. Cualquiera de estos delicados despertares nos vuelve plenamente conscientes para iniciar una buena mañana. Tal vez el despertar en sí no sea más fácil, pero al menos es más agradable.

Todos hemos notado la diferencia que existe los fines de semana o cuando estamos de vacaciones, en cuyo caso el despertar es más natural y sigue el ritmo lógico del cuerpo. El mensaje es aceptado por la mente e incrementa nuestro bienestar general.

En los sueños, liberamos emociones y vivimos fantasías, aunque luego no las recordemos. Algunos sueños quisiéramos olvidarlos de inmediato y otros no quisiéramos que se fueran nunca de nuestra mente. Nuestra cordura diaria se basa en la capacidad de entregarnos al sueño profundo y reparador, que restablece el nexo esencial con nuestras fuentes espirituales.

NÚMERO EQUIVOCADO

Si ciertos intrusos perturban nuestra calma sin que los hayamos invitado a ello, no podremos sentirnos nunca totalmente seguros. En muchos casos, esa irrupción se produce bajo la forma de una llamada telefónica. La santidad del dormitorio se basa en la sensación de seguridad que ofrece. Todos conocemos el pánico que nos produce ser despertados por una llamada en medio de la noche. La mayoría de las llamadas nocturnas no traen buenas noticias. ¡Es raro que nos llamen a las 2 de la madrugada para comunicarnos que nos hemos sacado un premio o que ya han depositado en nuestra cuenta el cheque de un millón de dólares!

La campanilla del teléfono nos ha condicionado para reaccionar con temor. Las llamadas a un número equivocado, o las que provienen de personas situadas en otro huso horario y que no tienen idea de la hora en que está viviendo el destinatario, son muy frecuentes, y es posible y necesario prevenirse. A menos que existan situaciones de urgencia, como padres enfermos, adolescentes que salen con sus amigos hasta altas horas de la noche, etc., lo mejor es bajar la campanilla del teléfono si éste se encuentra en el dormitorio. En mi caso, trato de que las horas de la noche sean un espacio sagrado, y bajamos la campanilla del teléfono del dormitorio entre las 9 de la noche y las 9 de la mañana, ya sea que durmamos o no. Ese período de quietud favorece nuestra apertura y eficacia al día siguiente.

LOS CINCO CUERPOS DURANTE EL DORMIR

La investigación del dormir realizada a través de los cuerpos sutiles o *Maya Koshas* (véase el Capítulo 3) nos ha hecho comprender que no significa meramente apoyar la cabeza en la almohada. El acceso a esos cinco aspectos sutiles y el conocimiento de ellos nos permite alcanzar el sueño profundo y reparador que necesitamos para gozar de una salud física, mental y emocional óptima.

Contribuye a ese descanso que antes de acostarnos hagamos durante unos minutos relajación profunda, posturas, respiración, producción de imágenes o visualizaciones, y meditación. Entonces podremos replegarnos en el centro de nuestro ser y dormir como un bebé.

El cuerpo físico o *Anna Maya Kosha* almacena tensiones en los músculos, nervios y órganos. El cuerpo procura corregir por la noche cada movimiento anormal o tensión que hemos experimentado durante el día. Si puede relajarse, libera la energía o *prana* contenida en sus células, músculos y órganos. La relajación del cuerpo se aprecia en su pesadez, su sensación de querer abandonarse.

¿Recuerda cuando de joven hacía largas excursiones a pie, mucho más extensas de lo habitual? ¿O cuando visitó a un amigo en un país extranjero y tuvo que ayudarlo a cortar la leña que él necesitaba juntar para pasar el invierno? Esa noche, al acostarse, el cansancio que usted sentía superó todo llamado de atención que el cuerpo pudiera hacer a los músculos. Merced a su capacidad sanadora, el cuerpo pasó la noche entera tratando de reparar los agotados músculos. Mientras dormíamos, se fue acumulando en el cuerpo el ácido láctico, lo cual tal vez se manifestó en calambres en la pierna o el pie, o en rigidez e irritabilidad por la mañana.

Si podemos liberar esas tensiones y rigideces *antes* de ir a la cama, la sangre estará en mejores condiciones de fluir por todo el organismo. El corazón y los pulmones, al no sufrir la carga adicional del proceso de limpieza, vuelven a su ritmo normal más lento. Al despertar, reafirmamos que estamos vivos inspirando profundamente, hasta llenar los pulmones, y cuando exhalamos dejamos ir esa dureza y rigidez que nos impide aprender y crecer.

TÉCNICAS PARA UN DORMIR SERENO

Purificación mediante el agua

Se trata de una técnica yóguica destinada a liberar, limpiar y revitalizar el cuerpo físico y, *a la vez*, serenar la mente. En la India se considera que bañarse en las aguas de los ríos sagrados a la par que se recitan plegarias o mantras es una manera de liberarse de todos los problemas y *karmas*.

Aun cuando uno no viva cerca de ningún río sagrado, puede adaptar la técnica y aplicarla en su propia casa, convirtiendo en un lugar sagrado la bañera. Prepárese un baño de inmersión con agua caliente y alguna planta aromática, como la lavanda. Si prefiere tomar una ducha, use algún gel aromatizado de los que se destinan a esa manera de bañarse. Encienda algunas velas y ponga música suave. Deje que su cuerpo se impregne del líquido y que las tensiones se retiren de él junto con el agua que fluye. Los sentidos, bombardeados durante la jornada, se suavizan, relajan y encaminan hacia dentro. Olvídese de todas sus preocupaciones: en este momento no hay cabida para el "ajetreo". Lo único que debe atraer su interés es la relajación.

Tras el baño relajante, practique algunas posturas o *asanas* sencillas a fin de terminar de expulsar la tensión del cuerpo físico.

Posturas físicas

Se hallarán instrucciones completas sobre estas posturas (excepto el cocodrilo) en el Capítulo 6.

Movimientos del cuello

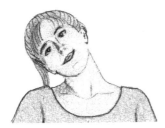
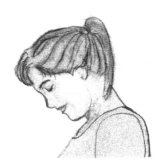

Los movimientos del cuello y de los hombros restablecen el flujo de energía entre la cabeza y el corazón.

Siéntese cómodo en una silla o en el suelo con la columna recta, hombros y brazos relajados. Inhale. Al exhalar, incline la cabeza hacia delante hasta que el mentón toque el pecho.

Respire normalmente, mientras deja que los músculos se aflojen. Sienta el suave estiramiento que se produce en la parte posterior del cuello con cada inhalación y exhalación. Permita que el peso de la cabeza contribuya a él.

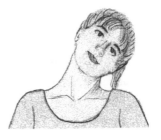

Inhale y vuelva la cabeza a la posición inicial. Exhale y relájese.

Inhale y, al exhalar, lleve lentamente la oreja derecha hacia el hombro del mismo lado. Perciba la tirantez del sector izquierdo del cuello. Los hombros deben mantenerse flojos, sin alzarlos hacia las orejas; sólo la cabeza se desplaza.

Respire regularmente, y con cada exhalación sienta cómo se va relajando el cuello. Inhale y lleve la cabeza a la posición inicial. Exhale y relájese.

Repita la secuencia del lado izquierdo.

Al realizar estos movimientos de cuello, fíjese si salen a la superficie pensamientos o sentimientos que tuvo durante el día. Tal vez pueda ahora liberar cosas que habían quedado encerradas en el cuello y que en este momento es posible disipar.

Rotación de los hombros

Deje colgar los brazos a ambos lados. Lentamente, comience a ejecutar con los hombros movimientos circulares, manteniendo relajados brazos y manos, de modo tal que su peso contribuya a la relajación.

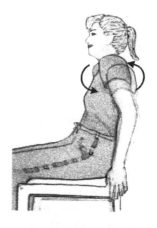

La respiración debe ser lenta y pareja en todo el ejercicio. Si hay algún punto particularmente tenso o dolorido, al pasar por ahí hágalo con más lentitud, instándolo a entregarse. Después de repetir el ejercicio varias veces, relaje los hombros y sacuda suavemente los brazos.

Luego repita los mismos movimientos circulares en dirección inversa.

Al notar que la energía circula más libremente entre la cabeza y el corazón, y lo alivia de los pesos que cargó durante todo el día, esboce una sonrisa.

Inclinación hacia delante

Las posturas de inclinación hacia delante son magníficas para realizarlas de noche, pues desplazan la energía hacia dentro y hacia fuera.

Siéntese en el suelo o en la cama con las piernas extendidas. Las rodillas deben estar levemente flexionadas, y los dedos del pie, apuntar al cielo raso. Con las palmas unidas en el centro del pecho, cruce los pulgares, abra las manos y eleve los brazos desde el centro cardíaco hacia el cielo raso. Inhale, estírese y mire hacia arriba. Al exhalar, inclínese hacia delante, en dirección a la pared que tenga enfrente, mirándose las manos. Inhale y, al exhalar, inclínese sobre las piernas extendidas, con la espalda recta. El movimiento debe partir de la base de la columna. Tómese las piernas en el lugar que le resulte cómodo y relaje cabeza, cuello y hombros, mientras mantiene el pecho expandido y la vista hacia delante. Debe sentir que desplaza la energía externa al ámbito protegido y delicado de su ser interior.

Vuelva a cruzar los pulgares, abrir las manos y estirar los brazos hacia delante. Mirándose las manos, regrese a la posición sedente. Mientras exhala, poco a poco baje los brazos con las palmas juntas hasta el centro cardíaco. Relájese por completo.

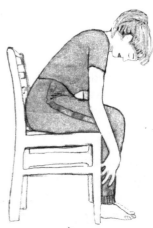

INCLINACIÓN HACIA DELANTE EN UNA SILLA

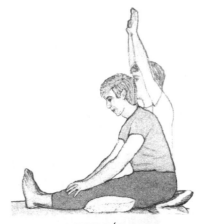

INCLINACIÓN HACIA DELANTE EN EL SUELO

El cocodrilo

Esta postura puede practicarse tanto en el suelo como en la cama, ya sea antes de ir a dormir o si uno se despierta en medio de la noche.

Acuéstese boca abajo, con los brazos plegados y la cabeza apoyada a uno u otro lado. Si le resulta más cómodo dejar los brazos al costado del cuerpo, puede hacerlo. Observe cómo se infla y desinfla el vientre al compás de la respiración.

El contacto del vientre con el suelo o cama tiene que llevarlo a pensar que extrae energía de la Tierra. Con cada inhalación, sienta cómo llena esa energía de arraigo terrestre su cuerpo y mente. Al exhalar, envíe de vuelta a la Tierra, junto con su aliento, cualquier pensamiento o sentimiento que le impida estar en paz. Continúe hasta que sienta alguna incomodidad. Bien puede ocurrir que se quede dormido en esta postura.

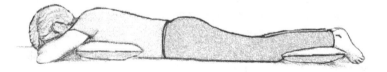

El sello del yoga o *yoga mudra*

Esta postura o *mudra* asimila energía y la traslada a los centros superiores de la conciencia, lejos del alboroto de la ajetreada vida actual. Para sentir plenamente sus beneficios, hay que deshacerla con la mayor lentitud posible.

Siéntese cómodamente en el suelo con las piernas cruzadas, o en una silla; en cualquiera de los dos casos, con los ojos cerrados.

Lleve los brazos detrás de la espalda y tómese la muñeca derecha con la izquierda. Inhale profundo y estírese. Al exhalar, baje el mentón y,

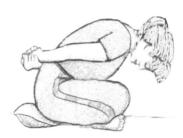

con la columna recta, doble el cuerpo aproximándolo a las piernas, de modo que el vientre toque los muslos. Llegue tan abajo como le sea posible sin dificultad, y luego deje que cuerpo y cabeza se relajen con la columna siempre recta.

Inhale profundamente, extienda el mentón hacia delante y permita que la sustentación hidráulica de los pulmones eleve lentamente el cuerpo y la cabeza con cada inhalación. Al exhalar, quédese un instante flotando boca abajo. Continúe hasta que el tronco alcance la posición vertical.

Sin abrir los ojos, lleve las manos al regazo. Permanezca sentado sintiendo los efectos del sello yóguico y la paz interior.

Tras el baño (la purificación mediante el agua) y luego de estirar todo el cuerpo suavemente, permita que cuerpo y mente prosigan con su migración hacia dentro.

El cuerpo energético o *Prana Maya Kosha* puede ahora desplazarse con libertad más allá de los límites del cuerpo físico. Cuanto más fluido sea el movimiento del *prana*, mayor será la relajación de este último. Dado que el cuerpo energético no participa en ningún movimiento elaborado, ni físico ni psíquico, es capaz de reparar y revitalizar las células y órganos, para echarse a descansar después.

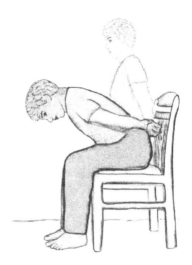

¿Ha pensado alguna vez en la cantidad de energía que insume vivir como lo hacemos normalmente? ¿En la gran proporción de esa energía que se desperdicia en movimientos y emociones innecesarios, o en una alimentación exagerada? ¿Intentó aho-rrar movimientos, actos, palabras?

La práctica diaria de la respiración consciente o *pranayama* nos ayuda a saber cómo utilizamos nuestra energía. Aun la más simple de las prácticas respiratorias puede equilibrar la energía y liberar el cuer-po, la mente y las emociones, con lo cual mejoran las posibilidades de tener un buen dormir. Hasta el niño más pequeño pesa muchísimo cuan-do está dormido, y ello se debe a que se ha entregado, indiferente a las cuestiones mundanas. Del mismo modo, cuando los adultos relajamos el cuerpo energético sentimos un mayor peso y un abandono respecto del mundo material.

Ejercicios respiratorios

Véase el Capítulo 4 para obtener instrucciones más detalladas.

Respiración en tres etapas

Comience por exhalar completamente el aire por la nariz. Al final de dicha exhalación, contraiga el vientre.

Inhale y expándalo, permitiendo que se llenen los lóbulos pulmonares inferiores; siga inhalando, hasta que se expanda la parte inferior del pecho, y luego pase a la parte superior, de manera que se alcen levemente las clavículas. Al exhalar, co-mience por vaciar la parte superior del pe-cho, luego la inferior, luego el vientre; cada sector se va fusionando con el si-guiente. Inhale y vuelva a expandir el vientre, la parte inferior del pecho, la par-te media y la superior, hasta que se alcen levemente las clavículas.

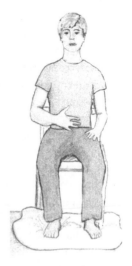

Prosiga esta respiración lenta y profunda du-rante algunos minutos.

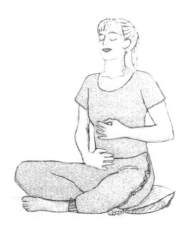
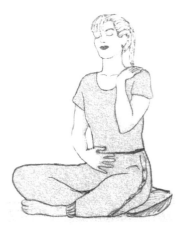

Respiración polarizada

Para relajar aún más la mente pensante y emotiva, practicaremos la respiración polarizada. Antes, se hará una respiración en tres etapas, a cuyo término se exhalará todo el aire, se cerrará el orificio nasal derecho y se inhalará lentamente por el izquierdo. Luego cierre el izquierdo con el anular y exhale por el derecho. Inhale por el derecho, ciérrelo con el pulgar y exhale por el izquierdo. Continúe siempre así: exhalar, inhalar, cambiar de orificio nasal; exhalar, inhalar, cambiar de orificio nasal. Si algún pensamiento irrumpe en la mente, deje que se vaya con la exhalación, y con cada inhalación permita sólo el ingreso de pensamientos apaciguadores que provoquen el sueño.

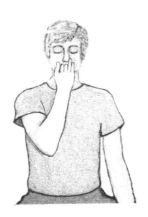

Al término de un período de tres minutos o más, mientras está respirando por el orificio derecho, finalice con una exhalación. Baje la mano hasta apoyarla en el regazo junto a la otra y observe, con los ojos cerrados, la quietud y serenidad, no sólo de la respiración sino de la mente.

Al liberar la energía del cuerpo, la mente y los sentidos (*Mano Maya Kosha*) pueden utilizar esa energía para procesar y discriminar las ideas almacenadas en la mente. Una vez abandonadas dichas ideas, estaremos en mejores condiciones para retirarnos aún más del ámbito físico de la conciencia.

Un discípulo mío llamado John era muy corpulento y eso le impedía acostarse cómodo en el suelo; le era menester usar varias almohadas que soportaran el peso de su cuerpo. Luego de un tiempo, comenzó a relajarse. Sufría de una afección llamada "apnea del sueño", por la cual cuando el sujeto se queda dormido la respiración se detiene. Una parte de su conciencia profunda se aventuraba en terrenos que su mente consciente desconocía, y esto hacía que se detuviera su movimiento respiratorio. De pronto, otra parte de él lo despertaba, aterrado.

En estas situaciones, las tres primeras etapas de la relajación profunda resultan muy tranquilizadoras y reconfortantes. Al dirigir deliberadamente la respiración y observarla, la mente puede vigilar cualquier alteración de su flujo.

Mientras yo daba la clase, una parte de mi conciencia permanecía concentrada en John. Un cierto día noté que estaba muy quieto y calmo, siendo que por lo general se retorcía inquieto durante los ejercicios. Me senté junto a él y pude verificar que su respiración era continuada y serena.

Al finalizar la clase y una vez que los demás alumnos se hubieron retirado, John me solicitó hablar conmigo un minuto.

–Lo había olvidado, lo había olvidado totalmente –comenzó diciéndome–. Cuando yo tenía seis años, me fui con mi mejor amigo a nadar al lago. Ambos éramos buenos nadadores. De pronto, una de las piernas de mi amigo se enredó en una soga atada a una boya. Retuve la respiración y me sumergí para tratar de liberarlo, pero no pude aguantar mucho tiempo y debí volver a la superficie. Mi amigo se ahogó, y desde ese momento yo me juré a mí mismo que aprendería a contener la respiración durante tanto tiempo que nunca volviera a sucederme una cosa así. Me convertí en el campeón de inmersión de mi pueblo. Hoy, cuando me relajé –siguió diciendo–, sentí que mi respiración se detenía, y me vino el recuerdo de mi amigo ahogándose. Había olvidado totalmente por qué razón me perfeccioné en la retención del aire y en la inmersión subacuática. Me di cuenta de que, al dormir, contenía la respiración como una manera de castigarme por no haber podido salvarle la vida a mi amigo. Mis buenas intenciones de entonces se volvieron en contra de mí.

Al aprender a regular y controlar su respiración, ese recuerdo volvió a la superficie consciente de John después de 46 años. Esa noche durmió como nunca en muchos años.

Si a usted le ocurre algo similar, debe encaminarse hacia su interior dejando que la mente abandone toda idea, sentimiento o resentimiento por lo que *tendría* que haber hecho en aquella lejana ocasión. Repase lo sucedido aquel día desde su comienzo y vaya desprendiéndose de todas las escenas que acuden a su mente. Si ésta queda fijada a algún acontecimiento en particular, analice de qué otro modo podría haber procedido y déjelo ir. Tal vez sea útil incluso repetir una afirmación positiva, como la siguiente: *Dejo que ese día se pierda e ingreso en un sueño profundo para reparar y rejuvenecer mi cuerpo, mente y espíritu.*

A medida que la mente se simplifica y se vuelve más despejada, se siente una luminosidad y un apartamiento de lo mundano.

Una el cuerpo, la energía y la mente a través de una respiración suave, sanadora, que apacigüe toda idea o sentimiento, desde los dedos de los pies, los pies, las pantorrillas, los muslos, hasta las caderas. Acaricie con suavidad los dedos de las manos, las manos, los brazos y los hombros. Relájese. Acaricie la parte frontal del cuerpo, la espalda y todos los órganos internos. Deje que el rostro se suavice y esboce una sonrisa. Acaricie su mente con un pensamiento o escena apaciguadores, una canción de cuna, un rezo, plegaria o mantra.

Cuando el cuerpo, la energía y la mente están en paz, el dormir pasa a un estado de conciencia superior (*Vijnana Maya Kosha*). Al descansar allí, podemos rescatar conocimientos que nos permitan ser más eficaces y creativos en nuestra vida de vigilia. La sanación, la creación de obras de arte, el dominio de la propia mente, todo procede de allí. De noche podemos tener acceso a la computadora principal que gobierna todo.

Ya ha llegado el momento de recostarse, hundir la cabeza en esa suave almohada y deslizarse hacia un dulce estado en el que no hay sueños. Tras habernos dado permiso para ese descanso tan necesario, metamos en la funda de la almohada todos los restantes pensamientos de ayer, hoy y mañana y dejémoslos a un lado. Observemos cómo se serena y calma la respiración y cómo nos apartamos de todo hasta adquirir el dormir profundo de un niño.

Si todo va bien, entraremos en el cuerpo de la paz, la alegría y la bienaventuranza (*Ananda Maya Kosha*), que nos llevará hacia el centro de nuestro ser y a un auténtico descanso. Al deslizarnos hacia ese dormir profundo, prevalece en nosotros una sensación de unidad. Despertaremos con renovado vigor, vitalidad y júbilo ante el nuevo día, y luego podremos irradiar este júbilo a todas las personas con las que nos encontremos.

"Irnos a dormir es una de las aventuras más grandes que nos quedan,

pues nadie puede poner la mano en nuestros sueños."

E. V. Lucas

Capítulo 9

Grandes excusas,
grandes soluciones

He tenido el privilegio de enseñar yoga para el manejo del estrés durante muchos años y a toda clase de personas, incluidas algunas que padecían enfermedades mortales. Siempre me sorprendió la cantidad de excusas que se ponen para *no* realizar las prácticas. En muchas circunstancias, éstas habían sido recomendadas luego de que hubieran fracasado otros tratamientos médicos, pero aun así parecía faltar el impulso necesario para hacerlas. (*No aconsejo a nadie que reemplace un tratamiento médico por estas prácticas, salvo que lo haga bajo supervisión médica y con la ayuda de un maestro o maestra de yoga muy bien formado*).

Me gusta recomendar estas prácticas a los diabéticos insulino-dependientes. Puede considerarse que ellas, lo mismo que la insulina, son una manera de controlar el proceso de la enfermedad. Si se pretende curar una dolencia física o mental, se requiere mayor control que el habitual. Si alguien es lo bastante afortunado como para efectuar estas prácticas sólo como medida preventiva, le sugiero que, para alcanzar dicho objetivo, ocupen un lugar importante en su vida.

¿Qué necesita una persona para llegar a ser completa e íntegra? Mientras recorría el laberinto, ¿fue capaz de identificar sus virtudes y sus defectos? ¿En qué parte de su ser se ha concentrado y qué otra parte ha hecho a un lado? Conviene evaluar todos estos aspectos:

"Los tres médicos más grandes son la naturaleza, el tiempo y la paciencia."
Proverbio popular

- La interacción con los demás y la apertura del corazón.
- El uso de la propia mente como un instrumento capaz de hacernos pensar en forma positiva, mejorar y sanar.
- El tiempo asignado al descanso y al repliegue interior que revitalice la totalidad de nuestro ser.
- La regulación de la energía para equilibrar la fuerza vital.
- La sensación de paz y seguridad que confiere conocer la propia alma.
- La comprensión del modo de fortalecer el cuerpo desde dentro.
- La alimentación consciente de lo que verdaderamente nos nutre.
- Dormir como un niño y despertar con júbilo.

Luego de haber recorrido la filosofía del yoga, sus aspectos y sus técnicas, ha llegado el momento de poner en práctica lo leído. Tal vez en algún punto del libro usted pensó: "¡Esto puede serme realmente útil!", "¡Esto me suena verdadero!", "Me gustaría poder controlar mi ira como se dice aquí". Hasta es posible que haya subrayado algunos párrafos o los haya anotado en un cuaderno.

El programa es espléndido, pero lo difícil es ponerlo en práctica. Es muy bueno enterarse de que a los demás les fue útil, pero ¿se acomodará a la vida que usted lleva? Ya se ha anoticiado de que en algunos casos revirtió una cardiopatía, un cáncer, dolores crónicos de espalda, pero ¿funcionará para usted?

Lo mejor es probar. Según mi experiencia, cuantos más cambios se produzcan al principio, más rápidos serán los beneficios y mejor se sentirá quien lo intente. Algunos de estos beneficios son sutiles, y es probable que en un comienzo no se los advierta. Sin embargo, la práctica regular *placentera* aumenta grandemente su poder. Cuando se sienta inspirado, ¡zambúllase con valentía!

Hay otro camino, más conservador, pero que puede resultar más cómodo para algunos. Consiste en realizar sólo una o dos de las prácticas que parecen brindar el mayor provecho. Dedíquese a ellas con constancia durante un mes, como mínimo (si el lapso de tiempo es menor, le será difícil evaluar sus efectos). Pasado ese período, comience a añadir una de las prácticas o ideas que le resultaban *menos* cómodas.

Por ejemplo, puede decidir que durante un mes hará una dieta sana y realizará algunos de los ejercicios respiratorios. Se sentirá física, mental y emocionalmente mejor. Quizá le sea difícil salir a almorzar con sus amigos, dado el tipo de comida que abarca su dieta, pero se notará más creativo y más firme en sus propias convicciones. ¿Cuál será su próxima práctica? Tal vez tomarse un minuto antes de comer para estar tranquilo.

Yo le sugeriría que comience por tomarse ese minuto *en su casa*; allí no sentirá que todos lo están mirando y, cuando aprecie los beneficios, no le molestará hacerlo en público. ¡Y si combina el silencio con una respiración profunda, habrá concretado dos prácticas en una!

A continuación figuran cinco preguntas que deben contestarse por escrito antes de iniciar cualquier práctica. Al principio, puede tener que revisar las preguntas diariamente, pero después de un tiempo, una vez que compruebe los beneficios, la lectura de las respuestas tendrá el único propósito de renovar su inspiración.

1.   ¿Creo que la práctica relajadora del yoga constituye un elemento clave para superar el estrés, evitar enfermedades y transformar mi vida?
2.   ¿A qué hora del día haré mis prácticas y durante cuánto tiempo? ¿A qué recurriré para inspirarme de modo de convertir las prácticas en un hábito?
3.   ¿Qué prácticas realizaré y qué tiempo dedicaré a cada una de sus partes o etapas? ¿Las haré todas juntas o las dividiré en dos o más sesiones diarias?
4.   ¿En qué lugar crearé un espacio sagrado para las prácticas y qué elementos habrá en él?
5.   ¿De qué manera incorporaré las prácticas a mi vida cotidiana?

En lo que sigue, enumeraré las excusas más comunes que se me han dado para *no realizar las prácticas*. No he elegido las más originales, sino las más frecuentes. Incluyo mis soluciones predilectas. Tal vez el lector pueda agregar algo de su propio cuño a esta lista.

GRAN EXCUSA Nº 1:
"NO TENGO TIEMPO", "ESTOY DEMASIADO OCUPADO"

La coloco en primer lugar porque, de todas las que he oído, ésta se presenta en el 90% de los casos o más. A veces se la da sola, a veces acompañada por otras excusas.

Siempre me divierte ver de qué manera una persona exitosa y dinámica me explica con vergüenza que le resulta imposible hacerse un tiempo en su ajetreada jornada para concentrarse en su propio proceso de sanación. Mi pregunta de rigor es: "¿Qué podría ser más importante para usted que su propia salud y bienestar?".

Hace unos años, cuando vivía en el *ashram*, hice un experimento. El monasterio estaba situado en una zona de clima muy frío y todos los inviernos la gripe se cobraba una víctima tras otra. Observé que cada vez que el *minúsculo* virus hacía presa de alguien, esta persona pasaba en cama tres días, bien abrigada debajo de una frazada o edredón, leía un buen libro y tomaba té de hierbas. A los tres días volvía a la vida con mejor aspecto que nunca. Había tenido un excelente *retiro*.

Como nunca me gustaron las enfermedades y siempre me pregunté qué medidas preventivas podían tomarse para evitarlas, se me ocurrió una idea. Me hice un abundante té de hierbas, tomé un buen libro y me sumergí debajo de mi "reconfortante"[1] y mullido edredón durante tres días. Pasado ese lapso, emergí renovada y lista para la actividad. Lo extraño es que durante el resto de la temporada invernal pareció como si yo fuera *inmune* a la gripe, como si *realmente* la hubiera tenido.

Este curioso resultado me alentó a continuar con el experimento el invierno siguiente, y se repitió. O sea, si le daba tiempo a mi cuerpo para descansar y reponerse *antes* de caer enferma, evitaba la gripe. ¡Inténtelo!

Cuando estamos enfermos, todo lo demás pasa a un segundo plano: dinero, poder, posición social, prestigio y hasta la misma felicidad. En los hospitales, pobres y ricos, personas importantes y desconocidas, todos usan el mismo uniforme blanco que se les pone a los enfermos,

---

[1] Juego de palabras con "*comforter*", que es 'edredón', pero literalmente significa 'reconfortante'. [N. del T.]

se someten a los mismos análisis y a veces deben soportar los mismos tortuosos tratamientos. La salud es uno de los aspectos decisivos de la vida; sin ella, es difícil tener paz y felicidad.

El día tiene 24 horas para todos. ¿Qué porción de ellas está usted dispuesto a dedicar a su salud? Ya que su vida depende de ello, ¿no es hora de reevaluar sus prioridades?

Un día, un hombre de mediana edad que sufría del corazón me dijo que no tenía tiempo suficiente para hacer yoga. Le encargué la siguiente tarea:

Cuente todos los días que le llevará ir a ver a su médico, hacerse los análisis hasta tener el diagnóstico, ser llevado al hospital y ser sometido a una operación de *bypass*. Incluya el tiempo de convalecencia en el hospital y en su casa hasta estar en condiciones de volver a trabajar toda la jornada. Sume las horas y días que implica una operación quirúrgica de esa índole y su recuperación. Divida el total por 365. Le dará un cierto resultado en horas. Dedique esas horas diariamente a la práctica del yoga... ¡y no necesitará la operación!

Interesa comprobar todo el tiempo que nos tomamos (tal vez a regañadientes) para enfermarnos. Si podemos tomar una píldora y seguir en pie, lo haremos. La enfermedad es el modo que tiene el cuerpo de decirnos que debemos desacelerarnos y relajarnos.

Incorpore a su vida corriente algunos *recordatorios*. Por ejemplo, es común que miremos el reloj veinte, cincuenta o cien veces por día. Dibuje un punto en su reloj, o rodéelo de una cuerda, para recordar que, en vez de pensar si es tarde o temprano, cada vez que lo mire tiene que hacer una respiración profunda. De ese modo, hará veinte, cincuenta o cien respiraciones profundas por día. Ésta sería la ventaja terapéutica de usar el reloj... como salvavidas.

Otra posibilidad: escriba la palabra "respirar" en varias hojas en blanco y colóquelas en lugares estratégicos, de modo de verlas cuando sube a su automóvil o queda atrapado en un embotellamiento, contesta el teléfono o tiene que esperar que le contesten, etc. Una de mis colegas la usa como protector de pantalla, de modo tal que cada vez que usa la computadora recuerda que debe respirar. Hágalo: antes de darse cuenta, habrá incorporado la respiración profunda a su vida corriente y se sentirá espléndido.

GRAN EXCUSA N° 2:
"NO ME DIVIERTE", "ME ABURRE"

A veces nos exigen que hagamos por nuestra salud ciertas cosas que no habríamos elegido hacer, y nos volvemos infantiles. Piense adónde lo han llevado, en materia de salud, las elecciones que ha hecho hasta ahora.

Si uno pretende resultados inmediatos y éstos no vienen, siente que lo que hace es aburrido. La sanación natural es un proceso lento y constante, porque va a lo profundo.

A menudo me preguntan si hay algo "equivalente". "Si yo camino más o hago más ejercicios, ¿no es equivalente a practicar las posturas del yoga?". Los ejercicios físicos son magníficos para la salud, pero no reemplazan al yoga. Haga los ejercicios que quiera primero, y después recurra a las posturas para aplacar y equilibrar su organismo.

"Si me siento tranquilo a leer el periódico, ¿no es lo mismo que si me sentara a meditar? Me relaja. No me gusta meditar". La relajación profunda implica que estén calmos y en paz el cuerpo y la mente, no sólo el primero.

No es necesario meditar durante largo tiempo. Al principio, bastará con interrumpir *por un momento*, para estar tranquilo, cualquier cosa que se está haciendo. En ese lapso, notar el latido del corazón, el vaivén de la respiración, dejar que ésta se amplíe hasta convertirse en una gran onda de oxígeno, y poco a poco desembarazarse de todo aquello que ya no es necesario.

Casi todos nos tomamos a nosotros mismos y a la vida demasiado en serio. Vista a la distancia, la vida puede presentarse más liviana que de cerca. Cada tanto, dé un paso atrás y descubra la parte humorística de diversas situaciones. Sonreír es bueno para la salud física y mental y ayuda a vivir con mayor liviandad.

A fin de mantener la inspiración, mejore el entorno que lo rodea poniendo música suave y asista a clases colectivas de yoga. Varíe de vez en cuando, agregando prácticas optativas que tal vez quiera realizar regularmente.

GRAN EXCUSA N° 3:
"EN MI CASA NO TENGO LUGAR",
"NO PUEDO HACERLO CUANDO ESTOY DE VIAJE",
"PASO DIEZ HORAS DIARIAS EN LA OFICINA"

No se precisa mucho espacio para la práctica. A veces, cuando viajo y me toca una habitación pequeña, practico las posturas, la respiración y la meditación sentada en una silla de respaldo recto o aun en la cama. Si buscamos una razón para no practicar el yoga, siempre la encontraremos.

El hecho de tener un buen desayuno no significa que eso nos alcance para todo el día; si queremos que nuestra nutrición sea adecuada, tenemos que comer por lo menos tres veces al día. Lo mismo pasa con el yoga. Los resultados no son tan espectaculares si sólo lo practicamos unos minutos por la mañana y luego seguimos con nuestra vida de siempre. En cambio, una sesión formal de práctica, complementada con varias pequeñas sesiones en otros momentos del día, pueden bastar para mantenernos centrados y serenos. No se prive de estos beneficios para volcarse de lleno al mundo "real" de las emociones, tensiones y preocupaciones. Incorpore algunas "prácticas" a su rutina cotidiana. Aprenda a utilizar las pausas en su tarea o actividad como oportunidades para moverse, estirarse, respirar y producir imágenes positivas. Si quiere mantener esa sensación de equilibrio el día entero, reúna unas cuantas técnicas y lléveselas consigo como si se llevara al almuerzo.

He aquí algunas posibilidades de "prácticas-refrigerios" que pueden realizarse en cualquier lugar del mundo:

• *¿Debe permanecer largas horas en su escritorio, manejando la computadora, en su automóvil? ¿Ha quedado atrapado en un embotellamiento de tránsito?*

Coloque ambas manos sobre el escritorio, la mesa de computación o el volante. Inhale e inclínese hacia delante como en la postura de la cobra en una silla. Haga media torsión de columna. Mueva su energía y hágala fluir.

Un viaje en automóvil, lo mismo que en tren, autobús o avión, puede constituir una perfecta oportunidad para respirar profundo, estirarse, o simplemente permanecer tranquilo, atento a lo que lo rodea.

- **¿Lo hacen esperar en el teléfono?**

  Tenga a mano un anotador y un bolígrafo, y mientras espera apunte una palabra, frase o *mantra* que le levante el ánimo o eleve su espíritu. Cuando el individuo en cuestión vuelva a tomar el tubo, usted no sentirá nada de ira hacia él, sino que estará sereno y centrado.

- **¿Lo hacen esperar mucho en el restaurante para traerle la comida?**

  Haga movimientos con los brazos, las piernas, el cuello y los hombros. Deje que el torrente sanguíneo siga bañando su estómago y su aparato digestivo en general.

- **¿Le fastidia tener que aguantarse la propaganda televisiva?**

  Practique cualquiera de las posturas que pueden realizarse sentado en una silla; por ejemplo, la inclinación hacia delante para aliviar la contracción de la espalda.

- **¿Tiene que hacer cola en el supermercado?**

  Apóyese en el mostrador o en su carrito y estire una pierna hacia atrás como en la postura de la media langosta; al ir avanzando, repítalo con la otra pierna.

- **¿Se han acumulado muchos papeles que revisar en su escritorio?**

  Practique los movimientos oculares. Tómese para ello un minuto por hora, y jamás sentirá tensión ocular.

  Cuando estoy en el extranjero, en particular, estas prácticas me reconfortan y consuelan, porque con ellas me siento como si estuviera en casa. Bien dicen que el hogar es el lugar donde tenemos el corazón y el alma.

GRAN EXCUSA N° 4:
"LOS DÍAS FERIADOS SE TORNA DIFÍCIL",
"RECIBIMOS VISITAS EN CASA"

Tradicionalmente, los feriados o las vacaciones son momentos en que reducimos o suprimimos por completo toda disciplina, ya se refiera a la alimentación, los ejercicios físicos o las prácticas del yoga.

Cuando estamos inmersos en actividades poco habituales, mantener la rutina exige un mayor grado de conciencia, pero la mayoría de nuestros familiares y amigos entenderán perfectamente si les decimos que necesitamos un tiempo para nuestra salud o sanación, y aun nos alentarán a que nos lo tomemos. Y, si no lo entienden, el hecho de que uno lo haga puede ser un buen ejemplo para que revisen sus propios hábitos. Hasta puede resultarles inspirador.

Años atrás tenía en la ciudad de Nueva York una apretada agenda de clases, que no me dejaba tiempo para descansar entre una y otra. Un sábado a la tarde, después de dar un seminario titulado "Sanación de los sanadores", una amiga me invitó a su casa para cenar. Yo tenía bien presente todo lo que debía hacer al día siguiente y sabía que lo mejor para *mi* bienestar era descansar bien esa noche. Me acerqué con delicadeza a mi amiga y, tratando de no herir sus sentimientos, le dije:

–Me apena tener que decir esto, porque sé que has hecho preparativos e invitado a otras personas, pero la verdad es que estoy muy cansada y esta noche necesito dormir bien. Espero que me comprendas.

Sus ojos se llenaron de lágrimas, y yo estaba a punto de decirle: "¡Está bien! ¡Iré!", cuando ella me contestó así:

–Lo que acabas de decir me enseñó mucho más sobre "Sanación de los sanadores" que todo el seminario. Para mí es muy importante ver que tú practicas lo que predicas. Es una gran lección, y te la agradezco. Que descanses. Te veo mañana a la mañana.

Con frecuencia, lo que hacemos enseña mejor que lo que decimos.

GRAN EXCUSA Nº 5:
"ESTOY MUY CANSADO O ESTRESADO PARA HACER YOGA"

Me resulta curioso que alguien diga estar demasiado estresado para hacer, precisamente, lo que alivia el estrés. ¿Y por qué tanto cansancio? ¿Acaso porque hace demasiadas cosas o tiene una actividad excesiva? Si es así, debe planear hacer menos cosas en el día, fijarse metas diarias más razonables. Así sentirá menos estrés.

Mi suegro, Ron Gross, tenía algunos problemas cardíacos, por lo cual se inscribió en el programa para la reversión de las cardiopatías. No quería enfermarse más de lo que estaba y recurrió al yoga para mejorar su salud. Es un hombre que, cuando se propone algo, lo consigue; en este caso, es totalmente fiel a sus prácticas de yoga. En un reciente retiro para cardíacos al que vino de visita, otro empresario muy ocupado, como él, estaba diciendo que no tenía tiempo en la mañana para hacer la práctica de una hora que recomendábamos en dicho programa. Ron se sonrió, porque sabía que un año atrás había manifestado lo mismo, y le dijo:

–Cuando tú llegas a la oficina en la mañana, ¿tu secretaria ya terminó lo que le encomendaste la noche anterior?

–No –replicó el empresario.

–Entonces, ¿por qué no llegas a las 10 en vez de hacerlo a las 9? Puedes utilizar esa hora para la práctica, y cuando llegues a la oficina el trabajo estará listo.

Un buen consejo. Consiste en convertir al yoga en la mayor prioridad de la vida.

¿Se siente usted cansado porque no realiza suficiente ejercicio? La sangre y los músculos necesitan movimiento. El movimiento es vida. Los estiramientos y las *asanas* lo rejuvenecerán. Agregue alguna caminata a su rutina diaria. Estacione el auto a algunas cuadras de su trabajo y camínelas. Así incorporará el movimiento a una vida habitualmente sedentaria.

¿Tiene dificultades para dormir? ¿De noche lo asaltan las preocupaciones? Trate de hacer una buena relajación profunda antes de acostarse o si se despierta en medio de la noche. Entréguese a conciencia antes de dormirse.

Para alejar las preocupaciones, recurra a imágenes positivas. Imagine que la reunión que tanto lo preocupa saldrá bien, y que usted conseguirá hacer esa venta u obtener ese ascenso. Dígase que la vida es breve y que usted tiene la mente en paz. Si le cuesta dormirse, pruebe de enumerar todas las bendiciones que lo rodean. Duerma en paz, sin sueños.

Lo ideal es que estas soluciones lo lleven a incorporar el yoga a su vida tornándola más eficaz y disfrutable. La regularidad y formalidad de la práctica son importantes. Son las raíces del árbol. Vuélvalas vigorosas y profundas.

Usted es el jefe de cocina. Yo no hice sino exponer qué ingredientes pueden usarse; ahora le toca a usted mezclarlos de manera tal de obtener un delicioso estilo de vida, que será suyo y de nadie más.

Al inspirarse para lograr salud y bienestar, usted moldea su futuro, infundiendo a su vida una paz y una quietud dinámica que le permita manejar cada nuevo desafío con soltura e integridad. Entonces dispondrá de mayor energía para dedicarla a aquello que le importa y que lo hace feliz.

Más allá de los pensamientos y sentimientos cotidianos, podrá honrar así el centro de su ser, que es verdad, luz y amor. Cuando sea capaz de llegar hasta ese lugar de sí mismo, podrá también honrarlo en los demás, y la felicidad que usted siente se irradiará a todos.

Índice

Para contactar a la autora:

NISCHALA JOY DEVI P.O. Box 346

Fairfax, CA, USA. 94978-346

e-mail: nd@abundantwellbeing.com

www.abundantwellbeing.com

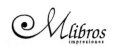

Este libro se terminó de imprimir
en Julio de 2006
Tel.: (011) 4204-9013
Gral. Vedia 280 Avellaneda.
Buenos Aires - Argentina

·Tirada 1.000 ejemplares

Si desea recibir información gratuita sobre nuestras novedades y futuras publicaciones, por favor:

Llámenos o envíenos un fax al: (54-11) 4811-0507

Envíenos un e-mail: info@kier.com.ar

Complete el formulario en: www.kier.com.ar/cuestionario.php

Recorte esta página y envíela por correo a:

EDITORIAL KIER S.A.
Avda. Santa Fe 1260
CP 1059 - Buenos Aires
República Argentina
www.kier.com.ar
www.cnargentina.com.ar
www.megatiendanatural.com.ar

Apellido
Nombre
Dirección
Ciudad - Código Postal
Provincia - País
e-mail

Si desea realizar alguna sugerencia a la editorial o al autor, no dude en hacerla llegar. Su opinión es muy importante para nosotros.

Muchas gracias.
EDITORIAL KIER

YOGA
Camino de sanación